ullstein

MELODY BEATTIE

SCHLUSS MIT DER CO-ABHÄNGIG-KEIT

Wie du lernst, loszulassen
und für dich selbst zu sorgen

Aus dem Englischen von Ursula Pesch

Ullstein

Besuchen Sie uns im Internet:
www.ullstein.de

Wir verpflichten uns zu Nachhaltigkeit
- Papiere aus nachhaltiger Waldwirtschaft und anderen kontrollierten Quellen
- Druckfarben auf pflanzlicher Basis
- ullstein.de/nachhaltigkeit

MIX
Papier
FSC FSC® C083411

Erweiterte und überarbeitete Neuausgabe
im Ullstein Taschenbuch
1. Auflage Juni 2024

Titel der amerikanischen Originalausgabe: *Codependent No More*, Spiegel & Grau, New York, 2022.
Die deutsche Erstausgabe dieses Werkes erschien erstmals 1990 unter dem Titel *Die Sucht, gebraucht zu werden* im Wilhelm Heyne Verlag, München.
Umschlaggestaltung: zero-media.de, München,
nach einer Vorlage von © David Marty
Satz: LVD GmbH, Berlin
Gesetzt aus der Centennial LT Std
Druck und Bindearbeiten: CPI books GmbH, Leck
ISBN 978-3-548-06914-2

Dieses Buch widme ich mir selbst – und allen Menschen, die von mir gelernt und mir erlaubt haben, von ihnen zu lernen.

Es ist nicht leicht, Glück in uns selbst zu finden, und nicht möglich, es woanders zu finden.

Agnes Repplier

Inhalt

Vorwort

Am Valentinstag 1986 kam mein Nachbar Terry Spahn im Auftrag des Verlegers zu meinem Haus in Stillwater, Minnesota, um mir die mit einem Typenraddrucker ausgedruckten Seiten zu entreißen, aus denen schließlich *Schluss mit der Co-Abhängigkeit* wurde.

Ich hatte sie auf einem Kaypro-Computer, einem der ersten Homecomputer überhaupt, geschrieben und auf Diskette gespeichert. Die neue Schreibtechnologie faszinierte mich, denn sie ermöglichte es mir, meine Texte immer wieder zu überarbeiten und (anders als bei reinen Textverarbeitungscomputern) in Arbeitspausen *Pong* zu spielen. Auch deswegen musste Terry vorbeikommen und das Manuskript an sich nehmen. Ich hielt es fest an mich gedrückt und tanzte einen Moment lang damit herum, während Terry es mir wegzunehmen versuchte. Dann ließ ich es los und gab es zur Veröffentlichung frei.

Schluss mit der Co-Abhängigkeit hat seit jenem Tag in Stillwater, Minnesota, nichts von seiner Popularität eingebüßt und sich als wirksam und praxisnah erwiesen. Ich bin nach wie vor zufrieden mit dem Rhythmus und der grundlegenden Aussage des Buches.

Doch in den vergangenen zwei Jahrzehnten hat mich – vor allem angesichts der technologischen Fortschritte, die einen so großen Einfluss auf unser aller Leben haben – einiges daran zusammenzucken lassen: die manchmal archaische Sprache und die überholten Literaturhinweise, die vorsichtige Art, wie ich *meine* Geschichte erzählt habe, das zeitweilige Geschwafel (in meinem Leben und im Buch) darüber, ob es okay, wirklich okay ist, uns selbst zu lieben, und falls ja, wie sehr und was dies konkret bedeutet.

Wir waren von einem anderen Bewusstsein geprägt, als ich das Buch in den 1980er-Jahren schrieb, begannen aber, Ideen, die wir für selbstverständlich gehalten hatten, infrage zu stellen. Aus abhängigen Frauen mit wenigen Rechten wurden Personen, deren Eigenständigkeit zunehmend anerkannt wurde. Die Menschen suchten begierig nach Informationen, die ihnen helfen würden, das Leben in einer sich rasch verändernden Welt zu verstehen. In den Buchläden gab es noch keine Selbsthilfe-Abteilungen, doch die Menschen wurden neugierig auf ihr Innenleben. Obwohl die grundlegenden Aussagen dieses Buches auch heute noch Bestand haben, fühlte sich einiges Drumherum so veraltet an, dass es von den hilfreichen Informationen ablenkte. Das Buch brauchte ein Update.

»Glauben Sie, dass jüngere Leser überhaupt wissen werden, wer Bob Newhart ist?«, fragte ich meine neue Lektorin mit Blick auf ein Kapitelmotto.

»Nein«, sagte sie, »aber sie wissen, dass sie ihn googeln können.«

Seit der Veröffentlichung von *Schluss mit der Co-Abhängigkeit* hat es auch in meinem Leben viele Veränderungen gegeben, die mich und meine Überzeugungen geformt haben: den Umzug nach Kalifornien, den Tod meines Ex-Manns (des Vaters meiner Kinder) und den Tod meines Vaters – zwei der drei Personen, von denen ich ursprünglich co-abhängig war – sowie die Pflege meiner Mutter am Ende ihres Lebens (mit der ich eine von Hassliebe geprägte Beziehung hatte).

Der tiefgreifendste Verlust war jedoch der Tod meines Sohnes Shane am Tag nach seinem zwölften Geburtstag. Er stürzte mich in die Welt der Trauer, ja, traumatisierte mich.

Dieser entsetzliche Schicksalsschlag lehrte mich vieles darüber, wie sich Traumata, Angst, PTBS (posttraumatische Belastungsstörung) und Co-Abhängigkeit überschneiden. Natürlich wusste ich diese Lektionen, als ich sie lernte, nicht zu schätzen. Das Wort *Trauma* benutzten wir damals nur im Zusammenhang mit Soldaten, die aus einem Krieg zurückkehrten. Erst nachdem wir am 11. September ein kollektives Trauma erlitten hatten, wurde der Begriff Teil unseres Fachjargons. Die Gemeinschaft der Genesenden erkannte nun, dass das innere Chaos und die Angst, die daher rührten, dass wir in einer Alkoholikerfamilie aufgewachsen oder Opfer sexueller Übergriffe oder körperlichen Missbrauchs geworden waren, mit einem Krieg vergleichbar waren. Ich persönlich erkannte, dass ich mich mit meinem Residualtrauma auseinandersetzen musste, um heilen und Frieden finden zu können.

Das inspirierte mich letztlich dazu, das neue Kapitel in diesem Buch, »Beruhige dich selbst«, zu schreiben. Ich bin dankbar, es geschrieben zu haben.

Während ich das Buch überarbeitete, beschloss ich auch, meine eigene Geschichte der Co-Abhängigkeit offen darzulegen. Da die Menschen, von denen ich am stärksten co-abhängig war, 1986 noch lebten, verschleierte ich damals sowohl ihre als auch meine Identität. Ich fand, dass es mir nicht zustand, ihre Geschichten zu erzählen. Jetzt nehme ich diese Geschichten hier mit auf. Ich tue es nicht, um schlecht von den Verstorbenen zu sprechen, aber ich decke sie auch nicht länger, so wie ich es früher tat. Wir können liebevoll und mitfühlend die Wahrheit über unsere Erfahrungen erzählen – ohne andere oder uns selbst herabzuwürdigen.

Ein weiteres Ziel der Überarbeitung war es, das Geschriebene zu entpathologisieren – die Menschen losgelöst von ihren Leiden, von den Etiketten, die man ihnen verpasst hatte, und von ihren Kämpfen und Krankheiten zu sehen. Es gibt eine große Anzahl von Spektren, auf denen viele von uns landen – irgendwo. Obwohl sich ein Großteil dieses Buches auf die Co-Abhängigkeit konzentriert, die durch jemandes Alkohol- oder Drogenmissbrauch getriggert wird, wirst du auch Geschichten finden, die nichts damit zu tun haben. Das Genesungsverhalten, das in diesem Buch erörtert wird, gilt für eine Vielzahl von Co-Abhängigkeits-Triggern.

Je älter ich werde, desto überzeugter bin ich davon, dass unsere primäre Aufgabe im Leben darin besteht, einen Weg zu finden, Frieden mit uns selbst, unserer Vergangenheit und unserer Gegenwart zu schließen – egal, womit wir konfrontiert werden, und egal, wie oft wir es tun müssen. Es ist auch unsere Aufgabe, achtsam Selbstliebe zu praktizieren. Jeden Tag. Unser Leben lang. Damit nehmen wir keine narzisstische oder schädlich egoistische Haltung gegenüber dem Leben und unseren Beziehungen ein. Selbstliebe ist etwas Bescheideneres, Ruhigeres. Du wirst dich daran gewöhnen. Ich mag die Selbstliebe. Vielleicht wirst auch du sie mögen.

Am Valentinstag 2022 reichte ich die neu überarbeitete und aktualisierte Version von *Schluss mit der Co-Abhängigkeit* ein. Sie ist mein Vermächtnis und mein längst überfälliges Geschenk an *uns*, während wir nach dem chaotischen Ende des vergangenen Zeitalters in das Zeitalter des Wassermanns eintreten.

Möge diese neue Ausgabe gesegnet sein.

Einleitung

Meine erste Begegnung mit Co-Abhängigen hatte ich Anfang der Sechzigerjahre. In jener Zeit bezeichnete man Menschen, die unter dem Verhalten anderer zu leiden hatten, noch nicht als Co-Abhängige und Menschen, die alkoholsüchtig oder von anderen Drogen abhängig waren, noch nicht als substanzabhängig. Obwohl ich nicht wusste, was Co-Abhängige kennzeichnete, wusste ich in der Regel doch, wer sie waren. Als jemand, der mit Alkoholsucht und Abhängigkeit zu kämpfen hatte, trug ich, während ich durchs Leben stürmte, dazu bei, dass weitere Menschen co-abhängig wurden.

Co-Abhängige waren ein notwendiges Übel. Sie waren feindselig, kontrollsüchtig, manipulativ und unaufrichtig. Sie sorgten dafür, dass ich Schuldgefühle hatte, waren schwierige Gesprächspartner, im Allgemeinen unangenehm, ja, manchmal ausgesprochen gemein, und vor allem stellten sie sich meinem Zwang in den Weg, high zu werden. Sie schrien mich an, versteckten meine Pillen, schauten mich böse an, kippten meinen Alkohol in den Ausguss, versuchten, mich davon abzuhalten, mir mehr Drogen zu besorgen, wollten wissen, warum ich ihnen das antat, und fragten, was mit mir los sei. Aber sie waren immer da, bereit, mich vor selbst verschuldeten Katastrophen zu bewahren. Die Co-Abhängigen in meinem Leben verstanden mich nicht, und dieses Nichtverstehen beruhte auf Gegenseitigkeit. Ich verstand sie nicht, aber ich verstand auch mich nicht.

Den ersten beruflichen Kontakt mit Co-Abhängigen hatte ich Jahre später, 1976. Damals waren Süchtige und Alkoholiker in

Minnesota im allgemeinen Sprachgebrauch zu *Suchtkranken*, ihre Familien und Freunde zu *Bezugspersonen* und ich zu einer *genesenden Süchtigen* und *trockenen Alkoholikerin* geworden. Inzwischen arbeitete ich auch als Beraterin in der Suchtkrankenhilfe, dem riesigen Netzwerk von Institutionen, Programmen und Vermittlungsstellen, die Suchtkranken helfen, gesund zu werden. Da ich eine Frau bin, die meisten Bezugspersonen damals Frauen waren, ich das geringste Dienstalter hatte und keine meiner Kolleginnen die Aufgabe übernehmen wollte, trug mein Arbeitgeber im Behandlungszentrum in Minneapolis mir auf, im Rahmen des Programms Selbsthilfegruppen für die Ehefrauen von Suchtkranken zu organisieren.

Ich war auf diese Aufgabe nicht vorbereitet, empfand Co-Abhängige nach wie vor als feindselig, kontrollsüchtig, manipulativ und vieles mehr.

In meiner Gruppe waren Menschen, die sich für alles und jeden verantwortlich fühlten, aber sich weigerten, die Verantwortung für ihr eigenes Leben zu übernehmen.

Ich sah Menschen, die permanent anderen etwas gaben, aber unfähig waren, Dinge anzunehmen; Menschen, die gaben, bis sie wütend, erschöpft und völlig leer waren. Ich sah manche geben, bis sie aufgaben. Eine Frau gab sogar so viel und litt so stark, dass sie im Alter von 33 Jahren eines natürlichen Todes starb, nämlich an »Altersschwäche«. Sie war die Mutter von fünf Kindern und die Ehefrau eines Alkoholikers gewesen, der zum dritten Mal im Gefängnis gelandet war.

Ich arbeitete mit Frauen, die Expertinnen darin waren, für alle um sie herum zu sorgen, doch ihre Fähigkeit, für sich selbst sorgen zu können, anzweifelten.

Ich sah Menschen, die nur noch ein Schatten ihrer selbst waren und sich gedankenlos von einer Aktivität in die nächste stürzten. Ich hatte es mit Jasagerinnen, Märtyrerinnen, Stoikerinnen, Tyranninnen, ausgelaugten Frauen, klammernden Frauen und – um

H. Sacklers *Die große weiße Hoffnung* zu zitieren – mit »verhärmten Gesichtern, die das Elend verrieten« zu tun.

Die meisten Co-Abhängigen waren besessen von anderen Menschen. Sie konnten präzise und detailliert eine lange Liste der Taten und Missetaten anderer herunterbeten: was diese dachten, fühlten, taten und sagten und was sie nicht dachten, fühlten, taten und sagten. Die Co-Abhängigen wussten, was die anderen tun und nicht tun sollten. Und sie machten sich eingehende Gedanken darüber, warum sie es taten oder nicht taten.

Doch diese Co-Abhängigen, die so umfassende Erkenntnisse in Bezug auf andere hatten, waren nicht in der Lage, sich selbst zu sehen. Sie wussten nicht, was sie fühlten. Sie waren nicht sicher, was sie dachten. Und sie wussten nicht, was sie, wenn überhaupt, tun konnten, um ihre Probleme zu lösen – falls sie tatsächlich irgendwelche anderen Probleme hatten als andere Personen.

Sie waren eine schwierige Gruppe, diese Co-Abhängigen. Sie litten, klagten und versuchten, alles und jeden, außer sich selbst, zu kontrollieren. Und mit Ausnahme einiger weniger Pioniere der Familientherapie wussten viele Berater (einschließlich meiner selbst) nicht, wie man ihnen helfen könnte. Die Suchtkrankenhilfe wurde ausgebaut, konzentrierte sich jedoch auf die Süchtigen. Es gab kaum Literatur zur Familientherapie und so gut wie keine Ausbildungsmöglichkeiten. Was brauchten Co-Abhängige? Was wollten sie? Waren sie nicht einfach nur Anhängsel von Alkoholikern, Besucher des Behandlungszentrums? Warum konnten sie nicht kooperieren, statt ständig Probleme zu machen? Alkoholiker hatten eine Entschuldigung dafür, so verrückt zu sein – sie waren betrunken. Die Bezugspersonen hatten keine Entschuldigung. Sie waren, was Alkohol anging, nüchtern.

Schon bald machte ich mir zwei verbreitete Meinungen zu eigen: Diese verrückten Co-Abhängigen (Bezugspersonen) sind kränker als die Alkoholiker. Und kein Wunder, dass der Alkoholiker trinkt. Wer würde das nicht tun mit einer derart verrückten Ehepartnerin?

Damals war ich schon eine Weile lang trocken. Ich begann, mich selbst zu verstehen, verstand jedoch nicht die Co-Abhängigkeit. Ich versuchte es, aber vergeblich – bis ich mich Jahre später so stark im Chaos *meines Alkoholikers* verstrickte, dass ich aufhörte, mein eigenes Leben zu leben. Ich hörte auf zu denken. Ich hatte keine positiven Gefühle mehr, sondern wurde beherrscht von Wut, Bitterkeit, Hass, Angst, Depressionen, Hilflosigkeit, Verzweiflung und Schuldgefühlen. Manchmal wollte ich einfach nicht mehr leben. Ich hatte keine Energie. Ich verbrachte die meiste Zeit damit, mir Sorgen um andere Menschen zu machen und herauszufinden, wie es möglich wäre, sie zu kontrollieren. Ich konnte nicht Nein sagen (zu nichts, außer Freizeitaktivitäten), nicht einmal, wenn mein Leben davon abhing, was der Fall war. Meine Beziehungen zu Freunden und Familienmitgliedern waren in einem desolaten Zustand. Ich fühlte mich völlig ungerecht behandelt. Ich verlor mich selbst und wusste nicht, wie es passiert war. Ich wusste nicht, was passiert war. Ich glaubte, verrückt zu werden. Und ich dachte, während ich meinem Alkoholiker mit dem Finger drohte: Es ist *seine* Schuld.

Traurigerweise wusste abgesehen von mir selbst niemand, wie schlecht ich mich fühlte. Meine Probleme waren mein Geheimnis. Im Unterschied zu dem Alkoholiker sorgte ich nicht dauernd für Chaos und erwartete auch nicht, dass jemand hinter mir aufräumte. Tatsächlich gab ich im Vergleich zu meinem Alkoholiker ein gutes Bild ab. Ich war so verantwortungsbewusst, so verlässlich. Manchmal war ich mir nicht sicher, ob ich wirklich ein Problem hatte. Ich wusste, dass ich mich elend fühlte, begriff aber nicht, warum mein Leben nicht funktionierte.

Eine Zeit lang war ich völlig verzweifelt, begann dann jedoch zu verstehen. Wie viele Menschen, die hart über andere urteilen, erkannte ich, dass ich gerade einen sehr weiten und schmerzhaften Weg in den Schuhen der von mir Verurteilten zurückgelegt hatte. Ich verstand jetzt diese verrückten Co-Abhängigen. Denn ich war selbst eine von ihnen geworden.

Nach und nach gelang es mir, aus diesem dunklen Loch herauszukommen. Dabei entwickelte ich ein leidenschaftliches Interesse am Thema Co-Abhängigkeit. Als Suchtberaterin und Autorin war meine Neugier geweckt. Und ich hatte auch ein persönliches Interesse an diesem Thema. Was geschah mit Menschen wie mir? Wie geschah es? Warum? Und vor allem: Was mussten Co-Abhängige tun, um sich auf Dauer besser zu fühlen?

Ich sprach mit Beratern, Therapeuten und Co-Abhängigen. Ich las die wenigen zu diesem Thema und zu verwandten Themen verfügbaren Bücher. Ich las auf der Suche nach nützlichen Ideen noch einmal die grundlegende Literatur – die Therapiebücher, die die Zeit überdauert hatten. Ich ging zu Meetings von Al-Anon, einer 1951 gegründeten Selbsthilfegemeinschaft für Angehörige und Freunde von Alkoholikern, die nach dem Zwölf-Schritte-Programm der Anonymen Alkoholiker arbeitet, dieses jedoch so abgewandelt hat, dass es auf diejenigen ausgerichtet ist, die durch den Alkoholkonsum einer anderen Person in Mitleidenschaft gezogen werden.

Schließlich fand ich, wonach ich suchte. Ich begann zu sehen, zu verstehen und mich zu verändern. Mein Leben funktionierte nach und nach wieder. Schon bald leitete ich eine weitere Gruppe für Co-Abhängige in einem anderen Behandlungszentrum in Minnesota. Und dieses Mal hatte ich eine vage Vorstellung von dem, was ich tat.

Ich empfand Co-Abhängige nach wie vor als feindselig, kontrollsüchtig, manipulativ und unaufrichtig. Ich sah noch immer all die eigenartigen Persönlichkeitsveränderungen, die ich zuvor beobachtet hatte. Aber ich blickte tiefer.

Ich sah Menschen, die feindselig waren. Sie hatten so viel Schmerz erfahren, dass Feindseligkeit ihr einziger Schutz davor war, erneut verletzt zu werden. Sie waren so wütend, weil jeder, der erduldet hatte, was sie erduldet hatten, so wütend wäre.

Sie waren kontrollsüchtig, weil alles in ihnen und um sie herum außer Kontrolle war. Ständig drohte der Damm ihres Lebens und des Lebens der Menschen, die sie umgaben, zu brechen, mit negativen Folgen für alle. Und außer ihnen schien dies niemand zu bemerken oder zu interessieren.

Ich sah Menschen, die manipulierten, weil Manipulation die einzige Möglichkeit zu sein schien, irgendetwas geregelt zu kriegen. Ich arbeitete mit Menschen, die unehrlich waren, weil die Systeme, in denen sie lebten, Ehrlichkeit nicht tolerieren konnten.

Ich arbeitete mit Menschen, die dachten, sie würden verrückt werden, weil sie so vielen Lügen geglaubt hatten, dass sie nicht mehr wussten, was wahr war.

Ich sah Menschen, die so sehr von Problemen anderer eingenommen waren, dass sie keine Zeit hatten, ihre eigenen zu erkennen oder zu lösen. Diese Menschen hatten sich so stark und oft destruktiv um andere gekümmert, dass sie vergaßen, sich um sich selbst zu kümmern. Die Co-Abhängigen fühlten sich für so vieles verantwortlich, weil die Menschen um sie herum sich für so wenig verantwortlich fühlten; sie sprangen einfach für diese ein.

Ich sah verletzte, verwirrte Menschen, die Trost, Verständnis und Informationen brauchten. Ich sah Opfer des Alkoholismus, die nicht tranken, aber dennoch dem Alkohol ausgeliefert waren. Ich sah Menschen, die verzweifelt darum kämpften, eine gewisse Macht über die Verursacher ihrer Co-Abhängigkeit zu erlangen. Sie lernten von mir, und ich lernte von ihnen.

Schon bald begann ich, mir einige neue Überzeugungen in puncto Co-Abhängigkeit zu eigen zu machen. Co-Abhängige sind nicht verrückter oder kränker als Alkoholiker, leiden aber genauso oder sogar noch mehr. Sie sind nicht die Einzigen, die unerträgliche Qualen leiden, aber sie durchleben ihren Schmerz ohne die betäubende Wirkung von Alkohol oder anderen Drogen und ohne die anderen Rauschzustände, in die sich Suchtkranke begeben. Und der Schmerz, der daher rührt, dass man jemanden liebt, der in Schwierigkeiten steckt, kann gewaltig sein.

»Der substanzabhängige Partner betäubt die Gefühle, und der nicht Drogenabhängige krümmt sich vor Schmerz – der nur durch Wut und gelegentliche Fantasien gelindert wird«, schrieb Janet Geringer Woititz in einem Artikel des Buches *Co-Dependency, An Ermerging Issue.*[1]

Co-Abhängige sind insofern nüchtern, als sie bei dem, was sie durchgemacht haben, nüchtern waren.

Kein Wunder also, dass Co-Abhängige so verrückt sind. Wer wäre das nicht, wenn er mit den Menschen zusammengelebt hätte, mit denen sie zusammengelebt haben?

Für Co-Abhängige war und ist es nach wie vor nicht leicht, die Informationen und die praktische Hilfe zu erhalten, die sie brauchten und verdienten. Es ist schon schwer genug, Alkoholiker oder Menschen, die mit anderen Krankheiten zu kämpfen haben, davon zu überzeugen, sich Hilfe zu suchen. Noch schwieriger ist es, Menschen, die mit Co-Abhängigkeit kämpfen – diejenigen, die im Vergleich mit den Suchtkranken »normal« wirken, sich aber nicht so fühlen –, davon zu überzeugen, dass sie Probleme haben.

Co-Abhängige litten im Schatten des Suchtkranken. Wurden sie wieder gesund, taten sie auch das im Hintergrund. Manchmal wurden Co-Abhängigen Vorwürfe gemacht, manchmal wurden sie ignoriert, manchmal erwartete man von ihnen, dass sie auf magische Weise genesen würden (eine längst überholte Einstellung, da dies weder beim Alkoholismus noch bei Co-Abhängigkeit funktioniert). Nur selten wurden Co-Abhängige als Individuen behandelt, die Hilfe brauchten, um wieder gesund zu werden. Nur selten erhielten sie ein auf ihre Probleme und ihren Schmerz abgestimmtes Therapieprogramm. Doch naturgemäß machen die Alkoholsucht und andere Abhängigkeiten alle durch die Krankheit in Mitleidenschaft Gezogenen zu Opfern – Menschen, die Hilfe brauchen, selbst wenn sie nicht trinken, keine anderen Drogen nehmen, weder spiel- noch esssüchtig sind oder unter einer Zwangsstörung leiden.

Deswegen habe ich dieses Buch geschrieben. Es entstand aus meinen Recherchen, meinen persönlichen und beruflichen Erfahrungen und meiner Leidenschaft für das Thema. Es ist Ausdruck meiner persönlichen und an manchen Stellen voreingenommenen Meinung.

Ich bin keine Expertin, und dies ist kein Fachbuch für Experten. Ob die Person, durch die du dich hast in Mitleidenschaft ziehen lassen, mit Drogenmissbrauch, Spielsucht, Essstörungen oder Sexsucht kämpft; ob es sich um einen rebellischen Teenager, einen neurotischen Elternteil, einen anderen Co-Abhängigen oder eine Kombination aus alldem handelt, dieses Buch ist für euch, die Co-Abhängigen.

Dieses Buch handelt nicht davon, wie du der anderen Person helfen kannst, obwohl auch deren Chance, zu genesen, größer ist, wenn du dich wieder besser fühlst.[2] In diesem Buch geht es um deine wichtigste und wahrscheinlich am meisten vernachlässigte Aufgabe: dich um dich selbst zu kümmern. Es geht darum, was du tun kannst, um dich besser zu fühlen.

Ich habe einige der besten, hilfreichsten Informationen über Co-Abhängigkeit zusammengestellt. Ich habe auch Zitate und Geschichten in dieses Buch mit aufgenommen, um zu zeigen, wie andere Menschen mit echten Co-Abhängigkeits-Problemen fertiggeworden sind. Ich habe zwar Namen und gewisse Details geändert, um die Privatsphäre zu schützen, doch alle Geschichten sind wahr.

Scott Egleston, ein Freund und Experte im Bereich psychischer Gesundheit, erzählte mir eine Therapiefabel. Er hatte sie von jemandem gehört, der sie wiederum von jemand anderem gehört hatte. Sie lautet:

Es war einmal eine Frau, die sich zu einer Höhle in den Bergen begab, um bei einem Guru zu studieren. Sie wollte, wie sie sagte, alles lernen, was es zu wissen gab. Der Guru versorgte sie mit Stapeln von Büchern und ließ sie dann allein, damit sie studieren konnte. Jeden Morgen kehrte der Guru zu der Höhle zurück, um die Fortschritte der Frau zu überprüfen. In der Hand hielt er einen schweren Holzstock. Jeden Morgen stellte er ihr die gleiche Frage: »Hast du schon alles gelernt, was es zu wissen gibt?« Jeden Morgen gab sie ihm die gleiche Antwort: »Nein, habe ich nicht.« Daraufhin schlug der Guru ihr mit dem Stock auf den Kopf.

Dieses Szenario wiederholte sich monatelang. Eines Tages betrat der Guru die Höhle, stellte die gleiche Frage, hörte die gleiche Antwort und hob den Stock, um die Frau wie immer zu schlagen, doch diese entriss ihm den Stock und verhinderte so seinen Angriff.

Die Frau, die erleichtert war, den täglichen Misshandlungen ein Ende gesetzt zu haben, aber Angst vor Vergeltung hatte, sah den Guru an. Zu ihrer Überraschung lächelte dieser. »Glückwunsch«, sagte er, »du hast dein Studium abgeschlossen. Du weißt jetzt alles, was du wissen musst.«

»Wie das?«, fragte die Frau.

»Du hast gelernt, dass du nie alles lernen wirst, was es zu wissen gibt«, erwiderte er. »Und du hast gelernt, wie du dem Schmerz ein Ende setzen kannst.«

Genau darum geht es in diesem Buch: dem Schmerz ein Ende zu setzen und die Kontrolle über dein Leben zu gewinnen.

Viele Menschen haben das gelernt. Und auch du kannst es lernen.

Teil I

Was ist Co-Abhängigkeit, und wer ist davon betroffen?

1 Meine Geschichte

Die Sonne schien, und es war ein
wunderschöner Tag, als ich ihn kennenlernte.
Dann lief alles aus dem Ruder.
Melody, verheiratet mit einem Alkoholiker

Als wir uns kennenlernten, hatte ich seit zwei Jahren keinen Alkohol mehr getrunken und auch keine anderen Drogen genommen. Ich arbeitete als Sekretärin in einer angesehenen Anwaltskanzlei in Minneapolis und besuchte gleichzeitig Kurse an der University of Minnesota, um Suchtberaterin zu werden. Wir waren einander durch meinen Sponsor bei den Anonymen Alkoholikern (AA) vorgestellt worden. Ich war begeistert.

David war alles, was ich mir hätte erhoffen können, und mehr als das. Er war 1,92 Meter groß, sah gut aus, war intelligent, belesen und lustig. Er gehörte der Gründungsfamilie eines großen therapeutischen Gemeinde-/Rehazentrums in Minneapolis an (nicht das Rehazentrum, in dem ich gewesen war) und leitete es. Da er mit Richtern und einflussreichen Persönlichkeiten verkehrte, war er oft in der Zeitung. Sein Aufgabenbereich war die Diversionsberatung, d.h., er half Menschen, sich einer Behandlung zu unterziehen, anstatt wegen Straftaten, die mit Drogenmissbrauch sowohl vor als auch nach der Verurteilung zusammenhingen, eine Gefängnisstrafe abzusitzen. Diese Arbeit war aufregend und neu. Als Gesellschaft begannen wir gerade erst, die Tragweite und Auswirkungen des Drogenmissbrauchs zu erkennen – und ehrlich damit umzugehen.

Alle liebten David: die Menschen, denen er half, die Richter, seine Freunde und seine Familie. Schon bald liebte auch ich ihn. Inzwischen war es mit mir bergauf gegangen – emotional und finanziell. Ich war meinem Genesungsprogramm streng gefolgt, und dieser Prozess bedeutete mir alles. David war schon fünf Jahre länger abstinent als ich, obwohl er nicht zu den Anonymen Alkoholikern ging. Er sagte, dass er mit der therapeutischen Gemeinschaft, in der er arbeite, einen anderen Weg gefunden habe, trocken zu bleiben. Da er mit genesenden Suchtkranken arbeitete und so sehr respektiert und geliebt wurde, glaubte ich ihm.

Unsere Beziehung entwickelte sich schnell. Er zog zu mir in meine kleine Zweizimmerwohnung. Da wir beide arbeiteten – David oft an Abenden, Wochenenden und Feiertagen –, war unsere gemeinsame Zeit begrenzt und kostbar. Ich war mit meinem Studium beschäftigt, arbeitete in der Anwaltskanzlei und ging zu den Meetings der AA.

Sechs Monate nachdem wir uns kennengelernt hatten, heirateten wir in Sioux Falls, South Dakota. Ich hatte mich riesig auf die Feier gefreut, aber das Ganze fühlte sich … nicht gut an. Eigentlich wollten wir in South Dakota bleiben und dort unsere Flitterwochen verbringen, doch David änderte in letzter Minute die Pläne und wollte sofort nach Minneapolis zurückkehren, um für seinen Bruder Jim bei einer Theaterproduktion einzuspringen. (Er und Jim arbeiteten beide im Theater, im Boxsport und im Bereich Rehabilitation.) Ich fragte, ob er wolle, dass ich zur Aufführung komme. Er sagte Nein. Als David nach der Show zurück in die Wohnung kam – unsere erste Nacht zu Hause als verheiratetes Paar –, erzählte er mir, sein Vater habe einen Schlaganfall erlitten und sei am Abend gestorben. Er müsse ins Krankenhaus fahren, bei seinen Brüdern sein und Dinge regeln.

Ich fragte, ob er wolle, dass ich mitkomme. Er sagte Nein. Am nächsten Morgen um halb sieben tauchte er wieder zu Hause auf und erklärte, er habe beschlossen, mit seinen Freunden Karten zu spielen, um sich von dem Verlust abzulenken. Ich war die ganze Nacht aufgeblieben, hatte geweint und auf eine Nachricht von ihm gewartet. David ging ruhelos auf und ab. Seine riesige Gestalt füllte die kleine Wohnung und ragte über mir auf, während ich auf dem Sofa saß und versuchte, mir nicht anmerken zu lassen, wie verzweifelt ich war.

»Ich habe viel riskiert, als ich dich geheiratet habe«, sagte er missmutig. »Du bist erst seit zwei Jahren trocken, du bist noch nicht gefestigt, wenn es um Abstinenz geht. Das ist alles neu für dich. Enttäusch mich nicht. Lass mich meine Entscheidung nicht bereuen.«

Seine Worte trafen ins Schwarze. Die Wahrheit war, dass ich nichts über die Ehe und noch weniger über die Liebe wusste. Meine Mutter war achtmal verheiratet gewesen. Keine ihrer Ehen hatte länger als zwei Jahre gehalten. Sie war eine aggressive, fordernde, kontrollsüchtige – leidende – Frau, die mit sieben Brüdern, von denen zwei später des Kindesmissbrauchs angeklagt wurden und im Gefängnis landeten, auf einem Bauernhof aufgewachsen war. Ich war das jüngste ihrer vier Kinder; zwischen dem dritten Kind und mir lagen zehn Jahre. Mom hatte den Vater meiner drei älteren Geschwister, als diese noch klein waren, ins Krankenhaus einweisen lassen und sich dann von ihm scheiden lassen. Jahre später, als sie mit mir schwanger war, heiratete sie meinen Vater. Ihr Lieblingsspruch? »Ich hätte dich abtreiben sollen, als es noch möglich war.«

Verletzte Menschen verletzen Menschen, manchmal sogar ihre Kinder.

Alle Kinder in meiner Familie, ich selbst eingeschlossen, hauten von zu Hause ab, sobald sie konnten. Mom schrie ständig. Schreiend und brüllend betrat sie ein Zimmer und verließ es auf die gleiche Weise. Ablehnend, anklagend, vorwurfsvoll und gnadenlos schlug sie meine Geschwister. Ich erinnere mich noch heute daran, dass ich mich hinter einem Stuhl versteckte, als ich noch sehr klein war, und beobachtete, wie sie meinen 13-jährigen

Bruder gegen die Wand drückte. Sie hielt ihn mit einer Hand an den Haaren fest und schlug ihm mit einem schweren Holzlöffel ins Gesicht. Immer wieder. Ein Schlag nach dem anderen. Da ich Herzprobleme hatte, bekam ich keine Prügel, es sei denn, Mom forderte den Stiefvater des Jahres auf, mich zu bestrafen. Der tat dann, was immer er wollte. *Du wirst noch vor mir aus diesem Haus verschwunden sein*, dachte ich, während ich darauf wartete, dass er mein Zimmer verließ.

Mit elf Jahren begann ich, mich mit Alkohol zu betäuben. Mein Bruder und ich konsumierten nach und nach den gesamten Alkohol, den Mom für die Männer, die sie einlud, unter der Spüle aufbewahrte. (Mom trank nicht und nahm auch kaum jemals eine Schmerztablette, wenn sie Kopfschmerzen hatte.) Ich hakte in einem großen Kalender, den ich unter meiner Matratze aufbewahrte, die Tage bis zu meinem 18. Geburtstag ab.

An der privaten Highschool, die ich besuchte, glänzte ich – ich lernte, 150 Wörter pro Minute zu tippen, zu stenografieren und Fremdsprachen zu sprechen. Ich entdeckte auch meine Leidenschaft fürs Schreiben, als ich für die Schülerzeitung arbeitete – die jüngste Schülerin, die jemals daran mitwirkte. Doch ich hatte überhaupt kein Sozialleben. Seit ich mit vier Jahren auf der Straße, in der ich wohnte, von einem Fremden entführt und belästigt worden war, hatte meine Mutter mir keines mehr erlaubt. Es war ihre Art, mich zu beschützen.

Mein Vater hatte uns verlassen, als ich zwei war. Er war ein talentierter und äußerst kreativer Musiker und arbeitete als Feuerwehrmann. Außerdem war er Alkoholiker. Ich kann mich nicht mehr genau an die vernichtenden Worte erinnern, die er an dem Abend, an dem er für immer verschwand, im betrunkenen Zustand murmelnd von sich gab, doch sie hinterließen bei mir tiefgreifende unbewusste Schuld- und Schamgefühle, ja, gaben mir das Gefühl, dass es mein Fehler war, dass ich keinen Vater hatte, der mich liebte.

Es hätte mich nicht überraschen sollen, dass ich keine Ahnung hatte, wie es war, verheiratet zu sein, wie man eine gute Ehe führte oder wie eine gute Ehe überhaupt aussah. Bis ich 18 war und zu Hause auszog, durfte ich mit niemandem ausgehen und keine Freunde haben. Schon bald nach meinem Auszug stolperte ich in meine erste echte Beziehung. Mein Freund war zehn Jahre älter als ich und dealte mit Marihuana und Pillen. (Später wurde er clean und gründete in Minneapolis eine Gruppe der Narcotics Anonymous.) Zwei Jahre später verließ ich ihn für einen Betäubungsmittel-Dealer, einen reichen Jungen aus der Vorstadt, der noch bei seinen vornehmen Eltern in einem vornehmen Haus wohnte. Dann stellte ich fest, dass ich schwanger war.

Ich wollte das Baby bekommen und zur Adoption freigeben. Mein Freund sagte, er habe eine Familie gefunden. Doch dann erfuhr ich, dass er von diesen Leuten nur eines wusste: dass sie bereit waren, ihm 20000 Dollar für das Baby zu bezahlen. Dem schob ich einen Riegel vor; nie und nimmer würde ich es zulassen, dass er unser Baby verkaufte. Nach Johns Geburt wohnten mein Freund und ich ein paar Monate lang zusammen. Wir besorgten uns eine Heiratserlaubnis, die ich nach weniger als 24 Stunden zerriss. Ich war aufgrund meiner Sucht nicht hundertprozentig zurechnungsfähig, wusste aber trotzdem, dass diese Ehe niemals funktionieren würde.

Doch wenn wir nicht heirateten, würde John für den Rest seines Lebens als »unehelich« abgestempelt sein. Ich klebte die Heiratserlaubnis also wieder zusammen, und eine Woche später heirateten wir.

Inzwischen arbeitete ich als Anwaltssekretärin, um unsere finanzielle Situation zu verbessern. Die Kanzlei, für die ich tätig war, vertrat eine neue Klinik innerhalb des Mount-Sinai-Komplexes, der um 1970 eröffnet wurde. Eines Tages spazierte ich in das Büro meines Chefs und schloss die Tür hinter mir. »Ich bin suchtkrank«, sagte ich ihm. »In den Kaffeepausen spritze ich mir Dilaudid. Können Sie meinem Mann und mir bitte helfen, in das Methadonprogramm aufgenommen zu werden?«, fragte ich. Methadon ist ein Opioid-Ersatz, den Süchtige statt Drogen einnehmen. »Bitte. Die Warteliste ist lang, und wir können nicht warten.«

Er überlegte einen Moment und erklärte sich dann einverstanden. Am nächsten Tag wurden wir ins Methadonprogramm aufgenommen. Doch ich verlor meinen Job. Die Kanzlei konnte es sich nicht leisten, eine Drogenabhängige auf ihrer Gehaltsliste zu haben.

Nur einen Monat später war meine erste Ehe am Ende. Mein Mann nahm unser Baby und zog zurück zu seinen Eltern. Tief in meinem Herzen wusste ich, dass ich das Kind nicht großziehen konnte. Ich wusste auch, dass ich es auf keinen Fall meiner Mutter überlassen durfte. Soweit es unter diesen Umständen überhaupt möglich war, Frieden zu finden, war es wohl das einzig Richtige, John bei seinen Großeltern väterlicherseits aufwachsen zu lassen. Nachdem ich diese Entscheidung getroffen hatte, war ich jedoch völlig am Ende. Etwa ein Jahr lang tauchte ich in die Dunkelheit ab, gab mich völlig dem Vergessen hin. Die Folge war ein Gerichtsurteil, mich in Behandlung zu begeben, und die Warnung, dass schon ein kleiner Strafzettel zu einem Gefängnisaufenthalt führen würde.

Jetzt, fünf Jahre später, versuchte ich, meine Ehe mit David in Ordnung zu bringen. Vielleicht war ja alles, was uns passierte, normal. Vielleicht war ja auch dieses überwältigende Durcheinander von Gefühlen im Bauch normal. Mein Sponsor war der Meinung, dass David und ich ein Traumpaar seien. Ich war mir da nicht so sicher. Ich wollte, dass es funktionierte. Es musste funktionieren. Ich hoffte, dass unsere Ehe nicht nur gut für uns wäre, sondern auch andere inspirieren würde.

Meine Seele und mein Selbstwertgefühl konnten keine weitere Scheidung verkraften. Eines Tages fragte ich eine Frau in meinem

Alter, die seit zwölf Jahren mit einem anderen Mitgründer des Rehabilitationsprogramms, für das David arbeitete, verheiratet war: »Wie bleibt man verheiratet und wird nicht geschieden?« Sie und ihr Mann schienen sehr verliebt zu sein; ihre Ehe funktionierte.

»Lass dich einfach nie scheiden«, sagte sie. »Egal, was passiert.«

Klingt gar nicht so schwer, dachte ich.

Einen Monat nachdem David und ich geheiratet hatten, wurde ich schwanger mit unserer Tochter Nichole. Die Schwangerschaft inspirierte mich, meinen Traum, als Suchtberaterin zu arbeiten, in die Tat umzusetzen. Ich wollte anderen helfen, so wie mein Sponsor mir geholfen hatte, mein Leben zu verändern, und bewarb mich bei sämtlichen Suchtbehandlungszentren in Minnesota, die Personal suchten.

Mitte der 1970er-Jahre gab es in den Behandlungszentren, abgesehen von Büroarbeit, nicht viele offene Stellen für Frauen. Nachdem bei keinem der vielen Vorstellungsgespräche, zu denen ich eingeladen wurde, etwas herausgekommen war und ich mich der Verzweiflung hingegeben hatte, kam David eines Tages von der Arbeit nach Hause und sagte, sein Rehazentrum habe beschlossen, mich einzustellen. »Es ist ein Bürojob; er umfasst die Zusammenarbeit mit dem Vorstand«, erklärte er. »Aber vielleicht tut sich irgendwann später etwas anderes auf.«

Ich nahm den Job an.

David und ich zogen in eine größere Wohnung in Edina. Ich arbeitete, bis Nichole zur Welt kam.

David schien sich riesig über die Kleine zu freuen, obwohl er die ganze Zeit arbeitete und beruflich viel unterwegs war.

Drei Wochen nach Nicholes Geburt war ich mit ihr und David zu Hause, als die Toilettenspülung nicht aufhörte zu laufen. Ich ging ins Badezimmer und rüttele ein paarmal am Spülkastengriff. Das half nicht. Schließlich entfernte ich den Deckel des Spülkastens.

Wie in einem schlechten Film steckte darin eine Flasche Wodka.

David trank? Ich konnte es kaum fassen; das war mir nie in den Sinn gekommen. Niemals. Keine Sekunde lang.

Als ich David später zur Rede stellte, drohte ich damit, ihn zu verlassen. Aber wo sollte ich hin mit einem drei Wochen alten Baby? Er versicherte mir, der Wodka sei ein Ausrutscher gewesen; es würde nicht wieder vorkommen. Sein älterer Bruder kam vorbei und redete mir gut zu – flehte mich an –, David noch eine Chance zu geben.

Es kam mir merkwürdig vor, dass ich die Einzige von uns dreien war, die Davids Alkoholkonsum für ein Problem hielt. Ich wusste, dass es nicht klug war, mit jemandem, der trank, zusammenzubleiben, wenn ich selbst nicht rückfällig werden wollte.

Doch ich blieb.

Zu dieser Zeit zog unsere kleine Familie in ein Haus auf der Pleasant Avenue in South Minneapolis. Meine Mutter hatte uns das Geld für eine Anzahlung geliehen. Das Haus war völlig heruntergekommen. Es war vorher eine Mietimmobilie gewesen und man hatte sich offenbar seit Jahren nicht mehr darum gekümmert. Ich fand schnell heraus, dass David keinerlei handwerkliche Fertigkeiten besaß. Also lernte ich selbst, Wände auszubessern und zu streichen; schmirgelte und lackierte die Böden neu. Ich reparierte ein riesiges Loch in der Badezimmerwand, das bis nach draußen reichte. Ich sorgte dafür, dass die Küche hübsch und einladend aussah, verwandelte das Haus in ein warmes, gemütliches Zuhause.

Bei der Arbeit wurde ich befördert. Um Bundesmittel zu erhalten, musste das Rehazentrum, in dem ich arbeitete, Gruppen für Angehörige von Drogenkonsumenten finanzieren.

»Wir wollen, dass du diese Gruppe organisierst und leitest«, sagte David. »Für die Familien.«

Grauenhafte Vorstellungen davon, mit Frauen wie meiner Mutter arbeiten zu müssen, gingen mir durch den Kopf. Während AA uns Tür und Herz geöffnet hatte, nahmen die meisten jüngeren Leute im Programm nicht an den Al-Anon-Meetings teil. Ich betrachtete das Ganze eher als Programm für ältere katholische Frauen.

»Ich weiß nicht, was ich mit … *denen* machen soll«, erwiderte ich.

»Wir auch nicht«, sagte David. »Deswegen kriegst du den Job.«

Ich war nicht gerade begeistert. Ich wollte mit den Drogenabhängigen arbeiten, den Menschen mit dem echten Problem. Nicht mit den »Angehörigen«, um die sich niemand kümmerte, weder andere noch sie selbst.

Dennoch nahm ich die Herausforderung an und machte mich an die Arbeit. Mein Ziel war es, eine möglichst hilfreiche, effektive Gruppe auf die Beine zu stellen. Schon nach einer Minute war mir klar, dass auch ich in diese Gruppe gehörte. Wir waren Spiegel, die Teilnehmer dieser Gruppe und ich. Während ich sie beobachtete und ihnen zuhörte, begann ich, *mich selbst* zu hören. Obwohl ich mich eingehend mit der Literatur zum Umgang mit Familien von Suchtkranken und mit dem an der Uni Gelernten beschäftigte, fand ich kaum hilfreiche therapeutische Techniken. Doch als ich begann, in mich hineinzuschauen, mich umzusehen und meiner Neugier zu folgen, fand ich Antworten – wenn zunächst auch nur langsam.

Vierzig Jahre später entdeckte ich eine universelle Synchronizität. Während unsere Gesellschaft noch dabei war, ein verstärktes Bewusstsein dafür zu entwickeln, wie weitverbreitet Drogenmissbrauch war, und anfing, Informationen zu verbreiten, wie man von Suchtkrankheiten geheilt werden konnte, entdeckte der amerikanische Astronom Charles Kowal den Asteroiden Chiron, der schließlich groß und hell genug war, um gesehen werden zu können. Chiron wurde als der »verwundete Heiler« bekannt, was auf die Fähigkeit des griechischen Gottes Chiron verwies, alle zu heilen – außer sich selbst. 1951 verwendete Carl Gustav Jung als

Erster den Begriff »verwundeter Heiler« dafür, dass die eigene Seelenkrankheit und der eigene Schmerz eines Heilers diesen darin schulen können, anderen bei ihrer Genesung zu helfen.[1]

Wenn das stimmte, war ich gut geschult.

Davids Trink»rückfälle« wurden schwerwiegender und häufiger und schadeten ihm, unserer Familie und letztlich seiner Karriere. Ich fühlte mich zunehmend in die Enge getrieben und wurde immer wütender, verängstigter, niedergeschlagener, unsicherer, überforderter, argwöhnischer, rigider, kontrollsüchtiger und unglücklicher. Es gab keine Ruhe zwischen seinen Rückfällen; nur unterdrückte Wut und die bange Frage, wann es wieder passieren würde. Was unsere Finanzen anging, herrschte ein einziges Chaos. Ich wurde eine Expertin darin, die Mitarbeiter des Gasversorgers abzuweisen, die kamen, um uns das Gas abzustellen. David hielt es nicht für nötig, Rechnungen zu bezahlen, bei mir war es zwanghaft. Im Lauf der Zeit wurde mir klar, dass wir abgesehen davon, dass wir beide unsere Tochter liebten, nur sehr wenige Werte teilten. Ich wusste auch, dass David Affären hatte, obwohl ich es nie beweisen konnte. (Nach unserer Scheidung erfuhr ich, dass er die Beziehung zu seiner Geliebten aus der Zeit vor unserer Hochzeit nie beendet hatte. Sie wohnte nur rund anderthalb Kilometer von uns entfernt.) Wie sollst du jemanden zur Rede stellen, wenn er deine Behauptungen sehr effektiv und überzeugend leugnet und du keine Beweise hast? Das Gaslighting führte dazu, dass ich geradezu verrückt wurde.

Ich musste loslassen.

Um den persischen Mystiker und Dichter Rumi zu zitieren: »Die Wunde ist die Stelle, an der das Licht in dich eindringt.«

Ich wollte all diese Angst nicht; ich wollte keine kaputte Familie.

Ich wollte nicht co-abhängig sein.

Ich hasste es, co-abhängig zu sein.

Zwei Jahre und zwei Monate nach Nicholes Geburt kam unser Sohn Shane zur Welt. David ließ sich kaum im Krankenhaus blicken, obwohl ich eins dieser hübschen Zimmer hatte, in dem beide Elternteile bei dem Baby schlafen konnten. Nichole war bei ihrer Großmutter; ich bin mir sicher, dass David bei seiner Geliebten war. Nach und nach raubten mir die Lügen und Treuebrüche – und der Alkoholismus – jegliche Gefühle von Liebe für David.

Ich ließ mich von ihm scheiden, als die Zeit dafür reif war, als ich mich ermächtigt fühlte, es zu tun. Ich wartete bis zum letztmöglichen Moment; die Kinder liebten ihren Daddy so sehr. Als wir aus dem Haus in der Pleasant Avenue auszogen, fand ich im Keller Dutzende leere Wodkaflaschen versteckt.

David war mein Karma. Er war die Person, die mich zur Co-Abhängigen machte (und zu Al-Anon brachte), und mein Trigger (und er triggerte viel). Er war auch die treibende Kraft, die mich dazu veranlasste, mir Wissen über die Co-Abhängigkeit anzueignen, und in mir den Wunsch weckte, anderen von meiner Genesung zu erzählen. David war kein schlechter Mensch, obwohl seine Verhaltensweisen die Familie und mich sehr belasteten. Viele unserer Bekannten wussten von seinen Affären – und seiner Trinkerei. Es war peinlich und erniedrigend für mich. Inzwischen habe ich gelernt, sein Verhalten auf ihn zurückfallen zu lassen und mir den Schuh nicht anzuziehen.

Er stand unter dem Zwang, Alkohol zu trinken und rumzuvögeln. Er hatte die Kontrolle verloren.

Ich stand unter dem Zwang, ihn zu kontrollieren. Auch ich hatte die Kontrolle verloren.

Ich sollte drei fundamentale Dinge lernen.

Erstens: Ich war nicht verrückt. Ich war co-abhängig. Alkoholismus und andere Suchterkrankungen sind tatsächlich Familienkrankheiten. Die Art, wie die Krankheit andere Familienmitglieder beeinträchtigt, nennt man *Co-Abhängigkeit.*

Zweitens: Sobald die Familienmitglieder davon betroffen sind, nimmt die Co-Abhängigkeit ein Eigenleben an. Man kann es mit einer Lungenentzündung oder mit irgendeiner destruktiven Gewohnheit vergleichen. Wenn man sie erst einmal hat, wird man sie so schnell nicht wieder los.

Und drittens: Wenn wir sie loswerden wollen, müssen *wir* etwas gegen sie unternehmen. Es spielt keine Rolle, wessen Schuld sie ist. Unsere Co-Abhängigkeit wird zu *unserem* Problem – unserer Herausforderung. Wir sind dafür verantwortlich, unser Problem zu lösen.

Wenn wir co-abhängig sind, müssen wir unseren eigenen Genesungs- oder Heilungsprozess finden – unseren eigenen Weg zum Wohlbefinden. Wollen wir diesen Prozess in Gang setzen, hilft es, die Co-Abhängigkeit und bestimmte mit ihr einhergehende Einstellungen, Gefühle und Verhaltensweisen zu verstehen. Es ist auch wichtig, einige dieser Einstellungen und Verhaltensweisen zu ändern und nachzuvollziehen, was uns erwartet, wenn diese Veränderungen eintreten.

Dieses Buch hilft und ermutigt, zu diesen Einsichten und Veränderungen zu gelangen.

Meine Geschichte ist hier noch nicht zu Ende. Ich fand einen Neuanfang. Es ging mir besser. Ich begann, mein eigenes Leben zu leben. Das kannst auch du.

AKTIVITÄTEN

1. Am Ende der folgenden Kapitel wirst du Fragen zu deinen Reaktionen auf das Gelesene finden. Es kann hilfreich sein, dir ein Notizbuch zuzulegen und die Gedanken und Gefühle aufzuschreiben, die du beim Lesen dieses Buches hast.

2 Andere Geschichten

Wenn ich sage, dass ich co-abhängig bin, meine ich nicht: ein bisschen co-abhängig. Ich meine: wirklich co-abhängig. Ich heirate keine Männer, die nach der Arbeit ein paar Bier trinken gehen. Ich heirate Männer, die gar nicht erst arbeiten.

Ellen, ein Al-Anon-Mitglied

Vielleicht hast du dich in meiner Geschichte im letzten Kapitel wiedergefunden. Sie ist ein Beispiel für Co-Abhängigkeit, aber es gibt noch viele weitere Beispiele. Es gibt so viele Variationen meiner Geschichte, wie es Menschen gibt, die sie erzählen können.

Hier sind ein paar von ihnen.

Jason, ein gut aussehender, sympathischer Mann Anfang vierzig, ist, wie er sagt, »erfolgreich im Berufsleben, aber ein Versager in Beziehungen mit Frauen«. Während der Highschool und am College datete Jason viele Frauen. Er war beliebt und galt als gute Partie. Doch nach dem Collegeabschluss heiratete er zum großen Erstaunen seiner Familie und Freunde Lisa. Sie behandelte Jason schlechter als jede andere Frau, mit der er zusammen gewesen war. Sie verhielt sich ihm und seinen Freunden gegenüber kühl und feindselig, teilte nur wenige seiner Interessen und schien ihn nicht besonders zu mögen oder sich um ihn zu kümmern. Dreizehn Jahre später endete die Beziehung mit einer Scheidung, als Jason herausfand, dass einiges von dem, was er seit Jahren vermutet hatte, tatsächlich stimmte: Lisa hatte sich seit Beginn der

Ehe mit anderen Männern getroffen, und sie hatte (schon seit einiger Zeit) ein Alkohol- und Drogenproblem.

Jason war am Boden zerstört. Doch nachdem er etwa zwei Monate lang getrauert hatte, verliebte er sich leidenschaftlich in eine andere Frau, eine Alkoholikerin, die frühmorgens mit dem Trinken begann und bis zur Bewusstlosigkeit weitertrank. Jason sorgte sich mehrere Monate lang um sie, versuchte, ihr zu helfen, versuchte, herauszufinden, ob *er* sie zum Trinken veranlasste, versuchte, ihr Trinken zu kontrollieren, wurde schließlich wütend auf sie, weil sie nicht mit dem Trinken aufhörte, und beendete die Beziehung. Schon bald lernte er eine andere Frau kennen, verliebte sich in sie und zog bei ihr ein. Nach nur wenigen Monaten kam ihm der Verdacht, dass auch sie suchtkrank war.

Jason verbrachte nun einen Großteil seiner Zeit damit, sich Sorgen um seine Freundin zu machen. Er kontrollierte sie, durchsuchte ihre Handtasche nach Pillen oder anderen Beweisen und fragte sie über ihre Aktivitäten aus. Manchmal verdrängte er einfach, dass sie ein Problem hatte. Dann sah er zu, dass er beschäftigt war, versuchte, die Zeit mit ihr zu genießen (obwohl er sich unbehaglich fühlte), und sagte sich: *Es liegt einfach an mir. Irgendwas stimmt nicht mit mir.*

Während einer der vielen Krisen in dieser Beziehung ging Jason, als er die Wahrheit vorübergehend nicht verdrängte, zu einem Suchtberater.

»Ich weiß, dass ich die Beziehung beenden sollte«, sagte er, »aber ich bin einfach noch nicht bereit, meine Freundin gehen zu lassen. Wir können miteinander über alles reden. Wir sind richtig gute Freunde. Und ich liebe sie. Warum? Warum passiert mir das immer? Gib mir ein Zimmer voller Frauen, und ich verliebe mich in die mit den meisten Problemen«, bekannte er, »in diejenige, die mich am schlechtesten behandelt. Frauen wie diese stellen für mich eine größere Herausforderung dar. Wenn mich eine Frau zu gut behandelt, turnt mich das ab.«

Jason betrachtete sich selbst als Gelegenheitstrinker, der wegen seines Trinkens nie Probleme gehabt hatte. Er erzählte dem Berater, er habe noch nie Drogen genommen, sein älterer Bruder hätte jedoch schon als Teenager ein Alkoholproblem gehabt. Viele Jahre lang leugnete Jason hartnäckig, dass ein verstorbener Elternteil Alkoholiker gewesen sei, doch schließlich gestand er widerstrebend ein, dass sein Vater, ein Restaurant-/Barbesitzer, vielleicht »zu viel getrunken« habe.

Der Berater wies darauf hin, dass der Alkoholismus und das exzessive Trinken in seiner engsten Familie vielleicht nach wie vor einen Einfluss auf ihn und seine Beziehungen hätten.

»Wie sollen deren Probleme mich beeinflussen?«, fragte Jason. »Dad ist seit Jahren tot, und meinen Bruder sehe ich nur selten.«

Nach einigen Beratungssitzungen erkannte Jason, dass er co-abhängige Verhaltensweisen zeigte, wusste aber nicht genau, was das bedeutete und was er dagegen unternehmen sollte. Als seine Wut auf das unmittelbare Problem in seiner Beziehung nachließ, brach er die Beratung ab. Jason beschloss, dass die Drogenprobleme seiner Freundin nicht so schlimm seien. Er gelangte zu der Überzeugung, dass seine Probleme mit Frauen seine Schuld waren und er sich eben zu Frauen hingezogen fühlte, die Probleme hatten. Vielleicht würde er eines Tages die Nase voll von dem Drama haben und seine Verhaltensmuster ändern.

Patricia war Mitte dreißig und seit elf Jahren verheiratet, als sie die Hilfe einer Therapeutin suchte. Sie hatte drei Kinder, von denen das jüngste unter Zerebralparese litt. Patricia hatte ihre Karriere aufgegeben, um sich ihren Kindern zu widmen. Sie erzählte ihrer Therapeutin, sie liebe ihre Kinder und bereue die Entscheidung, zu Hause zu bleiben, nicht, verabscheue jedoch den Alltagstrott.

Vor ihrer Ehe hatte Patricia viele Freunde und Interessen. Sie arbeitete als Krankenschwester und war gerne aktiv – wandern,

Sport treiben, ja sogar für Marathons trainieren. Doch in den Jahren nach der Geburt ihrer Kinder, vor allem des jüngsten Kindes, hatte sie ihre Lebensfreude verloren. Sie hatte nur noch wenige Freunde, mehr als 35 Kilo zugenommen, wusste entweder nicht, was sie fühlte, oder empfand Schuldgefühle. Sie hatte versucht, aktiv zu bleiben, indem sie ehrenamtlich an der Schule ihrer Kinder arbeitete, doch ihre Bemühungen führten meist dazu, dass sie sich nutzlos und verbittert fühlte. Sie dachte daran, wieder arbeiten zu gehen, tat es aber, wie sie ihrer Therapeutin erklärte, nicht, denn: »Ich bin nur in der Pflege ausgebildet, aber ich habe es satt, mich um Menschen zu kümmern.«

Sie sagte auch: »Meine Familie und meine Freunde denken, dass ich ein Fels in der Brandung bin. Die gute alte, verlässliche Patty. Die immer da ist. Immer die Kontrolle hat. Immer bereit ist, zu helfen. Die Wahrheit ist: Ich breche zusammen, ganz leise, aber unaufhaltsam. Ich bin seit Jahren deprimiert. Ich kann es nicht abschütteln. Ich fange aus heiterem Himmel an zu weinen. Ich habe keine Energie. Ich schreie ständig die Kinder an. Ich habe kein Interesse an Sex, zumindest nicht an Sex mit meinem Mann. Ich fühle mich dauernd wegen allem schuldig. Ich habe sogar Schuldgefühle, zu Ihnen zu kommen«, sagte sie der Therapeutin. »Die Therapie ist eine irre Geld- und Zeitverschwendung. Ich sollte in der Lage sein, meine Probleme selbst zu lösen. Ich sollte in der Lage sein, einfach da rauszukommen. Aber ich musste etwas tun. In letzter Zeit denke ich über Selbstmord nach«, gestand Patricia. »Natürlich würde ich mich nie umbringen. Zu viele Menschen brauchen mich. Zu viele Menschen sind auf mich angewiesen. Aber ich mache mir Sorgen. Und ich habe Angst.«

Patricia erzählte der Therapeutin, dass ihr Mann vor der Ehe ein Alkoholproblem gehabt habe. Seit der Heirat trinke er weniger, habe seinen Job behalten und sei bei der Arbeit beliebt. Als die Therapeutin nachhakte, verriet Patricia jedoch, dass ihr Mann nicht zu AA-Meetings ging und auch keine anderen Selbsthilfegruppen besuchte. Vielmehr war er monatelang trocken, um dann wieder zur Flasche zu greifen und sich an den Wochenenden zu betrinken. Wenn er trank, drehte er durch. Wenn er nicht trank, war er wütend und feindselig.

»Ich weiß nicht, was mit ihm passiert ist. Er ist nicht der Mann, den ich geheiratet habe. Und noch beängstigender ist, dass ich nicht weiß, was mit mir passiert oder wer ich bin«, sagte Patricia. »Es ist schwierig, genau zu erklären, worin das Problem besteht. Ich verstehe es selbst nicht. Es gibt kein größeres Problem, auf das ich deuten und sagen kann: ›Das ist es, was nicht stimmt.‹ Aber es fühlt sich an, als hätte ich mich selbst verloren. Manchmal frage ich mich, ob ich verrückt werde. Was stimmt nicht mit mir?«

»Vielleicht ist Ihr Mann ein Alkoholiker, und Ihre Probleme werden durch die Familienkrankheit Alkoholismus verursacht«, meinte die Therapeutin.

»Wie kann das sein?«, fragte Patricia. »Die meiste Zeit trinkt mein Mann nicht.«

Die Therapeutin versuchte dann, mehr über Patricias Vergangenheit herauszufinden. Patricia sprach voller Zuneigung über ihre Eltern und ihre beiden erwachsenen Brüder. Sie kam aus gutem Hause, einer Familie, die sich nahestand und erfolgreich war. Die Therapeutin bohrte weiter nach. Patricia erwähnte, dass ihr Vater seit ihrer Teenagerzeit zu AA-Meetings gehe.

»Dad hörte mit dem Trinken auf, als ich in der Highschool war«, sagte sie. »Ich liebe ihn wirklich, und ich bin stolz auf ihn. Aber die Jahre, in denen er trank, waren eine ziemlich schlimme Zeit für unsere Familie.«

Patricia war nicht nur mit jemandem verheiratet, der wohl Alkoholiker war, sondern auch das, was man »ein erwachsenes Kind eines Alkoholikers« nennt. Die gesamte Familie war durch die Familienkrankheit Alkoholismus beeinträchtigt worden. Patricias Vater hatte mit dem Trinken aufgehört, ihre Mutter ging zu

Al-Anon. Doch auch Patricia war betroffen. Erwartete man von ihr, dass sie dies auf magische Weise überwand, nur weil das Trinken aufgehört hatte?

Statt eine Fortsetzung der Therapie vorzuschlagen, schickte die Therapeutin sie zu einem Selbstachtungskurs und einem Selbstbehauptungstraining. Sie empfahl ihr auch, an Al-Anon-Meetings oder Meetings für Erwachsene Kinder von Alkoholikern (EKA) teilzunehmen, Selbsthilfegruppen, die auf dem Zwölf-Schritte-Programm der Anonymen Alkoholiker basieren.

Patricia befolgte den Rat. Sie wurde nicht über Nacht wieder gesund, doch im Laufe der Zeit fiel es ihr leichter, Entscheidungen zu treffen, ihre Gefühle zum Ausdruck zu bringen, ihre Gedanken frei zu äußern, ihren Bedürfnissen Beachtung zu schenken und sich weniger schuldig zu fühlen. Sie wurde toleranter gegenüber sich selbst und ihrer Alltagsroutine. Allmählich klang ihre Depression ab. Sie weinte weniger, lachte mehr, und ihre Energie und ihre Lebenslust kehrten zurück. Außerdem schloss sich ihr Mann, ohne dass sie ihn dazu drängte, den Anonymen Alkoholikern an. Seine Feindseligkeit ließ nach, und die Ehe der beiden lief besser. Der entscheidende Punkt hier ist, dass Patricia die Kontrolle über ihr Leben gewann. Ihr Leben begann zu funktionieren.

Wenn man Patricia heute fragt, worin ihr Problem besteht oder bestand, so antwortet sie: »Ich bin co-abhängig.«

Patienten, die Hilfe bei psychosozialen Diensten oder Suchtberatungsstellen suchen, sind nicht die Einzigen, die unter Co-Abhängigkeit leiden. Randell, ein Suchtberater und seit mehreren Jahren trockener Alkoholiker, hatte ebenfalls mit Co-Abhängigkeit zu kämpfen. Auch er war ein erwachsenes Kind eines Alkoholikers. Sein Vater und seine drei Brüder waren alkoholsüchtig. Randell war ein intelligenter, sensibler Mensch, der Freude an seiner Arbeit, jedoch Probleme mit seiner Freizeit hatte. Den größten Teil davon verbrachte er damit, sich Sorgen um andere Menschen und ihre Probleme zu machen, ja, sich zwanghaft damit zu beschäftigen. Manchmal versuchte er, das Chaos, das Alkoholiker kreierten, wieder in Ordnung zu bringen, zu anderen Zeiten war er wütend auf sie, weil sie dieses Durcheinander erzeugten, das zu beseitigen er sich verpflichtet fühlte. Zuweilen ärgerte er sich über das Verhalten, das andere – nicht unbedingt Alkoholiker – an den Tag legten. Er schimpfte dann, verspürte Reue, fühlte sich schuldig und ausgenutzt. Nur selten fühlte er sich jemandem nahe. Nur selten hatte er Spaß.

Viele Jahre lang glaubte Randell, es sei seine Pflicht, sich Sorgen um andere zu machen und sich um ihre Probleme zu kümmern. Er bezeichnete sein Verhalten als Freundlichkeit, Anteilnahme, Liebe und manchmal als gerechtfertigte Empörung. Nachdem er sich nun Hilfe geholt hat, nennt er es Co-Abhängigkeit.

Manchmal geht co-abhängiges Verhalten untrennbar damit einher, eine gute Ehefrau und Mutter, ein guter Vater und Freund, ein braves Kind oder ein guter Angestellter sein zu wollen. Manchmal spielt die Religion eine wichtige Rolle. Marlyss, jetzt in ihren Vierzigern, ist eine attraktive Frau – wenn sie auf sich selbst achtet. Die meiste Zeit kümmert sie sich jedoch um ihre fünf Kinder und ihren Ehemann, einen trockenen Alkoholiker. Sie sieht ihre Aufgabe im Leben darin, die Familie glücklich zu machen, was ihr jedoch nicht gelingt. Normalerweise ist sie wütend, weil sie das Gefühl hat, dass ihre Bemühungen nicht gewürdigt werden, und ihre Familie ist wiederum wütend auf sie. Sie hat Sex mit ihrem Mann, wann immer er will, egal, wie sie sich fühlt. Sie gibt zu viel vom Haushaltsgeld für Spielzeuge und Kleidung aus, die ihre Kinder haben wollen. Sie kutschiert sie herum, liest ihnen vor, kocht für sie, macht sauber und verhätschelt sie, bekommt aber nichts zurück. Die meiste Zeit sagen sie nicht einmal

Danke. Marlyss ärgert sich darüber, für die Menschen in ihrem Leben immer diejenige zu sein, die gibt. Es ärgert sie, dass ihre Familie und deren Bedürfnisse ihr Leben kontrollieren. Sie arbeitet als Lehrerin, eine Entscheidung, über die sie sich ebenfalls oft ärgert.

»Aber ich fühle mich schuldig, wenn ich Nein sage. Ich fühle mich schuldig, wenn ich meiner Vorstellung davon, wie eine Ehefrau und Mutter sein sollte, nicht gerecht werde. Ich fühle mich schuldig, wenn ich die Erwartungen, die andere an mich haben, nicht erfülle. Ich fühle mich die ganze Zeit schuldig«, erklärt sie. »Tatsächlich plane ich meinen Tag und setze Prioritäten entsprechend meinen Schuldgefühlen.«

Bedeutet Marlyss' Verhalten – die Tatsache, dass sie sich ständig um andere Menschen kümmert, sich darüber ärgert und keine Gegenleistung erwartet –, dass sie eine gute Ehefrau und Mutter ist? Oder bedeutet es vielleicht, dass sie co-abhängig ist?

Substanzmissbrauch ist nicht das einzige Familienproblem, das zu Co-Abhängigkeit führen kann. Alissa, Mutter von zwei Teenagern, arbeitete in Teilzeit für eine Organisation für psychische Gesundheit, als sie einen neuen Familienberater aufsuchte, weil ihr ältestes Kind, ein 16-jähriger Junge, ständig Probleme machte. Er rannte weg, kam nicht zur vereinbarten Zeit nach Hause, schwänzte die Schule, rauchte Gras und tat im Allgemeinen, was immer er wollte, wann immer er es wollte.

»Dieses Kind treibt mich in den Wahnsinn«, sagte Alissa dem Berater.

Das war nicht bloß dahingesagt. Sie war krank vor Sorge. An manchen Tagen war sie so deprimiert, dass sie nicht aus dem Bett kam. Alissa hatte alles nur Erdenkliche getan, um diesem Kind zu helfen. Sie hatte ihn dreimal in Behandlung gegeben, ihn zu Bootcamps für Jugendliche geschickt und die ganze Familie von Berater zu Berater gezerrt. Sie hatte auch andere Techniken ausprobiert: drohen, weinen, brüllen und betteln. Sie war streng geworden und hatte die Polizei gerufen. Sie hatte es mit Sanftmut und Versöhnlichkeit versucht, ja, sogar versucht, so zu tun, als habe ihr Sohn nichts Falsches getan. Sie hatte ihn ausgesperrt. Und sie war durch den halben Staat gefahren, um ihn nach Hause zu holen, nachdem er weggelaufen war. Obwohl ihre Bemühungen ihrem Sohn nicht geholfen hatten, war Alissa davon besessen, das eine zu finden und zu tun, das ihn »seine Fehler erkennen lassen« und ihm helfen würde, sich zu ändern.

»Warum tut er mir das an?«, fragte sie den Berater. »Er bestimmt und zerstört mein Leben!«

Der Berater räumte ein, dass das Problem mit Alissas Sohn schmerzlich und schlimm war und Handeln erforderte. Doch es musste Alissas Leben nicht bestimmen und zerstören.

»Es ist Ihnen nicht gelungen, Ihren Sohn unter Kontrolle zu halten, aber Sie können die Kontrolle über sich selbst gewinnen«, sagte der Berater. »Sie können sich mit Ihrer Co-Abhängigkeit auseinandersetzen.«

Auch Sheryl, ein erfolgreiches Model, bezeichnet sich als coabhängig. Kurz nachdem sie den Mann ihrer Träume geheiratet hatte, fand sie sich in einem Albtraum wieder. Ihr Mann, so fand sie heraus, war sexsüchtig, genauer gesagt pornosüchtig. Er ging auch zwanghaft Affären mit anderen Frauen ein, und, wie Sheryl es formulierte, »... weiß Gott, was sonst noch und mit wem«. Sie erfuhr von seiner Sucht eine Woche nach der Hochzeit, als sie ihn im Bett mit einer anderen Frau fand.

Sheryls erste Reaktion war Panik. Dann wurde sie wütend. Dann sorgte sie sich – um ihren Mann und sein Problem. Ihre Freunde rieten ihr, ihn zu verlassen, doch sie beschloss, bei ihm zu bleiben. Er brauchte Hilfe. Er brauchte sie. Vielleicht würde er sich ändern. War sie ihm nicht genug?

Ihr Mann schloss sich Sex Addicts Anonymous (SAA) an, einer

Selbsthilfegruppe, die, ähnlich den Anonymen Alkoholikern, einem Zwölf-Schritte-Programm folgt. Sheryl weigerte sich, an Meetings von S-Anon (ähnlich Al-Anon), einer Gemeinschaft für Familienmitglieder von Sexsüchtigen, teilzunehmen. Sie wollte über ihre Probleme nicht öffentlich sprechen, ja, nicht einmal im privaten Kreis.

Im Lauf der Zeit nahm Sheryl weniger Arbeitsaufträge an, ging nicht mehr mit ihren Freunden aus und blieb meistens zu Hause. Sie kontrollierte zwanghaft das Handy ihres Mannes. Sie wollte da sein, wenn er wegging und wenn er zurückkam. Sie wollte sehen, wie er aussah, wie er sich verhielt und wie er sprach. Sie wollte genau wissen, was er tat und mit wem. Oft rief sie seinen SAA-Sponsor an, um zu klagen, zu berichten und sich nach dem Fortschritt ihres Mannes zu erkundigen. Sie weigerte sich, wie sie sagte, erneut betrogen und hintergangen zu werden.

Nach und nach entfremdete sie sich von ihren Freunden und ging keinerlei Aktivitäten mehr nach. Sie hatte zu viel Angst zu arbeiten und schämte sich vor ihren Freunden. Und schon bald erwischte sie ihren Mann erneut dabei, wie er sie betrog. Ihre Freunde waren frustriert, weil sie bei ihm blieb.

»Ich konnte seinen Anblick nicht mehr ertragen. Ich empfand nur noch Verachtung für ihn. Und doch konnte ich mich nicht dazu durchringen, ihn zu verlassen«, berichtete Sheryl später. »Ich tat kaum etwas anderes, als mir Sorgen um ihn zu machen und mich zwanghaft mit ihm zu beschäftigen. Der Wendepunkt war die Nacht, in der ich mit einem Fleischermesser hinter ihm herjagte. Es war ein absoluter Tiefpunkt. Ich rannte durch das Haus und schrie ihn an, als ich mir plötzlich zum ersten Mal *meiner selbst* bewusst wurde. Ich war völlig durchgedreht. Ich war verrückt – außer Kontrolle –, und er stand einfach nur ruhig da und sah mich an. Da wusste ich, dass ich mir Hilfe holen musste.«

Kurz nach diesem Vorfall schloss Sheryl sich S-Anon an und begann, ihren Kontrollverlust als Co-Abhängigkeit zu bezeichnen.

Sie hat sich mittlerweile von ihrem Mann getrennt und die Scheidung eingereicht. Und sie fühlt sich besser.

Bei den vorangegangenen Geschichten handelt es sich um drastische Beispiele, aber Co-Abhängigkeit muss nicht unbedingt so heftig sein. Und sie schließt auch nicht zwangsläufig Erfahrungen mit Menschen ein, die schwerwiegende Probleme haben. Kristen, eine verheiratete Frau mit zwei kleinen Kindern, weiß nichts von Alkoholismus oder anderen Suchtkrankheiten in ihrer unmittelbaren oder erweiterten Familie. Doch sie bezeichnet sich als co-abhängig. Ihr Problem sei, wie sie sagte, dass die Stimmungen anderer Menschen ihre Gefühle kontrollieren würden, während sie wiederum versuche, deren Gefühle zu kontrollieren. »Ich will es immer allen recht machen«, erklärte sie.

»Wenn mein Mann glücklich ist und ich mich dafür verantwortlich fühle, dann bin ich glücklich. Wenn er verärgert ist, fühle ich mich oft auch dafür verantwortlich. Dann werde ich nervös, fühle mich unwohl und bin verärgert, bis es ihm wieder besser geht. Ich versuche, dafür zu *sorgen*, dass es ihm besser geht. Ich fühle mich schuldig, wenn es mir nicht gelingt. Und er wird wütend, weil ich es versuche. Und ich lege nicht nur bei ihm dieses co-abhängige Verhalten an den Tag«, sagte sie. »Ich tue es bei allen: meinen Eltern, meinen Kindern, Gästen in meinem Haus. Irgendwie scheine ich mich selbst in anderen Menschen zu verlieren. Ich mache mich von ihnen abhängig. Ich würde gern etwas dagegen unternehmen – gegen diese sogenannte Co-Abhängigkeit –, bevor es schlimmer wird. Ich bin nicht total unglücklich, aber ich würde gern lernen, mich zu entspannen, würde gern anfangen, Spaß zu haben und die Gesellschaft anderer Menschen zu genießen.«

Eine Kollegin von mir fasste die Sache folgendermaßen zusammen: »Manche Menschen sind *stark* co-abhängig, und einige von uns sind *ein bisschen* co-abhängig.«

Ich habe diese Beispiele gewählt, weil sie eine Vielfalt von Erfahrungen abbilden. Und sie machen einen wichtigen Punkt deutlich: Ein einzelnes Beispiel kann Co-Abhängigkeit oder die typische Erfahrung, co-abhängig zu sein, nicht veranschaulichen. Co-Abhängigkeit ist vielschichtig, und Menschen sind kompliziert. Jede Person ist einzigartig, und die Situation jedes Menschen ist anders. Einige machen extrem schmerzliche und belastende Erfahrungen mit der Co-Abhängigkeit. Andere nicht; sie sind vielleicht nur leicht davon betroffen. Manchmal ist Co-Abhängigkeit die Reaktion einer Person auf den Drogenmissbrauch eines anderen Menschen, manchmal nicht. Alle Menschen, die mit Co-Abhängigkeit kämpfen, machen einzigartige Erfahrungen, die auf ihrer Situation, ihrer Geschichte und ihrer Persönlichkeit basieren.

Durch alle Co-Abhängigkeits-Geschichten zieht sich jedoch ein gemeinsamer roter Faden. Dieser betrifft unsere Reaktionen auf die Menschen um uns herum. Er betrifft unsere Beziehungen zu anderen, egal, ob es sich um Drogenkonsumenten, Spielsüchtige, Sexsüchtige, Esssüchtige oder »normale« Menschen handelt. Die Co-Abhängigkeit betrifft die Wirkung, die diese Menschen auf uns haben, und unsere Versuche, wiederum auf sie einzuwirken.

»Erkennen, nicht vergleichen«, wie Al-Anon-Mitglieder sagen.

AKTIVITÄTEN

1. Hast du dich mit irgendwelchen Menschen in diesem Kapitel identifiziert? Was hat dich bewegt und warum?
2. Steckst du im Moment in irgendwelchen Beziehungen, die deinem Gefühl nach außer Kontrolle geraten sind?

3 Co-Abhängigkeit

Beziehungen sind wie ein Tanz, bei dem sich sichtbare Energie zwischen den Partnern hin- und herbewegt. Manche Beziehungen sind der langsame, dunkle Tanz des Todes.[1]
Colette Dowling, *Der Cinderella-Komplex*

Bisher habe ich die Wörter *co-abhängig* und *Co-Abhängigkeit* so benutzt, als handele es sich um klare, eindeutige Begriffe. Ihre Definition bleibt jedoch vage.

Die Definition von *Substanzabhängigkeit* ist (psychisch und/oder physisch) abhängig sein von Alkohol oder anderen Drogen. Auch die Begriffe *Esssucht* und *Spielsucht* wecken Vorstellungen von einem bestimmten Verhalten. Doch was ist Co-Abhängigkeit?

Die naheliegende Definition wäre: Partner oder Partnerin einer oder eines Abhängigen sein. Dies kommt der Wahrheit sehr nahe, bleibt aber unklar und führt kein bestimmtes Verhalten vor Augen. *Co-Abhängigkeit* gehört zum Vokabular von Therapiezentren, ist Fachjargon, der für berufsfremde Personen wahrscheinlich unverständlich und selbst für einige Insider Kauderwelsch ist.

Ein bestimmter Begriff kann für verschiedene Menschen unterschiedliche Bedeutungen haben. Manche ahnen vielleicht, was er besagt, sind aber dennoch nicht in der Lage, ihn klar zu definieren, weil er nie klar definiert wurde.

Dies sind einige der Probleme, auf die ich bei meinen Recherchen und Versuchen gestoßen bin, *Co-Abhängigkeit* und *co-abhän-*

gig zu definieren. Viele Menschen hatten die Begriffe noch nie gehört oder waren nicht in der Lage, sie zu definieren. Diejenigen, denen es gelang, boten jeweils unterschiedliche Definitionen oder verwendeten noch mehr Jargon. Noch schwieriger wurde die Sache dadurch, dass ich die Begriffe viele Jahre lang in keinem Wörterbuch finden konnte. Mein Computer verwies darauf, dass sie falsch geschrieben seien, und versuchte, mich davon zu überzeugen, dass es sie nicht gebe.

Doch *Co-Abhängigkeit* hat für mich und Millionen andere Menschen eine ganz bestimmte und wichtige Bedeutung. Lasst uns also den Jargon vergessen und uns die Bedeutung im Folgenden genauer ansehen.

Was ist Co-Abhängigkeit?

In einem Artikel des Buches *Co-Dependency, An Emerging Issue* beschreibt Robert Subby Co-Abhängigkeit als einen »emotionalen, psychischen und verhaltensspezifischen Zustand, der entsteht, wenn ein Mensch über einen längeren Zeitraum belastenden Regeln ausgesetzt ist und diese befolgt – Regeln, die das offene Zum-Ausdruck-Bringen von Gefühlen wie auch das direkte Gespräch über persönliche und zwischenmenschliche Probleme verhindern«.[2]

Ernie Larsen, ein weiterer Spezialist für Co-Abhängigkeit und Pionier auf diesem Gebiet, definiert Co-Abhängigkeit als »jene selbstzerstörerischen, erlernten Verhaltensweisen und Charakterdefizite, die zu einer verminderten Fähigkeit führen, liebevolle Beziehungen zu initiieren oder zu führen«.[3]

Einige weniger professionelle Definitionen lauten wie folgt:

»Co-Abhängigkeit bedeutet, dass ich eine Kümmerin bin«, sagte eine Frau.

Eine andere erklärte: »Co-abhängig sein bedeutet, dass ich mit einem Alkoholiker verheiratet bin. Es bedeutet auch, dass ich zu Al-Anon gehen muss.«

»Co-Abhängigkeit bedeutet, dass ich von Alkoholikern umgeben bin«, meinte jemand anders.

»Co-Abhängigkeit bedeutet, dass ich immer nach jemandem suche, an den ich mich klammern kann.«

»Co-abhängig sein? Es bedeutet, dass ich weiß, dass jeder Mann, von dem ich mich angezogen fühle, in den ich mich verliebe oder den ich heirate, suchtkrank sein oder ein gleichermaßen ernstes Problem haben wird.«

»Co-Abhängigkeit«, erklärte eine Person, »ist das Wissen, dass all meine Beziehungen entweder immer so weitergehen (schmerzvoll) oder immer auf die gleiche Weise (katastrophal) enden. Oder beides.«

Es gibt fast genauso viele Definitionen von Co-Abhängigkeit, wie es Erfahrungen gibt, die sie repräsentieren. Verzweifelt (oder vielleicht erleuchtet) verkünden einige Therapeuten: »Co-Abhängigkeit ist *alles,* und *jeder* ist co-abhängig.«

Wer also kennt die genauen Zusammenhänge? Welche Definition ist die richtige? Eine kurze Geschichte der Co-Abhängigkeit wird helfen, diese Frage zu beantworten.

Eine kurze Geschichte

Der Begriff *Co-Abhängigkeit* tauchte erstmals in den späten 1970er-Jahren in der Beratungsszene auf. Ich weiß nicht, wer ihn prägte. Obwohl mehrere Menschen dies für sich beanspruchen, wurde er laut Informationen des Büros von Sondra Smalley, einer Psychologin und führenden Persönlichkeit im Bereich der Co-Abhängigkeit, mehr oder weniger gleichzeitig in mehreren verschiedenen Behandlungszentren in Minnesota etabliert. Vielleicht prägte Minnesota, die Hochburg der Behandlung von Suchtkrankheiten und des Zwölf-Schritte-Programms bei Suchterkrankungen, diesen Begriff.

Robert Subby und John Friel schreiben in einem Artikel des Buches *Co-Dependency, An Emerging Issue*: »Ursprünglich wurde der Begriff verwendet, um eine oder mehrere Personen zu beschreiben, deren Leben dadurch beeinträchtigt wurde, dass sie eine Beziehung zu einem Suchtkranken hatten. Der co-abhängige Ehepartner, das Kind oder der/die Geliebte eines Suchtkranken wurde als Person angesehen, die als Reaktion auf den Drogen- oder Alkoholmissbrauch eines anderen ein ungesundes Muster entwickelt hatte, das Leben zu meistern.«[4]

Ein neuer Name für ein altes Phänomen. Fachleute hatten schon lange vermutet, dass etwas Merkwürdiges mit jenen geschah, die eine enge Beziehung zu substanzabhängigen Personen hatten. Es gab bereits einige Untersuchungen zu diesem Thema, die zeigten, dass viele, die nicht selbst mit Alkoholismus oder Substanzabhängigkeit zu kämpfen hatten, jedoch einem Suchtkranken nahestanden, sich in einer dem Alkoholismus ähnlichen physischen, mentalen, emotionalen und spirituellen Verfassung zu befinden schienen. Begriffe, die dieses Phänomen beschrieben, kamen auf: *Co-Alkoholiker, Nichtalkoholiker.*

Co-Abhängige spürten zweifellos die Auswirkungen der Co-Abhängigkeit, lange bevor dieses Wort geprägt wurde. Nach der Gründung der Anonymen Alkoholiker in den 1940er-Jahren rief eine Gruppe von Menschen – vor allem Frauen von Alkoholikern – Selbsthilfegruppen ins Leben, um mit den Beeinträchtigungen durch die Alkoholsucht ihrer Ehepartner fertigzuwerden.[5] Sie wussten nicht, dass sie später als Co-Abhängige bezeichnet werden würden, aber was sie wussten, war, dass der Alkoholismus ihrer Partner sich unmittelbar auf sie ausgewirkt hatte. Und sie beneideten die Alkoholiker um ihr Zwölf-Schritte-Genesungsprogramm. Die Frauen wollten auch ein Programm. Und so nutzten sie die zwölf Schritte, überarbeiteten die zwölf Traditionen der

Anonymen Alkoholiker, gaben sich den Namen Al-Anon, und es funktionierte! Millionen von Menschen haben seitdem von Al-Anon profitiert.[6]

Sowohl damals als auch in den späten 1970er-Jahren, als der Begriff *Co-Abhängigkeit* aufkam, war der Grundgedanke der, dass Co-Abhängige (bzw. Co-Alkoholiker) Menschen waren, deren Leben aufgrund einer festen Beziehung mit einem Alkoholiker aus den Fugen geraten war.[7]

Die Definition von Co-Abhängigkeit ist inzwischen jedoch weiter gefasst. Die Fachwelt begann, die Auswirkungen der Sucht eines Menschen auf die Familie und den Einfluss der Familie auf den Suchtkranken besser zu verstehen. Sie begann auch, andere Probleme wie Esssucht, Magersucht, Spielsucht und bestimmte sexuelle Verhaltensweisen zu erkennen. Diese Krankheiten entsprachen der Störung – oder *Krankheit* – Alkoholismus. Viele Menschen, die in einer engen Beziehung zu Menschen mit derlei Krankheiten standen, entwickelten Reaktions- und Bewältigungsmuster, die den Bewältigungsmustern von Menschen in Beziehungen mit Alkoholikern glichen.

Auch mit diesen Familien war etwas Merkwürdiges geschehen. Als die Fachwelt nach und nach Co-Abhängigkeit besser verstand, schienen immer mehr Gruppen von Menschen davon betroffen zu sein: erwachsene Kinder von Alkoholikern; Menschen in Beziehungen mit emotional oder mental beeinträchtigten Personen; Menschen, deren Partner chronische Krankheiten hatten; Eltern von Kindern mit Verhaltensproblemen; Menschen mit verantwortungslosen Partnern; Fachleute – Krankenschwestern, Sozialarbeiter und andere Angehörige der »helfenden« Berufe. Selbst genesende Alkoholiker und Süchtige erkannten, dass sie co-abhängig waren und es vielleicht schon lange gewesen waren, bevor sie selbst suchtkrank wurden.[8] Co-Abhängige waren plötzlich überall.

Wenn ein Co-Abhängiger seine Beziehung zu einem kranken Menschen beendete, suchte er häufig einen neuen kranken Menschen und wiederholte in dieser Beziehung das co-abhängige Verhalten. Diese Verhaltensweisen oder Bewältigungsmechanismen schienen das gesamte Leben des Co-Abhängigen zu bestimmen – wenn er sein Verhalten nicht änderte.

Konnte man also davon ausgehen, dass Co-Abhängigkeit durch Beziehungen mit Menschen, die schwere Krankheiten, Verhaltensprobleme oder destruktive Suchterkrankungen hatten, ausgelöst wurde? Alkoholismus in der Familie förderte die Entstehung von Co-Abhängigkeit, doch auch viele andere Umstände schienen sie zu begünstigen.

Eine Gemeinsamkeit war eine private oder berufliche Beziehung zu kranken, hilfsbedürftigen oder abhängigen Menschen. Doch eine zweite, noch geläufigere Gemeinsamkeit schienen die ungeschriebenen, unausgesprochenen Regeln zu sein, die sich normalerweise innerhalb der Kernfamilie entwickeln und das Tempo der Beziehungen bestimmen.[9] Diese Regeln verbieten Gespräche über Probleme, das offene Zeigen von Gefühlen, eine ehrliche, direkte Kommunikation, realistische Erwartungen (zum Beispiel, dass wir alle menschlich, verletzlich und unvollkommen sind), Egoismus, Vertrauen in andere Menschen und in uns selbst, Spielen und Spaßhaben sowie das Steuern des schwankenden Familienboots durch Entwicklungen oder Veränderungen – so gesund und förderlich diese Entwicklungen auch sein mögen. Diese Regeln sind allen vom Alkohol dominierten Familiensystemen gemeinsam, können aber auch in anderen Familien auftauchen.

Lass uns nun zu einer früheren Frage zurückkehren. Welche Definition von Co-Abhängigkeit ist die richtige? Alle genannten sind es. Einige beschreiben die Ursachen, manche die Auswirkungen, manche den Gesamtzustand, andere die Symptome, wieder andere die Muster und einige den Schmerz. Co-Abhängigkeit bedeutete beziehungsweise bedeutet inzwischen all das, was die zuvor aufgeführten Definitionen zum Ausdruck bringen.

Ich versuche nicht, dich zu verwirren. Die Definition von Co-Abhängigkeit ist verschwommen, weil es sich um einen grauen, verschwommenen Zustand handelt. Er ist vielschichtig und lässt sich nur schwer in ein oder zwei Sätzen zusammenfassen.

Warum überhaupt so viel Aufheben um eine Definition? Weil ich das nahezu Unmögliche versuchen werde: Ich werde *co-abhängig* in einem Satz definieren. Und weil ich möchte, dass du das umfassendere Bild siehst, bevor ich dir das enger gefasste vorstelle. Ich hoffe, dass dir diese Vorgehensweise hilft, deine eigene Co-Abhängigkeit zu erkennen, falls du tatsächlich co-abhängig bist. *Es ist wichtig, das Problem zu definieren, weil es dabei hilft, eine Lösung zu finden.* Und die Lösung ist lebenswichtig. Sie führt dazu, dass es dir besser geht. Sie bedeutet Genesung.

Hier ist also meine Definition von Co-Abhängigkeit:

> *Co-Abhängigkeit bedeutet, sich vom Verhalten einer anderen Person beeinflussen zu lassen und davon besessen zu sein, ebendieses Verhalten zu kontrollieren.*

Diese andere Person kann ein Kind, ein Erwachsener, ein Geliebter, eine Geliebte, ein Ehepartner, eine Ehepartnerin, ein Bruder, eine Schwester, ein Großelternteil, ein Elternteil, ein Klient, eine Klientin, ein bester Freund oder eine beste Freundin sein. Sie könnte ein Alkoholiker, ein Suchtkranker, ein Mensch mit mentalen oder physischen Beeinträchtigungen, ein Mensch, der gelegentlich traurig ist, oder sonst jemand sein.

Doch den Kern der Definition und auch der Genesung finden wir nicht in der anderen Person – so gern wir dies glauben möchten. Er liegt in uns selbst, in unserer Art, uns von dem Verhalten anderer Menschen beeinflussen zu lassen, und in unserer Art, wiederum diese Menschen beeinflussen zu wollen: in der Kontrolle, der Obsession, »helfen« zu wollen, dem Sichkümmern, dem geringen, an Selbsthass grenzenden Selbstwertgefühl, der Selbstunterdrückung, jeder Menge Wut und Schuldgefühle, einer seltsamen Abhängigkeit von eigenartigen Menschen, dem Sich-angezogen-Fühlen von und der Toleranz gegenüber Bizarrem, der Konzentration auf andere, die zur Selbstaufgabe führt, Kommunikationsproblemen, Intimitätsproblemen und einer fortwährenden stürmischen Reise durch die fünf Phasen der Trauer.[10]

Ist Co-Abhängigkeit eine Krankheit? Einige Fachleute sagen, sie sei keine Krankheit, sondern eine normale Reaktion auf anormale Menschen.[11]

Andere Fachleute halten Co-Abhängigkeit für eine Krankheit – eine chronische, fortschreitende Krankheit. Sie behaupten, dass Co-Abhängige kranke Menschen um sich brauchen und wollen, um auf ungesunde Weise glücklich sein zu können; dass zum Beispiel die Frau eines Alkoholikers einen Alkoholiker habe heiraten und sich für ihn entscheiden müssen, weil sie unbewusst geahnt habe, dass er alkoholsüchtig sei. Außerdem brauche sie es, dass er trinke und in ihrem Leben Elend und Chaos erzeuge, um sich erfüllt zu fühlen.

Diese Ansicht mag übertrieben hart sein. Ich bin davon überzeugt, dass Co-Abhängige keine derartige Härte in ihrem Leben brauchen. Andere Menschen sind schon hart genug mit uns. Wir sind selbst hart genug mit uns. Wir haben genug gelitten. Wir sind von Krankheiten und Menschen zum Opfer gemacht worden. Wir alle müssen entscheiden, welche Rolle wir bei unserer eigenen Viktimisierung gespielt haben.

Ich weiß nicht, ob Co-Abhängigkeit eine Krankheit ist oder nicht. Ich bin keine Expertin. Ich bin Schriftstellerin mit einem leidenschaftlichen persönlichen und beruflichen Interesse an der Co-Abhängigkeit. Doch um dir zu vermitteln, was ich glaube, lass mich die kurze Geschichte der Co-Abhängigkeit beenden, mit der ich früher in diesem Kapitel begonnen habe.

Die ersten Al-Anon-Gruppen kamen zwar erst in den 1940er-Jahren auf, doch ich bin mir sicher, dass wir zum Anbeginn der Zeit und zu den ersten menschlichen Beziehungen zurückgehen könnten und Spuren co-abhängigen Verhaltens finden würden. Menschen haben schon immer Probleme gehabt und andere sich schon immer um ihre notleidenden Freunde und Verwandten gekümmert. Wahrscheinlich sind Menschen in die Probleme anderer verstrickt worden, seit es Beziehungen gibt.

Von Co-Abhängigkeit sind Menschen vermutlich schon immer geplagt worden. Seit es Menschen gibt, tun sie all die Dinge, die typisch für das sind, was wir als »Co-Abhängigkeit« bezeichnen. Sie machen sich große Sorgen um andere Menschen. Sie versuchen, ihnen auf eine Weise zu helfen, die nicht hilft. Sie sagen Ja, wenn sie Nein meinen. Sie versuchen, andere dazu zu bringen, Dinge so zu sehen, wie sie selbst sie sehen. Sie geben sich die allergrößte Mühe, die Gefühle anderer Menschen nicht zu verletzen, und tun sich dadurch selbst weh. Sie haben Angst, ihren Gefühlen zu trauen. Sie glauben Lügen und fühlen sich anschließend hintergangen. Sie wollen es anderen heimzahlen und sie bestrafen. Sie sind so wütend, dass sie töten wollen. Sie kämpfen für ihre Rechte, auch wenn andere sagen, sie hätten keine. Sie tragen Sackleinen, weil sie glauben, sie hätten Seide nicht verdient.

Co-Abhängige vollbringen zweifellos auch gute Taten. Sie sind von Natur aus gütig – besorgt um und empfänglich für die Bedürfnisse der Welt. Wie Thomas Wright in *Co-Dependency, An Emerging Issue* schrieb:

> Ich vermute, dass Co-Abhängige traditionell soziale Ungerechtigkeiten angeprangert und für die Rechte Benachteiligter gekämpft haben. Co-Abhängige wollen helfen. Ich vermute, dass sie geholfen haben. Doch wahrscheinlich sind sie in dem Glauben gestorben, sie hätten nicht genug getan, und fühlten sich schuldig.
>
> Es ist nur natürlich, dass wir die Menschen, die uns am Herzen liegen, beschützen und ihnen helfen wollen. Es ist auch natürlich, dass uns die Probleme anderer nicht kaltlassen und dass

> wir auf sie reagieren. Und wenn ein Problem ernster wird und ungelöst bleibt, sind wir noch stärker davon betroffen und reagieren auch stärker darauf.

Das Wort *reagieren* ist hier entscheidend. Wie immer man an die Co-Abhängigkeit herangeht, wie immer man sie definiert und von welchem Bezugsrahmen aus man sie diagnostiziert und behandelt, sie ist in erster Linie ein Reaktionsvorgang. Co-Abhängige sind Reagierende. Sie reagieren zu stark. Sie reagieren zu schwach. Aber sie agieren selten. Sie reagieren auf die Probleme, die Sorgen, das Leben und das Verhalten anderer. Sie reagieren auf ihre eigenen Probleme, Sorgen und Verhaltensweisen. Viele Reaktionen von Co-Abhängigen sind Reaktionen auf den Stress und das Trauma, mit Alkoholismus und anderen Problemen zu leben oder aufzuwachsen. Es ist normal, auf Stress zu reagieren. Doch es ist heldenhaft und lebensrettend, zu lernen, *nicht* zu reagieren und auf gesündere Weise zu handeln. Die meisten von uns brauchen jedoch Hilfe, um das zu lernen.

Vielleicht bezeichnen einige Fachleute Co-Abhängigkeit als Krankheit, weil viele der Betroffenen auf eine Krankheit wie zum Beispiel Alkoholismus reagieren.

Überdies gilt Co-Abhängigkeit auch deswegen für manche als Krankheit, weil es sich um einen fortschreitenden Prozess handelt. Wenn die Menschen um uns herum kränker werden, reagieren wir vielleicht stärker. Was als leichte Besorgtheit begann, erzeugt mit der Zeit eventuell Isolation, Depressionen, weitere psychische oder physische Krankheiten oder Selbstmordgedanken. Eins führt zum anderen, und alles wird schlimmer. Co-Abhängigkeit mag keine Krankheit sein, kann dich aber krank machen. Und sie kann dazu beitragen, dass die Menschen um dich herum krank bleiben.

Co-Abhängigkeit wird auch deshalb als Krankheit bezeichnet, weil co-abhängiges Verhalten – wie viele selbstzerstörerische Verhaltensweisen – zur Gewohnheit wird. Wir wiederholen Gewohnheiten, ohne nachzudenken, und die Gewohnheiten nehmen ein Eigenleben an.[12] Welches Problem die andere Person auch haben mag, Co-Abhängigkeit beinhaltet eingefahrene Muster des Denkens, des Fühlens sowie des Verhaltens uns selbst und anderen gegenüber, die uns Schmerzen bereiten können. Co-abhängige Verhaltensweisen oder Gewohnheiten sind selbstzerstörerisch. Wir reagieren häufig auf Menschen, die sich selbst zerstören; wir reagieren, indem wir lernen, uns selbst zu zerstören. Die Gewohnheiten können dazu führen, dass wir zerstörerische Beziehungen – Beziehungen, die nicht funktionieren – eingehen und an ihnen festhalten. Unsere Verhaltensweisen können Beziehungen sabotieren, die andernfalls vielleicht funktioniert hätten. Sie können uns daran hindern, Frieden und Glück mit dem wichtigsten Menschen in unserem Leben zu finden – uns selbst. Sie betreffen niemand anderen als uns selbst. Sie sind unser Problem. Im nächsten Kapitel werden wir diese Verhaltensweisen untersuchen.

AKTIVITÄTEN

1. Welche Definition von Co-Abhängigkeit hat dich angesprochen?
2. Kennst du eine Person, die dein Leben auf entscheidende Weise beeinflusst hat, eine Person, um die du dir Sorgen machst und die du gerne ändern würdest? Wen? Schreibe mehrere Absätze über diese Person und eure Beziehung. Lies anschließend, was du geschrieben hast. Welche Gefühle hast du zum Ausdruck gebracht? Welche Gefühle nicht?

4 Merkmale der Co-Abhängigkeit

Gott, gib mir die Gelassenheit, Dinge hinzunehmen,
die ich nicht ändern kann, den Mut, Dinge zu ändern,
die ich ändern kann, und die Weisheit, das
eine vom anderen zu unterscheiden.
Reinhold Niebuhr, Gelassenheitsgebet

Zwei Co-Abhängige mögen Co-Abhängigkeit zwar unterschiedlich definieren, werden aber wahrscheinlich verstehen, was der andere meint, wenn sie über dieses Thema sprechen. Sie werden Gedanken über Dinge austauschen, die sie gemeinsam haben – Dinge, die sie tun, denken, fühlen und sagen – und die kennzeichnend für Co-Abhängigkeit sind. Hinsichtlich dieser Punkte – Symptome, Probleme, Bewältigungsmechanismen oder Reaktionen – überschneiden sich die meisten Definitionen und Genesungsprogramme und stimmen überein. Diese Punkte diktieren die Genesung. Sie sind das, was es zu erkennen und zu akzeptieren gilt, das, womit wir leben und uns auseinandersetzen müssen, durch das wir uns hindurchkämpfen und das wir häufig verändern müssen.

Bevor ich aufliste, was Menschen mit Co-Abhängigkeits-Problemen üblicherweise tun, möchte ich jedoch etwas Wichtiges feststellen: Diese Probleme bedeuten nicht, dass wir schlecht, fehlerbehaftet oder minderwertig sind. Manche von uns haben diese Verhaltensweisen als Kinder gelernt, andere später im Leben. Wieder andere wurden durch ihre Religion beeinflusst. Insbesondere den Frauen unter uns wurde möglicherweise beigebracht, dass dies wünschenswerte weibliche Attribute seien. Wo immer wir gelernt haben mögen, uns so zu verhalten, die meisten von uns haben ihre Lektionen gut gelernt.

Viele von uns haben diese Verhaltensweisen angenommen, um sich zu schützen und ihre Bedürfnisse zu erfüllen. Sie taten, fühlten und dachten so, um zu überleben – emotional, mental und manchmal auch physisch. Sie mühten sich ab, ihre komplizierte Welt, so gut sie konnten, zu verstehen und mit ihr fertigzuwerden. Es ist nicht immer leicht, mit anderen Menschen zusammenzuleben. Erst recht nicht, wenn sie krank oder problembeladen sind. Es ist fürchterlich, mit einer Person zusammenzuleben, die von zwanghaften, unkontrollierten Verhaltensweisen bestimmt wird. Viele von uns haben versucht, mit ungeheuerlichen Umständen zurechtzukommen, und diese Bemühungen sind bewundernswert und heldenhaft. Wir haben unser Bestes getan.

Diese Selbstschutzmaßnahmen sind aber vielleicht nicht länger nützlich. Manchmal wendet sich das, was wir zu unserem Schutz tun, gegen uns, schadet uns, wird selbstzerstörerisch. Viele Co-Abhängige überleben geradeso, und ihre Bedürfnisse bleiben unerfüllt. Denn Co-Abhängigkeit ist, wie Berater Scott Egleston sagt, ein Weg, Bedürfnisse erfüllen zu wollen, mit dem sich keine Bedürfnisse erfüllen lassen. Wir tun das Falsche aus den richtigen Gründen.[1]

Können wir uns ändern? Können wir gesündere Verhaltensweisen erlernen? Ich weiß nicht, ob mentale, spirituelle und emotionale Gesundheit gelehrt werden kann, aber wir können uns inspirieren und ermutigen lassen. Wir können lernen, anders zu handeln. Wir können uns ändern. Ich glaube, die meisten Menschen möchten gesund sein und das bestmögliche Leben führen. Aber viele von uns wissen nicht, dass es in Ordnung ist, Dinge anders als gewohnt zu tun. Viele von uns verstehen nicht einmal, dass das, was wir tun, nicht funktioniert. Die meisten von uns sind so damit beschäftigt, auf die Probleme anderer Menschen zu reagieren, dass sie keine Zeit haben, ihre eigenen Probleme zu erkennen, geschweige denn, sich um sie zu kümmern.

Viele Fachleute sagen, der erste Schritt zur Veränderung sei die Erkenntnis, der zweite Schritt die Akzeptanz.[2] Vor diesem Hintergrund wollen wir nun die Merkmale der Co-Abhängigkeit untersuchen. Diese habe ich auf der Grundlage meiner Recherchen sowie meiner privaten und beruflichen Erfahrungen zusammengestellt.

Sich kümmern

Co-Abhängige neigen dazu:

- für andere Menschen zu denken und sich für sie verantwortlich zu fühlen – für ihre Gefühle, Gedanken, Entscheidungen, Wünsche, Bedürfnisse, ihr Handeln, Wohlergehen, fehlendes Wohlergehen und ultimatives Schicksal
- Angst, Mitleid und Schuld zu empfinden, wenn andere Menschen ein Problem haben
- sich gedrängt – ja, fast gezwungen – zu fühlen, einem anderen Menschen dabei zu helfen, seine Probleme zu lösen, indem sie ihm zum Beispiel unerwünschte Ratschläge geben, ihn mit Vorschlägen bombardieren oder versuchen, seine Gefühle positiv zu beeinflussen
- wütend zu sein, wenn ihre Hilfe nicht effektiv ist
- die Bedürfnisse anderer Menschen vorauszuahnen
- sich zu fragen, warum andere nicht das Gleiche für sie tun
- Ja zu sagen, wenn sie Nein meinen, etwas zu tun, das sie eigentlich nicht möchten, mehr als den notwendigen Anteil an Arbeit zu verrichten und Dinge zu tun, die andere für sich selbst tun könnten und sollten
- nicht zu wissen, was sie möchten und brauchen, oder sich,

wenn sie es wissen, einzureden, dass das, was sie möchten und brauchen, nicht wichtig ist

- es anderen statt sich selbst recht machen zu wollen
- eher Zorn zu empfinden, wenn anderen Unrecht geschieht, als wenn es ihnen selbst widerfährt
- sich am sichersten zu fühlen, wenn sie geben
- sich unsicher und schuldig zu fühlen, wenn jemand ihnen etwas gibt
- traurig zu sein, weil sie ihr Leben damit verbringen, anderen etwas zu geben, und niemand ihnen etwas gibt
- sich von hilfsbedürftigen Menschen angezogen zu fühlen
- hilfsbedürftige Menschen anzuziehen
- sich zu langweilen und sich leer und wertlos zu fühlen, wenn es in ihrem Leben keine Krise, kein zu lösendes Problem und niemanden gibt, der Hilfe braucht
- ihre Gewohnheiten aufzugeben, um auf jemand anderen einzugehen oder etwas für ihn zu tun
- sich zu übernehmen
- sich gestresst und unter Druck zu fühlen
- tief im Inneren zu glauben, dass andere Menschen in irgendeiner Form für ihr Elend verantwortlich sind
- anderen für das Dilemma, in dem sie sich befinden, die Schuld zu geben
- zu sagen, dass andere Menschen sie dazu bringen, so zu empfinden, wie sie es tun
- zu glauben, dass andere Menschen sie verrückt machen
- wütend zu sein und sich als Opfer, verkannt und ausgenutzt zu fühlen
- andere Menschen wegen aller genannten Merkmale dazu zu bringen, die Geduld mit ihnen zu verlieren oder wütend auf sie zu werden

Geringes Selbstwertgefühl

Viele Co-Abhängige:

- stammen aus kranken, verklemmten oder dysfunktionalen Familien
- leugnen, dass ihre Familien krank, verklemmt oder dysfunktional sind
- geben sich selbst für alles die Schuld
- machen sich selbst für alles Vorwürfe, einschließlich ihrer Art zu denken, zu fühlen, auszusehen, zu handeln und sich zu verhalten
- werden wütend, abwehrend, selbstgerecht und ungehalten, wenn andere ihnen Vorwürfe machen oder sie kritisieren – ein Verhalten, das sie jedoch regelmäßig sich selbst gegenüber an den Tag legen
- weisen Komplimente oder Lob zurück
- werden aufgrund fehlender Komplimente und fehlenden Lobs deprimiert
- fühlen sich anders als alle anderen Menschen
- glauben, dass sie nicht gut genug sind
- fühlen sich schuldig, wenn sie Geld für sich selbst ausgeben und etwas tun, was unnötig ist oder Spaß macht
- fürchten Zurückweisung
- nehmen Dinge persönlich
- sind Opfer von sexuellem, körperlichem oder emotionalem Missbrauch, von Vernachlässigung oder Alkoholismus gewesen oder verlassen worden
- fühlen sich als Opfer
- sagen sich, dass sie nichts richtig machen können
- haben Angst, Fehler zu machen

- fragen sich, warum es ihnen so schwerfällt, Entscheidungen zu treffen
- erwarten Perfektion von sich selbst und anderen
- fragen sich, warum sie nichts zu ihrer Zufriedenheit erledigen können
- benutzen oft das Wort »sollte«
- haben starke Schuldgefühle
- schämen sich ihrer selbst
- denken, ihr Leben sei nicht lebenswert
- helfen stattdessen anderen Menschen, ihr Leben zu leben
- verschaffen sich künstlich Selbstwertgefühl, indem sie anderen helfen
- identifizieren sich übertrieben stark mit den Misserfolgen und Problemen der Menschen, die sie lieben
- wünschen sich, ihnen würde Gutes widerfahren
- glauben, dass ihnen nie Gutes widerfahren wird
- glauben, Gutes und Glück nicht zu verdienen
- wünschen sich, andere Menschen würden sie mögen und lieben
- glauben, dass andere Menschen sie unmöglich mögen und lieben können
- versuchen zu beweisen, dass sie gut genug für andere Menschen sind
- geben sich damit zufrieden, gebraucht zu werden

Verdrängung

Viele Co-Abhängige:

- verdrängen aus Angst oder schlechtem Gewissen ihre Gedanken und Gefühle
- haben Angst, so zu sein, wie sie sind
- wirken streng und beherrscht

Besessenheit

Co-Abhängige neigen dazu:

- äußerst besorgt zu sein, wenn es um Probleme oder andere Menschen geht
- sich über die absurdesten Dinge Sorgen zu machen
- viel über andere Menschen nachzudenken und zu reden
- wegen Problemen oder dem Verhalten anderer nicht schlafen zu können
- sich Sorgen zu machen
- nie Antworten zu finden
- andere zu kontrollieren
- andere bei Fehlverhalten ertappen zu wollen
- nicht aufhören zu können, über andere Menschen und deren Probleme zu sprechen, nachzudenken und sich Sorgen zu machen
- ihre eigenen Angelegenheiten zu vernachlässigen, weil sie sich so stark über jemanden oder etwas aufregen
- all ihre Energie auf andere Menschen zu richten
- sich zu wundern, warum sie nie Energie haben
- sich zu wundern, warum sie nichts auf die Reihe kriegen

Kontrolle

Viele Co-Abhängige:

- haben Dinge erlebt und mit Menschen zusammengelebt, die außer Kontrolle geraten sind und ihnen Sorgen und Enttäuschungen bereitet haben

- haben Angst davor, andere Menschen so sein zu lassen, wie sie sind, und Dinge einfach geschehen zu lassen
- erkennen ihre Angst vor Kontrollverlust nicht oder beschäftigen sich nicht damit
- denken, sie wüssten am besten, wie sich die Dinge fügen und wie Menschen sich verhalten sollten
- versuchen, Ereignisse und Menschen durch Hilflosigkeit, Schuldgefühle, Zwang, Drohungen, Ratschläge, Manipulation oder Dominanz zu kontrollieren
- scheitern schließlich mit ihren Bemühungen oder provozieren den Zorn anderer
- sind frustriert und werden wütend
- fühlen sich durch Ereignisse und Menschen kontrolliert

Leugnung

Co-Abhängige neigen dazu:

- Probleme zu ignorieren oder so zu tun, als seien sie nicht vorhanden
- vorzugeben, die Situation sei nicht so schlimm, wie sie tatsächlich ist
- sich einzureden, dass morgen alles besser sein wird
- dafür zu sorgen, dass sie ständig beschäftigt sind, um nicht nachdenken zu müssen
- konfus zu werden
- deprimiert zu werden
- krank zu werden
- zum Arzt zu gehen und sich Beruhigungsmittel zu besorgen
- ein Workaholic zu werden
- zwanghaft Geld auszugeben
- zu viel zu essen

- so zu tun, als würde all dies nicht geschehen
- zuzusehen, wie Probleme sich verschlimmern
- Lügen zu glauben
- sich selbst anzulügen
- sich zu fragen, warum sie das Gefühl haben, verrückt zu werden

Abhängigkeit/Anhänglichkeit

Viele Co-Abhängige:

- sind nicht glücklich oder zufrieden und finden keine innere Ruhe
- suchen außerhalb ihrer selbst nach Glück
- klammern sich an jeden oder alles, was ihnen ihrer Meinung nach Glück schenken kann
- fühlen sich stark bedroht durch den Verlust einer Sache oder Person, die sie ihrer Meinung nach glücklich machen kann
- haben sich von ihren Eltern nicht geliebt oder anerkannt gefühlt
- lieben sich selbst nicht
- glauben, dass andere Menschen sie nicht lieben oder nicht lieben können
- suchen verzweifelt nach Liebe und Anerkennung
- suchen oft nach der Liebe von Menschen, die unfähig sind zu lieben
- glauben, andere Menschen seien nie für sie da
- setzen Liebe mit Schmerz gleich
- glauben, dass sie Menschen mehr wollen/brauchen/lieben, als diese sie wollen/brauchen/lieben
- versuchen, zu beweisen, dass sie gut genug sind, um geliebt zu werden

- nehmen sich nicht die Zeit, herauszufinden, ob andere Menschen gut für sie sind
- zerbrechen sich den Kopf darüber, ob andere sie lieben oder mögen
- nehmen sich nicht die Zeit, herauszufinden, ob sie andere Menschen lieben oder mögen
- richten ihr Leben auf andere Menschen aus
- bauen darauf, dass Beziehungen ihnen gute Gefühle vermitteln
- verlieren das Interesse an ihrem eigenen Leben, wenn sie lieben
- machen sich Sorgen, dass andere Menschen sie verlassen werden
- glauben nicht, dass sie für sich selbst sorgen können
- halten Beziehungen aufrecht, die nicht funktionieren
- tolerieren Missbrauch, um weiter von anderen geliebt zu werden
- fühlen sich in Beziehungen gefangen
- gehen, wenn sie eine schlechte Beziehung beenden, eine neue ein, die auch nicht funktioniert
- fragen sich, ob sie jemals Liebe finden werden

Mangelhafte Kommunikation

Bei Co-Abhängigen kommt es häufig vor, dass sie:

- tadeln
- drohen
- zwingen
- betteln
- bestechen
- Ratschläge geben
- nicht sagen, was sie meinen

- nicht meinen, was sie sagen
- nicht wissen, was sie meinen
- sich selbst nicht ernst nehmen
- glauben, dass andere Menschen sie nicht ernst nehmen
- sich selbst zu ernst nehmen
- indirekt um das bitten, was sie wollen und brauchen – zum Beispiel durch Seufzen
- Schwierigkeiten haben, zur Sache zu kommen
- sich nicht sicher sind, was der springende Punkt ist
- ihre Worte sorgfältig abwägen, um eine gewünschte Wirkung zu erzielen
- versuchen, das zu sagen, was anderen ihrer Meinung nach gefallen wird
- versuchen, das zu sagen, was andere ihrer Meinung nach provozieren wird
- versuchen, das zu sagen, was andere hoffentlich dazu bringen wird, das zu tun, was sie sich von ihnen wünschen
- das Wort Nein aus ihrem Vokabular streichen
- zu viel reden
- über andere Menschen reden
- es vermeiden, über sich selbst, ihre Probleme, Gefühle und Gedanken zu sprechen
- sagen, alles sei ihre Schuld
- sagen, nichts sei ihre Schuld
- glauben, ihre Meinung zähle nicht
- ihre Meinung erst dann äußern, wenn sie die Meinungen der anderen kennen
- lügen, um Menschen, die sie lieben, zu schützen und zu decken
- lügen, um sich selbst zu schützen
- Schwierigkeiten haben, ihre Rechte geltend zu machen
- Schwierigkeiten haben, ihre Gefühle ehrlich, offen und angemessen zum Ausdruck zu bringen

- denken, dass das meiste von dem, was sie zu sagen haben, unwichtig ist
- auf zynische, sie selbst herabwürdigende oder feindselige Weise reden
- sich dafür entschuldigen, anderen zur Last zu fallen

Schwache Grenzen

Co-Abhängige neigen dazu:

- zu sagen, dass sie bei anderen bestimmte Verhaltensweisen nicht tolerieren werden
- nach und nach so tolerant zu werden, dass sie etwas tolerieren und tun können, was sie nach eigener Aussage niemals tolerieren und tun wollten
- sich von anderen verletzen zu lassen
- nicht aufzuhören, sich von anderen verletzen zu lassen
- sich zu wundern, warum sie so verletzt sind
- sich zu beklagen, Vorwürfe zu machen und zu versuchen, die Kontrolle zu übernehmen, während sie weiterhin verletzt sind
- schließlich wütend zu werden
- völlig intolerant zu werden

Mangelndes Vertrauen

Co-Abhängige:

- vertrauen sich selbst nicht
- vertrauen ihren Gefühlen nicht
- vertrauen ihren Entscheidungen nicht
- vertrauen anderen Menschen nicht

- versuchen, nicht vertrauenswürdigen Menschen zu vertrauen
- glauben, die höhere Macht habe sie verlassen
- verlieren den Glauben an und das Vertrauen in eine höhere Macht

Wut

Viele Co-Abhängige:

- sind voller Angst und Wut und fühlen sich verletzt
- leben mit Menschen zusammen, die voller Angst und Wut sind und sich verletzt fühlen
- haben Angst vor ihrer eigenen Wut
- haben Angst vor der Wut anderer
- glauben, dass man sie verlassen wird, wenn Wut ins Spiel kommt
- glauben, andere würden sie dazu bringen, wütend zu werden
- haben Angst davor, andere wütend zu machen
- fühlen sich von der Wut anderer Menschen beherrscht
- unterdrücken Wut
- reagieren auf die Wut anderer, indem sie weinen, deprimiert werden, zu viel essen, krank werden, gemeine und hässliche Dinge tun, sich feindselig verhalten oder jähzornig werden, um es ihnen heimzuzahlen
- bestrafen andere Menschen, weil sie sie wütend gemacht haben
- schämen sich dafür, Wut zu empfinden
- fühlen sich schlecht, weil sie Wut empfinden
- empfinden immer mehr Wut, Groll und Bitterkeit
- fühlen sich sicherer mit ihrer Wut als mit verletzten Gefühlen
- fragen sich, ob sie jemals keine Wut mehr empfinden werden

Sexuelle Probleme/Intimitätsprobleme

Manche Co-Abhängige:

- spielen im Schlafzimmer den Kümmerer/die Kümmerin
- haben Sex, wenn sie keinen haben wollen
- haben Sex, wenn sie lieber gehalten, umsorgt und geliebt werden wollen
- versuchen, Sex zu haben, wenn sie wütend oder verletzt sind
- weigern sich, Sex zu genießen, weil sie so wütend auf ihren Partner sind
- haben Angst, die Kontrolle zu verlieren
- haben Schwierigkeiten, ihre sexuellen Wünsche zu äußern
- ziehen sich emotional von ihrem Partner zurück
- empfinden sexuelle Abneigung gegenüber ihrem Partner
- sprechen nicht über ihre sexuellen Probleme
- reduzieren Sex auf einen technischen Akt
- fragen sich, warum sie Sex nicht genießen können
- verlieren das Interesse an Sex
- erfinden Gründe, sich zu enthalten
- wünschen sich, ihr Sexualpartner würde sterben, gehen oder ihre Gefühle wahrnehmen
- haben lebhafte Fantasien von Sex mit anderen
- erwägen oder haben eine außereheliche Affäre

Sonstiges

Viele Co-Abhängige:

- sind extrem verantwortungsbewusst
- sind extrem verantwortungslos

- werden zu Märtyrern und opfern ihr Glück und das Glück anderer aus Gründen, die keine Opfer erfordern
- haben Schwierigkeiten, sich anderen nahe zu fühlen
- haben Schwierigkeiten, Spaß zu haben und spontan zu sein
- reagieren generell passiv auf ihre Situation – mit Weinen, Schmerz oder Hilflosigkeit
- reagieren generell aggressiv auf ihre Situation – mit Gewalt, Wut und Dominanz
- zeigen sowohl passive als auch aggressive Reaktionen
- schwanken bei Entscheidungen und Gefühlen
- lachen, wenn ihnen nach Weinen zumute ist
- halten an ihren Zwängen und an Menschen fest, selbst wenn es wehtut
- schämen sich für familiäre, persönliche oder die Beziehung betreffende Probleme
- sind sich über die Art des Problems im Unklaren
- lügen und vertuschen das Problem
- suchen keine Hilfe, weil sie sich einreden, das Problem sei nicht groß genug oder sie selbst nicht wichtig genug
- wundern sich, dass das Problem nicht verschwindet

Fortschreitende Co-Abhängigkeit

In späteren Stadien der Co-Abhängigkeit ist es möglich, dass die Betroffenen:

- sich antriebslos fühlen
- deprimiert sind
- sich zurückziehen, isolieren oder machtlos fühlen
- einen völligen Verlust ihrer Alltagsroutine und –struktur erleiden

- ihre Kinder misshandeln und sie und andere Verantwortlichkeiten vernachlässigen
- alle Hoffnung verlieren
- beginnen, ihre Flucht aus einer Beziehung zu planen, in der sie sich gefangen fühlen
- Selbstmordgedanken haben
- gewalttätig werden
- emotional, mental oder physisch ernsthaft krank werden
- eine Essstörung bekommen
- von Alkohol oder anderen Drogen abhängig werden

Die vorangegangenen Checklisten sind lang, aber nicht allumfassend. Wie alle anderen tun, fühlen und denken auch Co-Abhängige viele verschiedene Dinge. Es gibt keine bestimmte Anzahl von Merkmalen, die dafür ausschlaggebend ist, ob jemand tatsächlich co-abhängig ist oder nicht. Jeder von uns ist anders; jeder verhält sich auf seine Weise. Wichtig ist, dass wir zunächst Verhaltensweisen oder Bereiche identifizieren, die uns Probleme bereiten, und dann entscheiden, was wir tun wollen.

Am Ende von Kapitel 3 habe ich dich gefragt, welche Definition von Co-Abhängigkeit dich am meisten angesprochen hat. Wie Earnie Larson sagt: Wenn du dein Problem als »Leben mit einem Alkoholiker« definiert hast, denkst du vielleicht, *ohne* einen Alkoholiker zu leben, sei die Lösung deines Problems. Das mag teilweise zutreffen. Doch unsere wirklichen Probleme als Co-Abhängige sind unsere eigenen Charaktereigenschaften – unsere co-abhängigen Verhaltensweisen.

Wer ist co-abhängig? Ich.

Laut einer Gallup-Umfrage von 2019 berichteten 46 Prozent der US-amerikanischen Erwachsenen, in ihrer Familie habe es Fälle von Drogenmissbrauch gegeben.[3] Sie sind wahrscheinlich co-abhängig.

Menschen, die Suchtkranke lieben, sich um sie kümmern oder mit ihnen arbeiten, können co-abhängig sein.

Menschen, die sich um Essgestörte kümmern, sind wahrscheinlich co-abhängig. In ihrem Buch *Fat Is a Family Affair* schreibt Judi Hollis, dass eine an einer Essstörung leidende Person fünfzehn bis zwanzig Co-Abhängige auf Trab halten kann.[4] Viele Menschen mit Essstörungen sind selbst auch Co-Abhängige. »Bei einer informellen Umfrage fand ich heraus, dass mindestens vierzig Prozent der Ehefrauen von Alkoholikern fettleibig sind«, sagt Hollis.[5]

Menschen, die sich um Menschen mit einer psychischen Krankheit oder Störung kümmern – von Platzangst und Depressionen über pathologisches Horten bis hin zu einer Zwangsstörung –, können co-abhängig sein.

Vielleicht liest du dieses Buch für dich selbst; vielleicht bist du co-abhängig. Oder du liest dieses Buch, um jemand anderem zu helfen; falls Letzteres zutrifft, bist du wahrscheinlich co-abhängig. Wenn Sorge zur Obsession geworden ist, wenn aus Mitgefühl kümmern geworden ist, wenn du dich um andere kümmerst und nicht um dich selbst – dann bist du möglicherweise co-abhängig. Jeder von uns muss für sich entscheiden, ob Co-Abhängigkeit ein Problem für ihn ist. Jeder von uns muss selbst entscheiden, was geändert werden muss und wann.

Co-Abhängigkeit tritt in vielerlei Formen auf: als Abhängigkeit von Menschen – von ihren Stimmungen, Verhaltensweisen, Krankheiten, ihrem Wohlergehen und ihrer Liebe. Sie ist eine »paradoxe Abhängigkeit«.[6] Andere Menschen scheinen von Co-Abhängigen abhängig zu sein, dabei sind eben sie es, die von anderen abhängen. Wir wirken nach außen hin stark, fühlen uns aber hilflos. Wir scheinen die Kontrolle zu haben, werden in Wirklichkeit jedoch selbst kontrolliert, manchmal durch eine Krankheit wie die Alkoholsucht.

Das sind die Probleme, die gelöst werden müssen, um gesund werden zu können, und dies macht die Genesung zu einem Vergnügen. Bei vielen Problemen, bei denen der Verstand, die Gefühle und der Geist eine Rolle spielen, ist der Genesungsprozess langwierig und aufreibend. Das ist hier nicht der Fall. Abgesehen von gesunden menschlichen Emotionen, die wir ohnehin hätten, und einem gewissen Unbehagen, wenn wir anfangen, unser Verhalten zu ändern, ist die Genesung von Co-Abhängigkeit aufregend. Sie ist befreiend. Sie ermöglicht es uns, wir selbst zu sein. Sie ermöglicht es anderen, sie selbst zu sein. Sie hilft, uns die angeborene Kraft des Denkens, Fühlens und Handelns zu eigen zu machen. Das fühlt sich gut an. Es bringt uns Frieden. Es befähigt uns, uns selbst und andere zu lieben. Es ermöglicht uns, Liebe anzunehmen – etwas von dem Guten, nach dem wir alle suchen. Es sorgt für ein optimales Umfeld, in dem die Menschen um uns herum gesund werden und bleiben. Und das Gesundwerden hilft, dem unerträglichen Schmerz ein Ende zu setzen, mit dem viele von uns gelebt haben.

Gesund zu werden macht nicht nur Spaß, sondern ist auch simpel. Es fühlt sich nicht immer einfach an, aber es ist simpel. Es basiert auf einer Voraussetzung, die viele von uns vergessen oder nie gelernt haben: Wir alle sind für uns selbst verantwortlich. Es beinhaltet, eine neue Verhaltensweise zu erlernen, der wir uns verschreiben werden: uns um uns selbst zu kümmern. Im zweiten Teil dieses Buches wird es darum gehen, wie wir das in die Tat umsetzen können.

AKTIVITÄTEN

1. Geh die Listen in diesem Kapitel durch. Kennzeichne jedes Merkmal, das für dich nie ein Problem gewesen ist, mit einer 0. Kennzeichne das Merkmal mit einer 1, wenn es gelegentlich ein Problem ist, und mit einer 2, wenn es häufig ein Problem ist. Das wird dir für Kapitel 16 »Setz dir Ziele« helfen
2. Wie fühlst du dich bei dem Gedanken daran, dich selbst zu ändern? Was würde deiner Meinung nach passieren, wenn du dich änderst? Glaubst du, dass du dich ändern kannst? Warum oder warum nicht? Beantworte diese Fragen in mehreren Absätzen.

Teil II

Die Grundlagen der Selbstfürsorge

5 Loslassen

Loslassen heißt nicht, sich von dem geliebten Menschen zu lösen, sondern sich von der Qual der Verstrickung zu befreien.
Al-Anon-Mitglied

Als ich überlegt habe, welches Thema ich für das erste Kapitel von Teil II auswählen sollte, kamen verschiedene infrage. Ich entschied mich für das Loslassen. Nicht weil es wesentlich wichtiger ist als die anderen Grundsätze, sondern weil es sich hierbei um ein *grundlegendes* Konzept handelt. Wir müssen oft etwas loslassen, wenn wir ein glückliches Leben führen wollen. Loslassen ist das Ziel der meisten Genesungsprogramme für Co-Abhängige. Und es ist etwas, was wir tun müssen, bevor wir in der Lage sind, andere notwendige Dinge zu tun. Wir können erst anfangen, an uns selbst zu arbeiten, unser eigenes Leben zu leben, unsere eigenen Gefühle zu fühlen und unsere eigenen Probleme zu lösen, wenn wir uns vom Objekt unserer Besessenheit gelöst haben. Nach meinen Erfahrungen (und denen vieler anderer) scheint selbst unsere höhere Macht nicht viel für uns tun zu können, solange wir nicht losgelassen haben.

Anhänglichkeit

Wenn ein Co-Abhängiger sagt: »Ich glaube, ich hänge an dir«, dann nimm dich in Acht! Er meint es wahrscheinlich ernst.

Die meisten Co-Abhängigen hängen an den Menschen und Problemen in ihrem Umfeld. Mit »anhängen« meine ich nicht, dass sie so normale Gefühle empfinden wie: Menschen gernhaben, sich Sorgen über Probleme machen oder sich der Welt verbunden fühlen. In diesem Fall bedeutet Anhänglichkeit, übermäßig involviert und manchmal hoffnungslos in etwas verstrickt zu sein.

Anhänglichkeit kann mehrere Formen annehmen:

- Wir machen uns um ein Problem oder einen Menschen übertrieben große Sorgen und werden davon komplett beansprucht (unsere mentale Energie ist gebunden).
- Wir werden irgendwann besessen von den Menschen und Problemen in unserem Umfeld und kontrollieren sie (unsere mentale, physische und emotionale Energie ist auf das Objekt unserer Besessenheit gerichtet).
- Wir werden zu Reagierenden, statt authentisch aus eigenem Antrieb zu handeln (unsere mentale, emotionale und physische Energie ist gebunden).
- Wir werden von den Menschen um uns herum emotional abhängig (jetzt hängen wir wirklich an ihnen).
- Wir werden zu Kümmerern (Rettern, Ermöglichern) der Menschen um uns herum und sind fest davon überzeugt, dass sie uns brauchen.

Es gibt viele Probleme im Zusammenhang mit Anhänglichkeit. (In diesem Kapitel werde ich mich auf das Sorgenmachen und die Obsession konzentrieren, in den folgenden Kapiteln auf die anderen Formen der Anhänglichkeit eingehen.) Übertriebenes Involviertsein jeglicher Art kann uns in einem Zustand des Chaos halten; und es kann die Menschen um uns herum in einem Zustand des Chaos halten. Wenn wir all unsere Energie auf andere Menschen und Probleme richten, bleibt uns wenig übrig für die Bewältigung unseres eigenen Lebens. Denn es gibt so vieles, worüber wir uns sorgen und wofür wir uns verantwortlich fühlen können. Wenn wir uns all dies aufbürden, brauchen sich die Menschen um uns herum um nichts mehr zu kümmern. Dann werden wir zu stark belastet und sie zu wenig. Außerdem hilft es nicht, sich Sorgen um Menschen und Probleme zu machen. Es löst die Probleme nicht, es hilft den anderen nicht, und es hilft uns selbst nicht. Wir vergeuden damit nur unsere Energie.

Die folgende Aussage wird oft dem Philosophen William James zugeschrieben: »Wenn Sie glauben, vergangene oder zukünftige Ereignisse dadurch beeinflussen zu können, dass Sie sie bedauern oder sich lange genug darüber Sorgen machen, dann leben Sie auf einem fremden Planeten mit anderen Realitätsbegriffen.«[1]

Wenn wir uns ständig Sorgen machen und uns zwanghaft mit etwas beschäftigen, bleiben wir mental derart darin verstrickt, dass wir unsere Probleme nicht lösen können. Wann immer wir uns auf diese Weise an jemanden oder etwas *hängen*, *lösen* wir uns von uns selbst. Wir verlieren den Kontakt zu uns. Wir büßen unsere Kraft und unsere Fähigkeit ein, zu denken, zu fühlen, zu handeln und für uns selbst zu sorgen. Wir verlieren die Kontrolle.

Gibt es in deinem Umfeld jemanden, der von einem Menschen oder einer Sache besessen ist? Diese Person kann über nichts anderes sprechen, an nichts anderes denken. Selbst wenn sie dir zuzuhören scheint, während du sprichst, weißt du, dass sie dich nicht hört. Sie wälzt ihre Gedanken zwanghaft hin und her, verliert sich in einem nicht enden wollenden Gedankenkarussell. Sie ist geistesabwesend. Sie bezieht alles, was du sagst, auf das Objekt ihrer Obsession, auch wenn es da keinerlei Zusammenhang gibt. Sie sagt immer wieder dasselbe, wobei sie ihre Wortwahl manchmal geringfügig variiert und manchmal dieselben Wörter benutzt. Nichts von dem, was du sagst, ändert etwas daran. Selbst zu sagen, dass sie aufhören soll, hilft nicht. Sie würde es wahrscheinlich tun, wenn sie könnte. Das Problem ist, sie kann es (im Moment) nicht. Sie strotzt vor Energie, der schrillen Energie der Obsession.

Viele der Menschen, mit denen ich in Familiengruppen gearbeitet habe, waren von denjenigen, um die sie sich sorgten, *unglaublich* besessen. Wenn ich sie fragte, was sie fühlten, erzählten sie mir, was jemand anderer fühlte. Wenn ich fragte, was sie taten, erzählten sie mir, was jemand anderer getan hatte. Sie waren völlig auf jemand anderen oder etwas anderes fixiert. Manche von ihnen hatten bereits viele Jahre ihres Lebens damit verbracht, sich um andere Menschen zu sorgen, auf sie zu reagieren und immer wieder zu versuchen, sie zu kontrollieren. Sie waren nur noch Hüllen, manchmal fast unsichtbar. Ihre Energie, die sie völlig auf jemand anderen gerichtet hatten, war aufgebraucht. Sie konnten mir nicht sagen, was sie fühlten und dachten, weil sie es nicht wussten.

Vielleicht bist du von jemandem oder etwas besessen. Jemand sagt oder tut etwas. Dir kommt ein bestimmter Gedanke. Etwas erinnert dich an ein vergangenes Ereignis. Ein Problem wird dir bewusst. Etwas geschieht oder geschieht nicht. Oder du spürst, dass etwas geschieht, weißt aber nicht, was. Eine Person, die normalerweise anruft, ruft nicht an. Sie geht nicht ans Telefon, sollte es aber tun. Es ist Zahltag. Früher hat sie sich am Zahltag immer betrunken. Sie ist erst seit drei Monaten trocken. Du fragst dich: *Wird es heute wieder passieren?*

Du weißt vielleicht nicht, was oder warum, und bist dir nicht sicher, wann, aber du weißt, dass etwas Schlimmes – etwas sehr Schlimmes – passiert ist, gerade passiert oder gleich passieren wird.

Es fühlt sich an wie ein Schlag in die Magengrube. Das Gefühl macht sich in dir breit – diese Übelkeit verursachende, extreme Unruhe, die uns Co-Abhängigen so vertraut ist. Sie bringt uns dazu, viel zu tun, was uns schadet. Aus ihr speisen sich Sorge und Besessenheit. Sie ist die schlimmste Art von Angst. Angst kommt und geht normalerweise, lässt uns flüchten oder kämpfen oder beeinträchtigt uns nur vorübergehend. Doch die Unruhe bleibt.

Sie beherrscht uns, lähmt unseren Verstand, lässt nur noch Raum für eines – das endlose Wiederkäuen derselben nutzlosen Gedanken. Sie ist der Treibstoff, der unser Kontrollverhalten in Gang setzt. Wir können an nichts anderes denken als daran, etwas zu verbergen, das Problem zu kontrollieren und dafür zu sorgen, dass es verschwindet. Die Unruhe ist der Stoff, aus dem die Co-Abhängigkeit ist.

Wenn du besessen bist, kannst du an nichts anderes denken als an diese Person oder dieses Problem. Du weißt nicht, was du fühlst. Du weißt nicht, was du denkst. Du bist nicht einmal sicher, was du tun solltest, aber, oh Gott, du solltest etwas tun! Und zwar schnell!

Es ist illusorisch, zu denken, wir könnten etwas erreichen, indem wir uns sorgen, zwanghaft mit etwas beschäftigen und Kontrolle ausüben. Wir machen uns damit nur selbst etwas vor. Wir haben das Gefühl, wir würden etwas tun, um unsere Probleme zu lösen, aber das ist nicht der Fall. Viele von uns reagieren aus berechtigtem Grund auf diese Art und Weise. Sie haben vielleicht mit schwerwiegenden Problemen gelebt, die ihr Leben durcheinandergebracht haben, Probleme, die jeden normalen Menschen ängstlich, verärgert, besorgt und besessen machen würden. Sie lieben vielleicht jemanden, der Probleme hat – jemanden, der außer Kontrolle geraten ist. Sein Problem mag Drogenmissbrauch, eine Essstörung, Spielsucht, ein mentales oder emotionales Problem, Aggressionsbewältigung oder eine Kombination aus all dem sein.

Einige von uns mögen weniger ernste Probleme haben, bleiben aber dennoch von ihnen nicht unberührt. Menschen, die sie lieben oder die ihnen wichtig sind, leiden vielleicht unter Gefühlsschwankungen und tun Dinge, die sie besser nicht täten. Die Sichsorgenden meinen, dass sie anders handeln sollten, auf bessere Weise, so, dass nicht so viele Probleme entstehen.

Manche von uns haben möglicherweise aus Gewohnheit ein

anhängliches Verhalten entwickelt – sie machen sich Sorgen, reagieren und versuchen zwanghaft zu kontrollieren. Vielleicht haben sie mit Menschen zusammengelebt und sind mit Ereignissen konfrontiert worden, die außer Kontrolle geraten waren. Vielleicht sind Besessenheit und Kontrolle ihr Weg, Dinge im Gleichgewicht zu halten oder zeitweise dafür zu sorgen, dass nicht alles noch schlimmer wird. Und dann haben sie einfach damit weitergemacht. Vielleicht haben sie Angst, loszulassen, weil dies in der Vergangenheit dazu führte, dass schreckliche, schmerzliche Dinge geschahen.

Vielleicht sind wir schon so lange an Menschen gebunden – und leben unser Leben für und durch sie –, dass wir kein eigenes Leben mehr haben. Es ist sicherer, an sie gebunden zu bleiben. Zumindest wissen wir, dass wir leben, wenn wir reagieren. Zumindest haben wir etwas zu tun, wenn wir uns zwanghaft mit etwas beschäftigen oder etwas kontrollieren. Co-Abhängige neigen aus verschiedenen Gründen dazu, sich in Probleme hineinzusteigern und an Menschen zu binden. Es spielt keine Rolle, dass das Sorgenmachen keine Probleme löst. Es spielt keine Rolle, dass es für diese Probleme selten überhaupt eine Lösung gibt. Es spielt keine Rolle, dass sie so besessen sind, dass sie kein Buch lesen, nicht fernsehen oder spazieren gehen können. Es spielt keine Rolle, dass es sie ständig aufwühlt, was jemand gesagt oder nicht gesagt hat, was er getan oder nicht getan hat oder als Nächstes tun wird. Es spielt keine Rolle, dass das, was sie tun, niemandem hilft. Und es spielt keine Rolle, wie hoch der Preis ist, sie bleiben dran. Sie beißen die Zähne zusammen und umklammern das Seil fester denn je.

Einigen von uns ist unter Umständen nicht einmal bewusst, dass sie sich derart festklammern. Sie haben sich vielleicht eingeredet, dass sie das tun müssen. Sie glauben, dass sie keine andere Wahl haben, als auf dieses Problem oder diese Person auf diese obsessive Weise zu reagieren. Wenn ich Menschen vorschlage, sich von einer Person zu trennen oder von einem Problem zu distanzieren, schrecken sie oft entsetzt zurück. »Oh nein!«, sagen sie dann. »*Das* könnte ich nie tun. Ich liebe ihn/sie zu sehr. Diese Person ist mir zu wichtig. Ich *muss* bei ihr bleiben.«

»Wer sagt, dass du das musst?«, frage ich dann.

Ich habe Neuigkeiten – gute Neuigkeiten. Wir »müssen« es nicht. Es gibt einen besseren Weg: loslassen.[2] Das mag zunächst Angst machen, wird jedoch letztlich für alle Beteiligten besser sein.

Ein besserer Weg

Was genau bedeutet loslassen in diesem Kontext?

Lass uns zuerst darüber sprechen, was loslassen nicht ist. Loslassen ist kein kalter, feindseliger Rückzug; kein resigniertes, verzweifeltes Akzeptieren von allem, was das Leben und andere Menschen uns zumuten; kein roboterhafter Spaziergang durchs Leben, bei dem wir die Menschen und Probleme nicht wahrnehmen und völlig unberührt von ihnen bleiben; keine naive, unwissende Glückseligkeit; kein Sichdrücken vor unserer *wahren* Verantwortung uns selbst und anderen gegenüber; kein Abbrechen von Beziehungen. Loslassen bedeutet auch nicht, dass wir unsere Liebe entziehen und uns nicht mehr sorgen, auch wenn diese Art der Loslösung manchmal vielleicht das Beste ist, was wir fürs Erste tun können.

Idealerweise heißt loslassen, sich *in Liebe* von einem Menschen oder einem Problem zu lösen. Wir machen uns laut einem Informationsblatt mit dem Titel »Loslassen«, das seit Jahren in Al-Anon-Gruppen herumgereicht wird, mental, emotional und manchmal auch physisch frei von ungesunden (und oft schmerzlichen) Verstrickungen in das Leben anderer, von Verantwortlichkeiten und von Problemen, die wir nicht lösen können.

Loslassen basiert auf der Prämisse, dass jeder für sich selbst verantwortlich ist, dass wir Probleme, die zu lösen nicht unsere Aufgabe ist, nicht lösen können, und dass das Sorgenmachen nicht hilft. Wir folgen dem Grundsatz, die Finger von den Verantwortlichkeiten anderer Menschen zu lassen und uns stattdessen um unsere eigenen Verantwortlichkeiten zu kümmern. Wenn Menschen sich in Schwierigkeiten gebracht haben, lassen wir sie die Konsequenzen tragen. Wir lassen sie so sein, wie sie sind. Wir gewähren ihnen die Freiheit, Verantwortung zu tragen und zu wachsen. Und wir gewähren uns die gleiche Freiheit. Wir leben unser eigenes Leben, so gut es uns möglich ist. Wir bemühen uns, herauszufinden, was wir ändern können und was nicht. Dann hören wir auf, die Dinge ändern zu wollen, die wir nicht ändern können. Wir tun, was wir können, um Probleme zu lösen, und hören dann auf, uns Sorgen zu machen und uns den Kopf zu zerbrechen. Wenn wir ein Problem nicht lösen können und unser Möglichstes getan haben, lernen wir, mit dem Problem oder trotz des Problems zu leben. Und wir versuchen, glücklich zu sein – konzentrieren uns heldenhaft auf das, was heute in unserem Leben gut ist, und sind dankbar dafür. Wir lernen die magische Lektion: Wenn wir das Beste aus dem machen, was wir haben, wird es mehr.

Loslassen bedeutet, im Hier und Jetzt zu leben. Wir lassen das Leben geschehen, statt es erzwingen und kontrollieren zu wollen. Wir bedauern nicht länger Vergangenes und fürchten uns nicht vor der Zukunft. Wir machen das Beste aus jedem Tag. Wir leben frei.

Loslassen beinhaltet auch, die Realität zu akzeptieren – die Fakten. Es erfordert Glauben – an uns selbst, eine höhere Macht, andere Menschen sowie die natürliche Ordnung und das Schicksal der Dinge in dieser Welt. Wir glauben an die Richtigkeit und Angemessenheit eines jeden Augenblicks. Wir befreien uns von unseren Lasten und Sorgen und gewähren uns die Freiheit, das Leben trotz unserer ungelösten Probleme zu genießen. Wir vertrauen darauf, dass alles gut ist, trotz der Konflikte. Wir vertrauen darauf, dass jemand oder etwas Größeres als wir selbst weiß, was geschieht, es bestimmt hat und sich darum kümmert. Wir verstehen, dass dieser Jemand (oder dieses Etwas) viel mehr tun kann, um ein Problem zu lösen, als wir selbst es je könnten. Und so versuchen wir, nicht im Weg zu stehen, sondern alles geschehen zu lassen. Mit der Zeit wissen wir, dass alles gut ist, weil wir sehen, dass sich die seltsamsten (und manchmal schmerzlichsten) Dinge zum Besten und zum Vorteil aller wenden.

In ihrem Buch *Fat Is a Family Affair* beschreibt Judi Hollis das Loslassen im Fall von Co-Abhängigkeit als eine »gesunde Neutralität«.[3]

Loslassen heißt nicht, dass es uns egal ist. Es bedeutet, dass wir lernen, zu lieben, uns zu kümmern und involviert zu sein, ohne verrückt zu werden. Wir hören auf, Chaos in unserem Kopf und unserem Umfeld zu erzeugen. Wenn wir nicht angstvoll und zwanghaft um uns schlagen, sind wir in der Lage, gute Entscheidungen dazu zu treffen, wie wir einerseits Menschen lieben und andererseits unsere eigenen Probleme lösen können. Wir werden frei, uns auf eine Weise zu kümmern und auf eine Weise zu lieben, die anderen hilft und uns selbst nicht wehtut.[4]

Wir gewinnen enorm viel, wenn wir loslassen: Gelassenheit, ein tiefes Gefühl der Ruhe, die Fähigkeit, Liebe auf bereichernde und kraftspendende Weise zu geben und zu empfangen, sowie die Freiheit, echte Lösungen für unsere Probleme zu finden. Wir finden die Freiheit, unser Leben ohne übertriebene Schuld- oder Verantwortungsgefühle gegenüber anderen zu leben.[5] Manchmal motiviert und befreit unser Loslassen sogar die Menschen um uns herum, ihre Probleme zu lösen. Wir hören auf, uns Sorgen um sie zu machen, und sie nehmen die Sache in die Hand und fangen endlich an, sich um sich selbst zu sorgen. Was für ein großartiger Plan – wir kümmern uns alle um unsere eigenen Angelegenheiten.

An früherer Stelle habe ich einen Menschen beschrieben, der sich in einem Netz von Besessenheit und Sorge verstrickt hatte. Ich habe viele Menschen kennengelernt, die mit sehr schwerwiegenden Problemen leben mussten (oder sich dazu entschieden hatten, mit ihnen zu leben): einem alkoholabhängigen Ehepartner, der nie trocken wurde, einem schwerbehinderten Kind oder einem Teenager, der wild entschlossen war, sich durch Drogen oder kriminelles Verhalten selbst zu zerstören. Diese Menschen lernten, mit ihren Problemen und trotz ihrer Probleme zu leben. Sie betrauerten ihre Verluste und fanden dann einen Weg zu leben – nicht resigniert, nicht wie ein Märtyrer oder verzweifelt, sondern voller Enthusiasmus, Frieden und mit einem wahren Gefühl der Dankbarkeit für das, was gut war. Sie kamen ihrer tatsächlichen Verantwortung nach. Sie gaben Menschen etwas, halfen Menschen und liebten Menschen. Aber sie gaben und liebten auch sich selbst. Sie hatten von sich selbst eine hohe Meinung. Sie taten all dies nicht perfekt, mühelos oder von einem Tag auf den anderen. Aber sie versuchten es und lernten, es gut zu tun.

Ich schulde diesen Menschen Dank. Sie lehrten mich, dass Loslassen möglich ist. Sie zeigten mir, dass es funktionieren kann. Ebendiese Hoffnung möchte ich an dich weitergeben. Und ich wünsche mir, dass du sie ebenfalls an andere weitergibst, denn loslassen ist etwas Reales und gedeiht, wenn wir andere darin bestärken.

Loslassen ist sowohl eine Handlung als auch eine Kunst. Loslassen ist eine Lebensweise. Ich glaube, dass es auch ein Geschenk ist. Und es wird jene gegeben, die danach suchen.

Aber wie lassen wir los? Wie befreien wir unsere Gefühle, unseren Verstand, unseren Körper und unseren Geist aus der Qual der Verstrickung? So gut wir können. Und wahrscheinlich am Anfang ein bisschen unbeholfen. Ein alter AA- und Al-Anon-Grundsatz lautet: Ehrlichkeit, Offenheit und die Bereitschaft, es zu versuchen.[6]

In den folgenden Kapiteln werde ich einige Grundsätze für das Loslassen von bestimmten Formen der Anhänglichkeit erörtern. Viele der anderen Grundsätze, auf die ich später eingehe, können ebenfalls zum Loslassen führen. Du wirst entscheiden müssen, inwiefern diese Ideen auf dich und deine spezielle Situation zutreffen, um dann deinen eigenen Genesungsweg zu finden. Ich glaube, dass es dir mit ein bisschen Demut, Hingabe und Mühe gelingen wird. Ich glaube, dass Loslassen zu einer gewohnheitsmäßigen Reaktion werden kann, so wie auch das zwanghafte Sich-in-Dinge-Hineinsteigern, Sorgenmachen und Kontrollieren zu gewohnheitsmäßigen Reaktionen geworden sind – durch Übung. Du wirst es vielleicht nicht perfekt hinbekommen, aber das tut niemand. Doch ich glaube, dass loslassen das Richtige für dich sein wird, egal, in welchem Tempo du es praktizierst. Ich hoffe, dass du die Person oder die Personen, von der oder denen du dich lösen möchtest, in Liebe loslassen wirst. Ich denke, es ist besser, alles aus einer liebevollen Haltung heraus zu tun. Aus einer Vielzahl von Gründen ist uns das jedoch nicht immer möglich. Wenn du nicht in Liebe loslassen kannst, ist es meiner Meinung nach besser, in Zorn loszulassen, statt in der Beziehung stecken zu bleiben. Wenn wir losgelassen haben, können wir besser an unserem Groll arbeiten (oder ihn bewältigen). Bleiben wir in der Beziehung stecken, werden wir wahrscheinlich nichts anderes tun, als weiterhin verärgert zu sein.

Wann sollten wir loslassen? Wenn wir nicht aufhören können, über jemanden nachzudenken, über ihn zu sprechen oder uns Sorgen um ihn zu machen; wenn wir aufgewühlt sind und unsere Emotionen überkochen; wenn wir das Gefühl haben, etwas tun zu *müssen*, weil wir die Situation nicht länger ertragen können; wenn wir nur an einem einzigen Faden hängen und das Gefühl haben, dass er jeden Moment reißt; und wenn wir glauben, dass wir nicht länger mit den Problemen leben können, mit denen zu leben wir versucht haben. Dann ist es Zeit, loszulassen! Du wirst lernen zu erkennen, wann die Zeit reif dafür ist. Eine gute Faustregel lautet: Loslassen ist dann am notwendigsten, wenn es das Unwahrscheinlichste oder Unmöglichste zu sein scheint.

Ich werde dieses Kapitel mit einer wahren Geschichte abschließen. Eines Abends klingelte gegen Mitternacht mein Telefon. Ich lag im Bett und fragte mich, wer mich zu dieser Zeit wohl anrufen mochte. Ich vermutete, es handele sich um einen Notfall.

In gewisser Weise war es ein Notfall. Die Anruferin war eine Fremde. Sie hatte den ganzen Abend auf der Suche nach Trost verschiedene Freunde angerufen, aber offensichtlich keinen Trost finden können. Jemand hatte ihr die Telefonnummer von jemand anderem gegeben, dieser sie wieder an jemand anderen verwiesen, und die letzte Person in dieser Kette hatte ihr vorgeschlagen, mich anzurufen.

Kaum hatte die Frau sich mir vorgestellt, sprudelte es nur so aus ihr heraus. Ihr Mann war früher zu den Anonymen Alkoholikern gegangen. Er hatte sich von ihr getrennt und war jetzt mit einer anderen Frau zusammen, weil er »sich finden« wollte. Außerdem hatte er sich, bevor er sie verließ, völlig verrückt verhalten und aufgehört, zu den Meetings zu gehen. Und sie fragte sich: »Ist es nicht auch völlig verrückt, dass er sich jetzt mit einer Frau trifft, die *so viel jünger ist als er*?«

Zuerst war ich sprachlos, dann kam ich kaum zu Wort. Sie redete und redete. Schließlich fragte sie: »Glauben Sie nicht, dass er krank ist? Glauben Sie nicht, dass er sich verrückt verhält? Glauben Sie nicht, dass man etwas unternehmen sollte?«

»Schon möglich«, antwortete ich. »Aber offensichtlich kann ich nichts tun und Sie ebenso wenig. Ich mache mir mehr Sorgen um Sie. Was empfinden *Sie*? Was denken *Sie*? Was müssen Sie tun, um sich um *sich selbst* zu kümmern?«

Das Gleiche würde ich auch euch sagen, liebe Leserinnen und Leser. Ich weiß, dass ihr Probleme habt. Ich verstehe, dass ihr vielleicht wegen bestimmter Menschen in eurem Leben tieftraurig seid und euch große Sorgen um sie macht. Viele dieser Menschen zerstören womöglich sich selbst, euch und eure Familie direkt vor euren Augen. Aber ich kann nichts tun, um diese Menschen zu kontrollieren, und ihr könnt es wahrscheinlich auch nicht. Wenn ihr es könntet, hättet ihr es längst getan.

Lasst los. Lasst in Liebe oder in Zorn los, aber lasst los. Ich weiß, dass es schwierig ist, aber mit Übung wird es leichter werden. Wenn ihr nicht völlig loslassen könnt, dann versucht, lose verbunden zu bleiben. Entspannt euch. Lehnt euch zurück. Atmet tief ein. Achtet auf euch selbst.

AKTIVITÄTEN

1. Gibt es ein Problem oder einen Menschen in deinem Leben, um das oder den du dir übermäßig viele Sorgen machst? Schreibe über diese Person oder dieses Problem. Schreibe so viel wie nötig, um die Sorgen loszuwerden. Wenn du alles Nötige über diese Person oder dieses Problem niedergeschrieben hast, dann konzentriere dich auf dich selbst. Was denkst du? Was fühlst du?
2. Was hältst du davon, dich von dieser Person oder diesem Problem zu lösen? Was könnte passieren, wenn du es tust? Wird es wahrscheinlich ohnehin geschehen? Inwieweit hat es bisher geholfen, dich nicht zu lösen – sondern dir ständig Sorgen zu machen, dich zwanghaft mit der Person oder dem Problem zu beschäftigen und sie oder es kontrollieren zu wollen?
3. Gäbe es diese Person oder dieses Problem nicht in deinem Leben, was würdest du dann anders machen? Wie würdest du dich fühlen und verhalten? Nimm dir ein paar Minuten Zeit, dir vorzustellen, so zu leben, zu fühlen und dich zu verhalten – trotz deiner ungelösten Probleme. Alles ist so, wie es sein sollte und in diesem Moment sein muss.

6 Sei kein Fähnchen im Wind

Immer sachte.
Slogan aus dem Zwölf-Schritte-Programm

Ich reagiere immer nur.

Dieser Gedanke brannte sich eines Tages, als ich in meinem Büro saß, tief in mein Bewusstsein ein. Ich hatte andere übers Reagieren sprechen hören, bis zu diesem Moment aber nicht verstanden, dass auch ich *immer nur* reagierte.

Ich reagierte auf die Gefühle anderer Menschen, auf ihr Verhalten, ihre Probleme und Gedanken. Ich reagierte darauf, was sie vielleicht fühlen, denken oder tun *könnten*. Ich reagierte auf meine eigenen Gefühle, meine eigenen Gedanken, meine eigenen Probleme. Meine Stärke schien es zu sein, auf Krisen zu reagieren – ich hielt fast alles für eine Krise. Und ich reagierte zu heftig. Meistens brodelte versteckte Panik (die an Hysterie grenzte) in mir. Manchmal reagierte ich auch zu schwach. Wenn das Problem, vor dem ich stand, bedeutsam war, leugnete ich es oft. Ich reagierte auf fast alles, was ich wahrnahm und was sich in meinem Umfeld abspielte. Mein gesamtes Leben war eine Reaktion auf das Leben, die Wünsche, Probleme, Fehler, Erfolge und Persönlichkeiten anderer Menschen gewesen. Selbst mein geringes Selbstwertgefühl, das ich wie einen Beutel mit stinkendem Müll mit mir herumschleppte, war eine Reaktion gewesen. Ich war wie eine Marionette, die jeden und alles dazu einlud, an den Fäden zu zerren.

Die meisten Co-Abhängigen reagieren nur. Wir reagieren mit

Wut, Schuldgefühlen, Scham, Selbsthass, Sorge, Schmerz, Kontrolle, Fürsorge, Depressionen, Verzweiflung und Zorn. Wir reagieren mit Angst und Beklommenheit. Manche von uns reagieren so stark, dass es quälend für sie ist, unter Menschen zu sein, erst recht, wenn es sich um größere Gruppen handelt. Es ist normal, auf unser Umfeld zu reagieren. Reagieren ist Teil unseres Lebens. Es ist Teil jeder Interaktion, ist Teil des Menschseins. Doch wir Co-Abhängigen lassen uns durch alles und jeden völlig aus der Fassung bringen – vollkommen ablenken. Kleine Dinge, große Dinge – alles hat die Macht, uns aus der Bahn zu werfen. Und wie wir reagieren, ist oft nicht zu unserem Besten.

Vielleicht haben wir begonnen, auf eine Art und Weise zu reagieren, die uns sogar schadet. Schon allein das *Gefühl* von Dringlichkeit und Zwang reicht, um uns zu schaden. Wir befinden uns ständig in einem Krisenzustand – Adrenalin fließt, und Muskeln spannen sich an, bereit, auf Notfälle zu reagieren, die in der Regel keine Notfälle sind. Jemand tut etwas, also müssen auch wir etwas tun. Jemand sagt etwas, also müssen wir etwas erwidern. Jemand empfindet etwas Bestimmtes, also müssen auch wir etwas Bestimmtes empfinden. Wir geben uns dem ersten Gefühl hin, das aufkommt, und suhlen uns dann darin. Wir gehen dem ersten Gedanken nach, der uns in den Kopf schießt, und führen ihn dann näher aus. Wir sprechen die ersten Worte aus, die uns auf der Zunge liegen, und bedauern sie dann manchmal. Wir tun das Erste, das uns in den Sinn kommt, normalerweise ohne darüber nachzudenken. Und das ist das Problem: Wir reagieren, ohne zu denken – ohne ernsthaft zu überlegen, was wir tun müssen und wie wir mit der jeweiligen Situation umgehen wollen. Unsere Gefühle und Verhaltensweisen werden von jedem und allem in unserem Umfeld kontrolliert – getriggert. Indirekt erlauben wir anderen, uns zu sagen, was wir tun sollen. Das bedeutet, dass wir selbst die Kontrolle verloren haben. Wir werden kontrolliert.

Wenn wir reagieren, verlieren wir die Fähigkeit, *in unserem eigenen Interesse* zu denken, zu fühlen und uns zu verhalten. Wir geben die Kontrolle über uns selbst auf. Wir erlauben es anderen, zu bestimmen, wann wir glücklich, entspannt oder verärgert sind und was wir sagen, tun, denken und fühlen werden. Wir lassen uns von allem in unserem Umfeld aus dem Konzept bringen. Ja, wir sind wie ein Fähnchen im Wind, das hin und her getrieben wird.

Das folgende Beispiel (eines von vielen) zeigt, wie ich früher normalerweise reagierte. Mein Büro befand sich in unserem Haus, und ich hatte zwei kleine Kinder. Wenn ich arbeitete, tobten sie manchmal wie wild in den anderen Zimmern herum – sie stritten sich, liefen herum, sorgten für Unordnung und aßen und tranken alles, was sie in der Küche vorfanden. Meine erste instinktive Reaktion war »Hört sofort damit auf!« zu brüllen, meine zweite Reaktion, noch mehr zu schreien. Es geschah wie von selbst. Auf diese Weise zu reagieren, schien einfacher zu sein, als mein Büro zu verlassen und durch die Waschküche nach oben zu gehen. Es schien auch einfacher zu sein, als sich die Zeit zu nehmen, darüber nachzudenken, wie ich mit der Situation umgehen wollte. Aber brüllen und schreien funktionierten nicht. Es war nicht einfacher. Ich bekam Halsweh und brachte den Kindern bei, mich in meinem Büro zum Schreien zu bringen.

Spontan zu reagieren, bringt normalerweise nichts. Wir reagieren zu schnell und zu intensiv. In dieser Gemütsverfassung können wir nur selten unser Bestes tun. Die Ironie ist, dass wir in diesem Zustand gar nichts tun müssen; niemand verlangt es von uns. Nur wenig von dem, was wir in unserem Leben tun müssen, gelingt uns besser, wenn uns die innere Ruhe fehlt. Nur wenige Situationen – egal, wie sehr sie danach zu verlangen scheinen – werden dadurch verbessert, dass wir durchdrehen.

Warum tun wir es dann?

Wir reagieren, weil wir Angst haben vor dem, was geschehen ist, was geschieht und was geschehen könnte.

Wir reagieren, als sei alles eine Krise, weil wir schon so lange mit so vielen Krisen leben, dass unsere Reaktionen darauf zur Gewohnheit geworden sind.

Wir reagieren, weil wir glauben, die Dinge *dürften* nicht so geschehen, wie sie es tun.

Wir reagieren, weil wir ein geringes Selbstwertgefühl haben.

Wir reagieren, weil die meisten Menschen reagieren.

Wir reagieren, weil wir glauben, reagieren zu müssen.

Aber wir müssen nicht reagieren.

Wir müssen keine Angst vor anderen haben. Sie sind Menschen wie wir.

Wir müssen unsere Ruhe nicht verlieren. Es hilft nämlich nicht. Wenn wir ruhig sind, stehen uns nicht weniger Fakten und Mittel zur Verfügung, als wenn wir hektisch und chaotisch sind. Tatsächlich stehen uns sogar mehr Mittel zur Verfügung, weil unser Verstand und unsere Gefühle frei sind, um bestmöglich zu funktionieren.

Wir müssen die Macht, die darin liegt, in jeder Situation innezuhalten, zu denken und zu fühlen, nicht aufgeben. Auch das verlangt niemand von uns.

Wir müssen nicht alles so ernst nehmen (uns selbst, Ereignisse und andere Menschen). Wir bauschen vieles auf – unsere Gefühle, unsere Gedanken, unser Handeln und unsere Fehler. Wir tun dasselbe mit den Gefühlen, Gedanken und Handlungen anderer Menschen. Wir sagen uns, dass Dinge schrecklich, furchtbar, eine Tragödie und der Weltuntergang sind. Viele Dinge mögen traurig, schlimm und unangenehm sein – doch mit dem Ende der Welt haben wir es erst zu tun, wenn sie tatsächlich untergeht. Gefühle sind wichtig, aber sie sind lediglich Gefühle. Gedanken sind wichtig, aber sie sind lediglich Gedanken – und wir alle denken viele verschiedene Dinge. Außerdem ändern sich unsere Gedanken. Was wir sagen und tun, ist wichtig, was andere sagen und tun, ist wichtig, doch die Welt hängt nicht davon ab. Und wenn es doch besonders wichtig ist, dass etwas getan oder gesagt wird, dann mach dir keine Sorgen: Es wird geschehen. Entspann dich. Gib dir und anderen den Raum, sich zu bewegen, zu sprechen, zu sein, wer sie sind – Mensch zu sein. Gib dem Leben eine Chance zu passieren. Gib dir selbst die Möglichkeit, es zu genießen.

Wir müssen unseren eigenen Selbstwert nicht vom *Verhalten anderer Menschen ablesen*. Wir sollten uns nicht schämen, wenn jemand, den wir lieben, sich unangemessen verhält. Es ist normal, so zu reagieren, doch selbst wenn der Betreffende sich weiterhin unangemessen verhält, sollten wir uns nicht schämen. Jeder Mensch ist für sein eigenes Verhalten verantwortlich. Wenn ein anderer Mensch sich unangemessen verhält, dann überlasse es ihm, sich zu schämen. Wenn du nichts getan hast, wofür du dich schämen musst, dann schäm dich nicht. Ich weiß, dass das nicht einfach ist, doch man kann es lernen.

Wir müssen bei Ablehnung nicht auf unseren Selbstwert schließen. Wenn jemand, der dir wichtig (oder auch nicht wichtig) ist, dich oder deine Entscheidungen ablehnt, bist du immer noch du selbst und genauso viel wert, wie du es wärest, wenn er dich nicht abgelehnt hätte. Spüre jedes Gefühl, das mit der Ablehnung einhergeht. Sprich über deine Gedanken. Aber lass dir durch die Ablehnung deiner Person oder deines Handelns nicht deinen Selbstwert nehmen. Selbst wenn die wichtigste Person in deinem Leben dich ablehnt, bist du nach wir vor echt und gut so, wie du bist. Wenn du etwas Unangebrachtes getan hast, ein Problem lösen oder eine Verhaltensweise ändern musst, dann unternimm die entsprechenden Schritte. Aber lehne dich nicht selbst ab und gib der Ablehnung durch andere nicht so viel Macht. Das ist nicht nötig.

Wir müssen nicht alles persönlich nehmen. Wir nehmen uns Dinge zu Herzen, die wir uns nicht zu Herzen nehmen sollten. Wenn wir zum Beispiel zu jemandem, der alkoholabhängig ist, sagen: »Würdest du mich lieben, würdest du nicht trinken«, ergibt das genauso viel Sinn, als würden wir zu jemandem mit einer Lungenentzündung sagen: »Würdest du mich lieben, würdest du nicht husten.« Hat jemand eine Lungenentzündung, wird er husten, bis er die richtige Behandlung für seine Krankheit erfährt. Ist jemand alkoholabhängig, wird er trinken, bis er die richtige Behandlung erfährt. Wenn Menschen mit Suchtproblemen tun, was immer sie zu tun sich gezwungen fühlen, sagen sie damit nicht, dass sie dich nicht lieben – sie sagen, dass sie sich selbst nicht lieben.

Wir müssen auch kleine Dinge nicht persönlich nehmen. Wenn jemand einen schlechten Tag hat oder wütend wird, dann nimm nicht gleich an, dass es etwas mit dir zu tun hat. Es muss nichts mit dir zu tun haben. Wenn es das tut, wirst du es herausfinden. Normalerweise haben Dinge viel weniger mit uns zu tun, als wir glauben.

Jemandes schlechte Laune, scharfe Zunge, schlechter Tag, negative Gedanken, Social-Media-Schimpftirade oder Drogenmissbrauch muss weder unser Leben noch unsere Tage oder auch nur eine Stunde unserer Zeit bestimmen oder ruinieren. Wenn Menschen nicht mit uns zusammen sein wollen oder sich nicht gesund verhalten wollen, spiegelt das *nicht* unseren Selbstwert. Es spiegelt *ihre* momentane Situation. Wenn wir uns im Loslassen üben, können wir unsere destruktiven Reaktionen auf die Welt um uns herum verringern. Grenz dich ab. Halt dich raus und lass Menschen sein, wie sie sind. Welches Recht hast du, zu sagen, dass die Unterbrechung, die Laune, das Wort, der Kommentar, der schlechte Tag oder das Problem nicht ein wichtiger oder notwendiger Teil des Lebens ist? Welches Recht hast du, zu sagen, dass dieses Problem letztlich nicht nutzbringend für dich oder jemand anderen ist?

Wir müssen nicht reagieren. Wir haben Wahlmöglichkeiten. Auch das gehört zu den Freuden bei der Genesung von Co-Abhängigkeit. Und jedes Mal, wenn wir von unserem Recht Gebrauch machen, zu entscheiden, wie wir handeln, denken, empfinden und uns verhalten wollen, fühlen wir uns besser und stärker.

»Aber warum sollte ich nicht reagieren?«, protestierst du vielleicht. »Warum sollte ich nichts erwidern? Warum sollte ich mich nicht ärgern? Sie verdienen es, meinen ganzen Groll abzubekommen.« Das mag sein, aber *du* verdienst es nicht. Wir sprechen hier über deinen fehlenden Seelenfrieden, deine fehlende Gelassenheit, deine vergeudeten Momente. Dies ist dein Leben. Wie möchtest du es verbringen? Du lässt nicht ihretwegen los. Du lässt *deinetwegen* los. Und höchstwahrscheinlich profitieren alle davon.

Wir sind wie Sänger in einem großen Chor. Wenn die Person neben uns den Ton nicht trifft, müssen wir es ihr dann gleichtun? Wäre es nicht für sie und uns besser, wenn wir uns bemühen würden, den Ton zu halten? Wir können das lernen.

Wir müssen nicht gänzlich damit aufhören, auf Menschen und Probleme zu reagieren. Reaktionen können nützlich sein. Sie helfen uns, zu erkennen, was wir mögen und was sich gut anfühlt. Sie helfen uns, Probleme in uns und um uns herum zu erkennen. Doch die meisten von uns reagieren zu viel. Und vieles von dem, worauf wir reagieren, ist Unsinn. Es ist nicht wichtig und verdient weder unsere Aufmerksamkeit noch unsere Zeit. Ein Teil von dem, worauf wir reagieren, sind die Reaktionen anderer Menschen auf uns. (Ich bin wütend, weil sie wütend sind; sie sind wütend, weil ich sauer war; ich war sauer, weil ich dachte, sie wären sauer auf mich; sie waren nicht sauer, sie waren verletzt, weil …) Unsere Reaktionen können zu einer Kettenreaktion führen, bei der am Ende alle verärgert sind und niemand weiß, warum. Dann sind alle außer Kontrolle und werden kontrolliert. Manchmal verhalten sich Menschen auf bestimmte Weise, weil sie eine bestimmte Reaktion provozieren wollen. Wenn wir aufhören, diese Reaktion zu zeigen, verderben wir ihnen den Spaß daran, uns zu provozieren. Wir entziehen uns ihrer Kontrolle und nehmen ihnen die Macht über uns.

Manchmal provozieren unsere Reaktionen andere, auf bestimmte Weise zu reagieren. Wir helfen ihnen, bestimmte Verhaltensweisen zu rechtfertigen. (Das brauchen wir nicht mehr, oder?) Manchmal verengen unsere Reaktionen unser Blickfeld so stark, dass wir nur noch auf Symptome von Problemen reagieren. Wir sind dann vielleicht so sehr mit dem Reagieren beschäftigt, dass wir nicht die Zeit oder Energie haben, das eigentliche Problem ausfindig zu machen, geschweige denn herauszufinden, wie es sich lösen lässt. Wir können Jahre damit verbringen, auf jeden Trinkvorfall und jede daraus resultierende Krise zu reagieren, ohne zu erkennen, dass das wahre Problem die Alkoholsucht ist! Lerne, nicht länger auf eine Art und Weise zu reagieren, die unnötig ist und nicht funktioniert. Vermeide Reaktionen, die *dir* wehtun.

Die folgenden Vorschläge sollen dir helfen, dich von Menschen und deinen destruktiven Reaktionen auf sie zu lösen. Es sind nur Vorschläge. Es gibt kein allgemeingültiges Patentrezept für das Loslassen. Du musst deinen eigenen, für dich funktionierenden Weg finden.

1. *Lerne zu erkennen, wann du reagierst und wann du es zulässt, dass jemand dich zum Überreagieren anstachelt.* Wenn du anfängst, dich beklommen oder abgelehnt zu fühlen, wenn du Angst verspürst, aufgebracht, wütend, beschämt, besorgt oder verwirrt bist oder Mitleid mit dir selbst hast, dann hat dich normalerweise etwas in deinem Umfeld ins Straucheln gebracht. (Das soll nicht heißen, dass es falsch ist, diese Gefühle zu haben. Wahrscheinlich würde sich jeder Mensch so fühlen. Der Unterschied ist: Wir lernen zu entscheiden, *wie lange* wir uns so fühlen und was wir dagegen unternehmen wollen.) Wenn wir sagen, jemand »hat mir das Gefühl gegeben«, weist dies oft darauf hin, dass wir reagieren. Unseren inneren Frieden und unsere Gelassenheit zu

verlieren, ist wahrscheinlich das deutlichste Anzeichen dafür, dass wir uns in einer Art Reaktion verfangen haben.

2. *Entspann dich.* Wenn du merkst, dass du chaotisch reagierst, dann sag oder tu so wenig wie möglich, bis du wieder ruhig und gelassen bist. Tu, was immer du tun musst (was nicht selbstverletzend ist oder andere verletzt), um dich entspannen zu können. Atme ein paarmal tief durch. Geh spazieren. Putz die Küche. Nimm ein Bad. Besuch eine Freundin oder einen Freund. Geh zu einem Al-Anon-Meeting. Lies ein Meditationsbuch. Mach einen Ausflug. Schau fern. Find einen Weg, dich emotional, mental und (wenn nötig) physisch von dem zu trennen, worauf du gerade reagierst. Find eine Möglichkeit, deine Angst zu lindern. Trink keinen Alkohol und rase auch nicht mit deinem Auto durch eine Seitenstraße. Tu etwas Ungefährliches, etwas, das dein Gleichgewicht wiederherstellt und dich in dir selbst und deinem Leben erdet.
3. *Betrachte, was geschehen ist.* Wenn es ein kleinerer Vorfall war, bist du vielleicht in der Lage, dich allein damit auseinanderzusetzen. Handelt es sich um ein ernstes Problem oder etwas, das dich ernsthaft erschüttert, möchtest du vielleicht mit einer vertrauten Person darüber sprechen, um dir über deine Gedanken und Emotionen klar zu werden. Probleme und Gefühle geraten außer Kontrolle, wenn wir versuchen, sie einzusperren. Sprich über deine Gefühle. Übernimm die Verantwortung für sie. Fühl, egal welches Gefühl du hast. Niemand hat dir dieses Gefühl gegeben. Vielleicht hat dir jemand dazu verholfen, auf eine bestimmte Weise zu fühlen, aber gefühlt hast du ganz allein. Akzeptier es. Sei dann ehrlich zu dir in Bezug auf das, was geschehen ist.[1] Wollte dich jemand beleidigen? (Wenn ich zweifle, ob ich etwas als Beleidigung oder Zurückweisung interpretieren soll, glaube ich lieber, dass es nichts mit mir zu tun hatte. Es spart mir Zeit und gibt mir ein gutes Gefühl mir selbst gegenüber.) Hast du

versucht, jemanden oder ein Ereignis zu kontrollieren? Wie ernst ist das Problem jetzt? Übernimmst du die Verantwortung für jemand anderen? Bist du wütend, weil jemand nicht erraten hat, was du wirklich wolltest oder was du ihm zu sagen versucht hast? Nimmst du jemandes Verhalten zu persönlich? Hat jemand absichtlich Unsicherheit oder Schuldgefühle bei dir hervorgerufen? Ist es wirklich der Weltuntergang, oder ist es einfach nur traurig und enttäuschend?

4. *Finde heraus, was du tun musst, um für dich selbst zu sorgen.* Bezieh dich bei deinen Entscheidungen auf die Realität und triff sie in ruhiger Verfassung. Musst du dich entschuldigen? Willst du die Sache auf sich beruhen lassen? Musst du mit jemandem ein vertrauliches Gespräch darüber führen? Musst du eine andere Entscheidung treffen, um für dich selbst zu sorgen? Wenn du deine Entscheidung triffst, dann denk daran, wofür du verantwortlich bist. Dazu gehört nicht, dafür zu sorgen, dass anderen »ein Licht aufgeht«, und es gehört auch nicht dazu, ihnen »den Kopf zurechtzurücken«. Du hast vielmehr die Verantwortung, dafür zu sorgen, dass dir selbst ein Licht aufgeht, und dir selbst den Kopf zurechtzurücken. Wenn du eine Entscheidung nicht in Ruhe treffen kannst, dann lass es sein. Dann ist es noch nicht an der Zeit. Warte, bis deine Gefühle sich beruhigt haben und du wieder klar denken kannst.

Mach langsamer. Du brauchst keine Angst zu haben. Du brauchst nicht so verzweifelt zu sein. Betrachte die Dinge nüchtern. Mach *dir* das Leben leichter.

AKTIVITÄTEN

1. Achte darauf, was dich in deinem Umfeld triggert. Verbringst du zu viel Zeit damit, auf jemanden oder etwas zu reagieren? Auf wen oder was? Verbringst du zu viel Zeit auf Social Media? Wie reagierst du darauf? Würdest du dich so verhalten oder so empfinden, wenn du die Wahl hättest?
2. Schau die vorherigen Schritte zum Loslassen danach durch, was dir am meisten zu schaffen macht. Wenn du das dringende Bedürfnis hast, mit jemandem zu sprechen, dann tu es mit einer zuverlässigen Person, die dir nahesteht. Hol dir, wenn nötig, professionelle Hilfe.
3. Welche Aktivitäten helfen dir, dich ruhig und zufrieden zu fühlen? (Meine Favoriten sind ein Zwölf-Schritte-Meeting, eine dampfend heiße Dusche, ein guter Film und Tanzen.)

7 Befreie dich

Loslassen und es Gott überlassen.
Slogan aus dem Zwölf-Schritte-Programm

Es heißt, Co-Abhängige seien kontrollierend.

Wir nörgeln, belehren, schreien, brüllen, weinen, betteln, bestechen, üben Druck aus, weichen nicht von der Seite, schützen, beschuldigen, jagen hinterher, laufen weg, überreden, reden aus, flößen Schuldgefühle ein, verführen, verleiten, spionieren herum, kontrollieren, legen dar, wie sehr wir verletzt wurden, verletzen wiederum die anderen, damit sie wissen, wie es sich anfühlt, drohen, uns selbst zu verletzen, tragen Machtkämpfe aus, stellen Ultimaten, tun etwas für andere, weigern uns, etwas für andere zu tun, rechnen ab, jammern, lassen unsere Wut aus, handeln hilflos, leiden laut schweigend, versuchen, es allen recht zu machen, lügen, tun hinterhältige kleine Dinge, tun hinterhältige große Dinge, fassen uns ans Herz und drohen zu sterben, fassen uns an den Kopf und drohen, verrückt zu werden, schlagen uns auf die Brust und drohen zu töten, sichern uns die Unterstützung anderer, wägen unsere Worte sorgfältig ab, schlafen mit den betreffenden Personen, weigern uns, mit ihnen zu schlafen, haben gemeinsame Kinder, verhandeln, schleppen die Person zur Beratung, schleppen ihn oder sie wieder hinaus, reden böse über jemanden, reden böse mit jemandem, verletzen, verurteilen, beten um Wunder, bezahlen für Wunder, gehen dorthin, wo wir nicht hinwollen, bleiben in der Nähe, beaufsichtigen, diktieren, befehlen, klagen, schreiben Briefe über jemanden, schreiben Briefe an jemanden, bleiben zu Hause und warten auf die andere Person, gehen raus und suchen nach ihr, rufen überall an und fragen nach ihr, fahren in der Hoffnung, sie zu sehen, nachts durch dunkle Gassen, jagen in der Hoffnung, sie zu sehen, nachts durch dunkle Gassen, laufen nachts durch dunkle Gassen, um von ihr wegzukommen, bringen sie nach Hause, behalten sie zu Hause, sperren sie aus, ziehen weg von ihr, ziehen zu ihr, schimpfen, schärfen ein, raten, erteilen Lektionen, rücken gerade, beharren, geben nach, besänftigen, provozieren, machen sie eifersüchtig, machen ihr Angst, erinnern, fragen nach, deuten an, durchsuchen Taschen, durchsuchen Handys, schauen in Brieftaschen, durchsuchen Kommodenschubladen, durchwühlen Handschuhfächer, schauen in Spülkästen, blicken in die Zukunft, durchsuchen die Vergangenheit, rufen Verwandte an, diskutieren mit, klären Dinge ein für alle Mal, klären sie erneut, bestrafen, belohnen, geben beinahe auf, versuchen es dann umso intensiver und führen noch viele andere praktische Manöver durch, die ich entweder vergessen oder noch nicht ausprobiert habe.

Wir sind keine Menschen, die »etwas ermöglichen«. Co-Abhängige sind Menschen, die ständig und mit viel Mühe und Energie etwas erzwingen wollen.

Wir kontrollieren im Namen der Liebe.

Wir tun es, weil wir »nur versuchen zu helfen«.

Wir tun es, weil wir am besten wissen, wie Dinge funktionieren und Menschen sich verhalten sollten.

Wir tun es, weil wir recht und sie unrecht haben. Wir kontrollieren, weil wir Angst haben, es nicht zu tun.

Wir tun es, weil wir nicht wissen, was wir sonst tun sollen. Wir tun es, um dem Schmerz ein Ende zu setzen.

Wir kontrollieren, weil wir denken, wir müssten es. Wir kontrollieren, weil wir nicht denken.

Wir kontrollieren, weil kontrollieren alles ist, woran wir denken können.

Letztlich kontrollieren wir vielleicht, weil wir schon immer kontrolliert haben.

Tyrannisch und dominierend herrschen einige mit eiserner Hand von einem selbst errichteten Thron aus. Sie sind mächtig. Sie wissen es am besten. Und bei Gott, genauso wird es gemacht. Dafür werden sie sorgen.

Andere tun ihre schmutzige Arbeit im Verborgenen. Sie verstecken sich hinter einer Maske der Liebenswürdigkeit und Höflichkeit und gehen insgeheim ihren Geschäften nach – den Geschäften anderer Menschen.

Wieder andere behaupten seufzend und weinend, unfähig zu sein, tun ihre Abhängigkeit und die Tatsache kund, dass man sie zum Opfer gemacht hat, und kontrollieren erfolgreich durch Schwäche. Sie sind so hilflos. Sie brauchen unbedingt deine Mitwirkung. Sie können ohne sie nicht leben. Manchmal sind die Schwachen die stärksten Manipulanten und Kontrolleure.[1] Sie haben gelernt, Schuldgefühle zu erzeugen und Mitleid zu erheischen.

Viele Co-Abhängige kombinieren Strategien und nutzen eine Vielzahl von Methoden. Was immer funktioniert! (Oder genauer, was immer nicht funktioniert, obwohl sie es weiterhin hoffen.)

Unabhängig von den Stategien bleiben die Ziele die gleichen. Bring andere dazu, das zu tun, was du willst, und sich so zu verhalten, wie sie es deiner Meinung nach sollten. Lass nicht zu, dass sie Verhaltensweisen an den Tag legen, die du für falsch hältst, etwas, was sie ohne deine »Hilfe« wahrscheinlich tun würden. Erzwinge, dass sich Lebensereignisse auf eine von dir bestimmte Weise und zu von dir bestimmten Zeiten abspielen. Lass das, was geschieht oder geschehen könnte, nicht zu. Halt fest und lass nicht los. Wir haben das Stück geschrieben, und wir werden dafür sorgen, dass die Schauspieler sich genauso verhalten und die Szenen sich genauso entfalten, wie wir es beschlossen haben. Es ist egal, dass wir weiterhin der Realität trotzen. Wenn wir beharrlich genug vorwärtspreschen, können wir (wie wir glauben) den Fluss des Lebens anhalten, Menschen verändern und Dinge nach unseren Wünschen umgestalten.

Wir machen uns selbst etwas vor.

Lass mich dir von Maria erzählen. Sie heiratete einen Mann, der, wie sich herausstellte, Alkoholiker war. Er war ein Komatrinker, der nicht jeden Tag, jedes Wochenende oder jeden Monat trank, aber wenn er es tat – Achtung! Dann war er tage-, ja manchmal wochenlang betrunken. Er begann um acht Uhr morgens zu trinken und machte weiter bis zur Bewusstlosigkeit. Er erbrach sich überall, trieb die Familie fast in den finanziellen Ruin, verlor seine Jobs und erzeugte jedes Mal, wenn er trank, ein unerträgliches Chaos.

Auch zwischen den Alkoholexzessen war das Leben nicht perfekt. Ein Gefühl von drohendem Unheil sowie unverarbeitete Emotionen lagen schwer in der Luft. Aber es gab als Folge des Trinkens auch noch viele andere Probleme im Leben der Familie. Sie konnte den Katastrophen nie zuvorkommen. Und sie schleppte ihren emotionalen Ballast immer mit sich herum. Aber es war trotzdem besser für Maria und ihre drei Kinder, wenn ihr Mann nicht trank. Denn dann war da auch die Hoffnung, dass es dieses Mal anders sein würde.

Doch es war nie anders. Jahrelang ging Marias Mann, wenn sie sich umdrehte oder ihm den Rücken zuwandte, auf Sauftour. Er trank, wann immer sie das Haus verließ – wenn sie zum Beispiel im Krankenhaus war, um die Kinder zur Welt zu bringen. Er trank, wenn er wegen einer Reise die Stadt verließ oder aus irgendeinem anderen Grund aus ihrem Blickfeld geriet.

Wann immer Maria zurückkehrte oder ihn dort abholte, wo er sich gerade betrank, hörte er abrupt mit dem Trinken auf. Sie entschied, dass der Schlüssel zur Abstinenz ihres Mannes ihre Anwesenheit sei. Sie konnte seine Trinkerei (und all den Schmerz, den diese verursachte) kontrollieren, indem sie, soweit es ging, zu Hause blieb und ihren Mann bewachte. Diese Kontrollmethode und ihre zunehmenden Gefühle der Scham, der Verlegenheit, der Angst und des die Co-Abhängigkeit begleitenden Traumas machten Maria zur Einsiedlerin. Sie lehnte Reisemöglichkeiten ab und weigerte sich, Konferenzen zu besuchen, die sie eigentlich interessierten. Selbst das Haus für längere Zeit als für einen Einkauf zu verlassen, brachte das empfindliche Gleichgewicht in Gefahr, das sie geschaffen hatte – oder glaubte, geschaffen zu haben. Trotz ihrer entschlossenen und verzweifelten Bemühungen fand ihr Mann nach wie vor Gelegenheit zu trinken. Er trank zu Hause, ohne dass sie es wusste, und er trank, wenn sie keine andere Wahl hatte, als die Nacht außer Haus zu verbringen.

Nach einem besonders wüsten Trinkgelage erklärte Marias Mann, dass die missliche finanzielle Lage, in der sie sich befänden, ihn zum Trinken veranlasse. (Er erwähnte nicht, dass seine Trinkerei diese Lage herbeigeführt hatte.) Er sagte, dass er nicht länger das Gefühl haben würde, trinken zu müssen, wenn sie sich einen Job suchen und finanziell aushelfen würde. Der Druck sei dann verschwunden. Maria dachte über seine Bitte nach und stimmte dann schweren Herzens zu. Sie hatte Angst, das Haus zu verlassen, und machte sich Gedanken über die Betreuung der Kinder. Sie fühlte sich emotional und mental nicht in der Lage, zu arbeiten. Und es war ihr zuwider, einen Job suchen zu müssen, um die Haushaltskasse aufzubessern, wo ihr Mann so unverantwortlich mit Geld umging. Aber einen Versuch war es wert. Sie würde alles tun, damit dieser Mann nüchtern blieb!

Schon bald fand Maria eine Stelle als Verwaltungsassistentin. Sie machte ihre Sache gut – besser, als sie gedacht hatte. Menschen mit Co-Abhängigkeitsproblemen sind hervorragende Arbeitnehmer. Sie beklagen sich nicht, sie tun mehr, als sie müssen, sie tun, worum auch immer man sie bittet, sie versuchen, es anderen recht zu machen, und sie geben sich Mühe, ihre Arbeit perfekt zu erledigen – zumindest eine Weile lang, bis sie wütend und ärgerlich werden.

Maria begann, sich ein wenig wohler zu fühlen. Sie genoss den Kontakt mit Menschen – etwas, was vorher in ihrem Leben gefehlt hatte. Es gefiel ihr, unabhängig zu sein und ihr eigenes Geld zu verdienen. Und ihre Arbeitgeber schätzten sie. Sie übertrugen ihr immer mehr Verantwortung und wollten sie befördern. Doch etwa um diese Zeit beschlich Maria wieder das vertraute Gefühl der Angst – die Ahnung, dass ihr Mann kurz davor war, sich zu betrinken.

Das Gefühl kam und ging, tagelang. Irgendwann kehrte die aufwühlende, nervenaufreibende Angst dann mit aller Macht zurück. Maria versuchte, ihren Mann anzurufen, aber er ging nicht ans Telefon. Er war nicht bei der Arbeit. Seine Kollegen wussten nicht, wo er war. Maria tätigte weitere Anrufe. Niemand wusste, wo er war. Sie verbrachte den Tag damit, an den Fingernägeln zu kauen, verzweifelt herumzutelefonieren und zu hoffen, ihre Kollegen würden nicht hinter ihre »Alles in Ordnung – kein Problem«-Fassade schauen. Der Kindergarten rief an und berichtete, dass ihr Mann die Kinder nicht abgeholt habe. Maria entschuldigte sich und machte früher Feierabend, um ihre Kinder abzuholen. Ihr Mann kam schließlich um ein Uhr morgens betrunken nach Hause. Am nächsten Tag gab Maria ihre Stelle auf – ohne die ordnungsgemäße Kündigungsfrist einzuhalten. Sie blieb wieder zu Hause und bewachte ihren Mann.

Jahre später sagte sie: »Ich hatte das Gefühl, das tun zu müssen. Ich musste die Dinge unter Kontrolle bringen – *meine Kontrolle.*«

Meine Frage lautet: Wer kontrolliert hier wen?

Maria lernte, dass sie ihren Mann oder seine Alkoholsucht überhaupt nicht kontrollierte. Er und seine Sucht kontrollierten sie.

Dieser Punkt wurde mir eines Abends noch klarer, als die Frau eines Alkoholikers während einer Familiengruppensitzung in einem Behandlungszentrum offen mit ihrem Mann sprach – der viele Jahre ihrer Ehe mit Trinken verbracht hatte, arbeitslos und im Gefängnis gewesen war.

»Du wirfst mir vor, dass ich versucht habe, dich zu kontrollieren, und das habe ich wohl getan«, sagte sie. »Ich bin mit dir in Bars gegangen, damit du nicht so viel trinkst. Ich habe dich nach Hause kommen lassen, wenn du ausfällig und betrunken warst, damit du nicht noch mehr trinken und dich verletzen würdest. Ich habe deine Drinks abgemessen, mit dir getrunken (obwohl ich trinken hasse), deine Flaschen versteckt und dich zu AA-Meetings gebracht. Aber die Wahrheit ist«, sagte sie, »dass du mich kontrolliert hast. All diese Briefe aus dem Gefängnis, in denen du geschrieben hast, was ich hören wollte. All diese Versprechen, all diese Worte. Und jedes Mal, wenn ich bereit bin zu gehen – für immer zu gehen –, sagst oder tust du genau das Richtige, um mich am Gehen zu hindern. Du weißt genau, was ich hören will, und das sagst du mir dann. Aber du änderst dich nie. Du hast nie vorgehabt, dich zu ändern. Du willst mich einfach nur kontrollieren.«

Er deutete ein Lächeln an und nickte, als sie das sagte: »Ja«, erwiderte er. »Ich habe versucht, dich zu kontrollieren. Und das ist mir ziemlich gut gelungen.«

Wenn wir versuchen, Menschen und Dinge zu kontrollieren, die zu kontrollieren wir kein Recht haben, werden wir kontrolliert. Wir verlieren die Macht, in unserem besten Interesse zu denken, zu fühlen und zu handeln. Und wir verlieren häufig die Kontrolle über uns selbst. Oft werden wir nicht nur von Menschen kontrolliert, sondern von Krankheiten, auch von Suchterkrankungen wie Alkoholismus. Das sind starke Kräfte. Vergiss nie, dass Suchtkranke hervorragende Kontrolleure sind. Wir haben unseren Meister gefunden, wenn wir versuchen, sie oder ihre Krankheit zu kontrollieren. Wir verlieren die Schlachten. Wir verlieren die Kriege. Und wir verlieren uns selbst – unser Leben. Um einen Al-Anon-Spruch zu zitieren: Du hast es nicht verursacht, du kannst es nicht kontrollieren, du kannst es nicht heilen.

Hör also auf, es zu versuchen! Das Unmögliche zu tun, ist völlig frustrierend. Und wir verhindern damit in der Regel, dass das

Mögliche geschieht. Mich stark an eine Person oder Sache zu klammern oder jemandem oder etwas meinen Willen aufzuzwingen, macht meiner Meinung nach die Möglichkeit zunichte, etwas Konstruktives in Bezug auf die Situation, die Person oder mich zu tun. Mein Kontrollverhalten blockiert den Zugang zu meinem höheren Selbst und die Fähigkeit anderer zu wachsen. Es verhindert, dass Ereignisse sich auf natürliche Weise entfalten. Und es hindert mich daran, Ereignisse oder die Gesellschaft von Menschen zu genießen.

Kontrolle ist eine Illusion. Sie funktioniert nicht. Wir können eine Alkoholsucht nicht kontrollieren. Wir können niemandes Suchtverhalten kontrollieren. Wir können nicht jemandes Emotionen, Gedanken oder Entscheidungen kontrollieren (und es ist auch nicht unsere Aufgabe, dies zu versuchen). Wir können den Ausgang von Ereignissen nicht kontrollieren. Wir können das Leben nicht kontrollieren. Manche von uns können kaum sich selbst kontrollieren.

Menschen tun letztlich, was sie tun wollen. Sie fühlen, wie sie fühlen wollen (oder wie sie sich fühlen); sie denken, was sie denken wollen; sie tun Dinge, die sie ihrer Meinung nach tun müssen; und sie werden sich nur ändern, wenn sie bereit dazu sind. Es spielt keine Rolle, ob sie unrecht und wir recht haben. Es spielt keine Rolle, dass sie sich selbst wehtun. Es spielt keine Rolle, dass wir ihnen helfen könnten, wenn sie uns nur zuhören und mit uns kooperieren würden.

Es spielt keine Rolle, es spielt keine Rolle, es spielt keine Rolle, es spielt keine Rolle.

Wir können andere nicht ändern. Jeder Versuch, sie zu kontrollieren, ist eine Selbsttäuschung und eine Illusion. Die Betroffenen werden sich entweder unseren Bemühungen widersetzen oder aber ihre eigenen Bemühungen verstärken, uns zu beweisen, dass wir sie nicht kontrollieren können. Sie mögen vorübergehend auf unsere Forderungen eingehen, doch sobald wir ihnen den Rücken kehren, verfallen sie in die alten Muster. Mehr noch: Sie werden uns dafür bestrafen, dass wir sie drängen, etwas zu tun, das sie nicht tun wollen, oder etwas zu sein, das sie nicht sein wollen. Keine noch so perfekte Kontrolle wird eine dauerhafte oder wünschenswerte Veränderung bei einem anderen Menschen herbeiführen. Manchmal können wir etwas tun, das die Wahrscheinlichkeit erhöht, dass Menschen sich ändern wollen, aber wir können das nicht garantieren oder gar kontrollieren.

Und das ist die Wahrheit. Und die ist bitter. Manchmal ist es hart, sie zu akzeptieren, vor allem, wenn du jemanden liebst, der sich selbst und dich verletzt. Aber so ist es nun einmal. Die einzige Person, die du jetzt oder irgendwann ändern kannst, bist du selbst. Die einzige Person, die zu kontrollieren deine Aufgabe ist, bist du selbst.

Lass los. Gib dich geschlagen. Wenn du das tust, kommt es manchmal schnell und fast wie durch ein Wunder zu dem Ergebnis, auf das du gewartet und gehofft hast. Manchmal nicht. Manchmal kommt es nie dazu. Aber du wirst dennoch profitieren. Du musst nicht aufhören, dich zu kümmern oder zu lieben. Du musst keinen Missbrauch dulden. Du musst nicht auf konstruktive Problemlösungsmethoden wie eine professionelle Intervention verzichten. Du musst dich nur wieder um deine eigenen emotionalen, mentalen, spirituellen und physischen Belange kümmern und andere Menschen in Ruhe lassen. Hör auf, dich einzumischen. Triff alle notwendigen Entscheidungen, um für dich selbst zu sorgen, aber triff sie nicht, um andere zu kontrollieren. Fang an, dich um dich selbst zu kümmern!

»Aber das ist so wichtig für mich«, protestieren viele Leute. »Ich kann nicht loslassen.«

Doch wenn es für dich so wichtig ist, hast du umso mehr Grund, loszulassen.

Ich habe etwas sehr Kluges übers Loslassen aus dem Mund von Kindern gehört – meinen eigenen Kindern. Manchmal klammerte sich mein Sohn Shane nach einer Umarmung zu stark und zu lange an mir fest. Er warf mich dann beinahe um. Ich verlor das Gleichgewicht und wartete ungeduldig darauf, dass er mich losließ. Ich begann, mich gegen ihn zu wehren. Vielleicht tat er es, um mir ein bisschen länger nahe zu sein. Vielleicht war es eine Form der Kontrolle. Ich weiß es nicht. Eines Abends beobachtete meine Tochter uns, als er es tat, bis auch sie frustriert und ungeduldig wurde.

»Shane«, sagte sie, »irgendwann muss man mal loslassen.«

Für jeden von uns kommt irgendwann der Zeitpunkt, loszulassen. Du wirst es wissen, wenn es so weit ist. Wenn du alles getan hast, was du tun kannst, ist es Zeit, loszulassen. Setz dich mit deinen Gefühlen auseinander. Stell dich deiner Angst, die Kontrolle zu verlieren. Gewinn die Kontrolle über dich und deine Verantwortlichkeiten. Gib andere frei, damit sie sein können, wie sie sind. Wenn du das tust, befreist du auch dich selbst.

AKTIVITÄTEN

1. Gibt es ein Ereignis oder einen Menschen in deinem Leben, das oder den du zu kontrollieren versuchst? Warum tust du das? Schreibe ein paar Absätze darüber, um es zu verstehen.
2. Auf welche Weise (mental, physisch, emotional usw.) wirst du von der Sache oder dem Menschen kontrolliert, die oder den du zu kontrollieren versuchst?
3. Was würde (mit dir und der anderen Person) geschehen, wenn du dich von dieser Situation oder Person lösen würdest? Wird dies trotz deiner Kontrollversuche wahrscheinlich ohnehin passieren? Inwiefern profitierst du von deinen Versuchen, die Situation zu kontrollieren? Inwiefern profitiert die andere Person von deinen Versuchen, die Situation zu kontrollieren? Wie effektiv sind deine Versuche, den Ausgang von Ereignissen zu kontrollieren?
4. Führe ein Kontrolltagebuch. Finde heraus, was dein Kontrollbedürfnis triggert.

8 Gib die Opferrolle auf

Wir achten sehr sorgsam darauf, dass niemand verletzt wird. Das heißt, niemand außer uns selbst.
Anonym

Gegen Ende des ersten Jahres meiner Genesung von der Co-Abhängigkeit wurde mir klar, dass ich immer noch ständig etwas tat, was mir Schmerzen bereitete. Ich spürte, dass dieses Muster mitverantwortlich dafür war, dass viele meiner Beziehungen scheiterten. Aber ich wusste nicht, was genau es war, das ich da tat, sodass ich auch nicht damit aufhören konnte.

Als ich eines sonnigen Tages mit meinem Freund Scott spazieren ging, blieb ich plötzlich stehen und fragte ihn: »Welche eine Sache tun Co-Abhängige immer und immer wieder? Was ist es, das dafür sorgt, dass wir uns permanent schlecht fühlen?«

Scott dachte einen Moment lang über meine Frage nach, bevor er antwortete: »Co-Abhängige sind Kümmerer – Retter. Sie retten, verfolgen dann und enden schließlich als Opfer. Schau dir mal das Dramadreieck von Karpman an.«

Das Dramadreieck mit den dazugehörigen Rollen des Retters, Verfolgers und Opfers ist ein von Stephen B. Karpman entwickeltes Modell.[1] Damals ergab das, was Scott sagte, für mich keinen Sinn, aber ich ging nach Hause, zog ein paar verstaubte Therapiebücher aus dem Regal und beschäftigte mich mit diesem Modell. Nach einer Weile ging mir ein Licht auf. Ich erkannte. Ich verstand. Ich hatte das Gefühl, das Feuer entdeckt zu haben.

Das war es. Das war mein Muster. Das ist unser Muster. Das ist es, was wir immer wieder mit Freunden, unserer Familie, Bekannten, Klienten oder anderen um uns herum tun. Als Co-Abhängige tun wir vieles, doch dieses eine tun wir am besten und am häufigsten. Es ist unsere Lieblingsreaktion.

Wir sind die Retter, die Ermöglicher. Wir sind die großartigen Paten der gesamten Welt, wie Earnie Larsen sagt. Wir erfüllen nicht nur die Bedürfnisse der Menschen, wir ahnen sie voraus. Wir beeinflussen andere positiv, pflegen und hegen und machen viel Wirbel um sie. Wir sorgen dafür, dass es besser wird, lösen und kümmern uns. Und machen all dies ach so gut. »Dein Wunsch ist mein Befehl«, lautet unser Motto. »Dein Problem ist mein Problem.« Wir sind Kümmerer.

Was bedeutet Rettung?

Die Wörter *retten* und *sich kümmern* bedeuten in etwa das, wonach sie klingen. Wir retten Menschen davor, Verantwortung übernehmen zu müssen. Wir kümmern uns um ihre Pflichten. Später werden wir wegen dem, was *wir* getan haben, wütend auf *sie*. Schließlich fühlen wir uns ausgenutzt und bemitleiden uns selbst. Das ist das Muster, das Dreieck.

Die Definitionen von retten und sich kümmern sind eng mit dem Wort ermöglichen verbunden. *Ermöglichen* ist ein therapeutischer Fachausdruck für eine destruktive Art des Helfens. Jede Handlung, die einem Drogenkonsumenten hilft, weiterhin zu konsumieren, die ihn davor bewahrt, Konsequenzen zu tragen, oder ihm das Weiterkonsumieren erleichtert, gilt als ermöglichendes Verhalten.

Laut Berater Scott Egleston »retten« wir jedes Mal, wenn wir die Verantwortung für einen anderen Menschen übernehmen – für seine Gedanken, Gefühle, Entscheidungen, Verhaltensweisen, seine Entwicklung, sein Wohlergehen, seine Probleme oder sein

Schicksal. Die folgenden Handlungsweisen stellen einen Akt des Rettens oder Ermöglichens dar:

- etwas tun, das wir eigentlich nicht tun wollen
- Ja sagen, wenn wir Nein meinen
- etwas für andere Menschen tun, obwohl sie es selbst tun sollten
- die Bedürfnisse anderer Menschen ungefragt und bevor wir uns dazu bereit erklärt haben, erfüllen
- mehr tun als notwendig, nachdem wir um Hilfe gebeten wurden
- ständig mehr geben, als wir in einer bestimmten Situation bekommen
- die Gefühle anderer positiv beeinflussen
- das Denken für andere übernehmen
- für jemand anderen sprechen
- die Konsequenzen für andere tragen
- für andere Probleme lösen
- sich stärker für eine gemeinsame Anstrengung einsetzen, als andere es tun
- nicht um das bitten, was wir wollen, brauchen und uns wünschen

Wir retten, wann immer wir uns um andere Menschen kümmern.

Wenn wir retten oder uns kümmern, erleben wir vielleicht eines oder mehrere der folgenden Gefühle: Unbehagen wegen des Dilemmas der anderen Person, den Drang, etwas zu tun, Mitleid, Schuld, Heiligkeit, Unruhe, ein extremes Verantwortungsgefühl für die Person oder das Problem, Angst. Wir fühlen uns vielleicht gezwungen, etwas zu tun, oder verspüren eine leichte oder auch eine starke Abneigung dagegen, etwas zu tun, fühlen uns kompetenter als die Person, der wir »helfen«, oder empfinden gelegentlich Unmut, in diese Lage gebracht zu werden. Wir denken auch, dass die Person, um die wir uns kümmern, hilflos und unfähig ist, das zu tun, was wir für sie tun. Wir fühlen uns vorübergehend gebraucht.

Nicht gemeint sind Akte der Liebe, der Freundlichkeit, des Mitgefühls und des wahren Helfens – Situationen, in denen unsere Hilfe berechtigterweise gewünscht und gebraucht wird und wir diese Hilfe auch leisten möchten. Diese Handlungen sind das Gute im Leben. Retten und Kümmern sind es nicht.

Sichkümmern scheint ein viel freundlicherer Akt zu sein, als er es tatsächlich ist. Sichkümmern erfordert die Inkompetenz desjenigen, um den wir uns kümmern. Wir retten »Opfer« – Menschen, die wir für unfähig halten, für sich selbst Verantwortung zu tragen. Die Opfer sind in der Lage, für sich selbst zu sorgen, auch wenn wir und sie selbst es nicht zugeben. Normalerweise hängen unsere Opfer einfach in der entsprechenden Ecke des Dreiecks herum und warten, dass wir zu ihnen ins Dreieck springen.

Nachdem wir gerettet haben, werden wir unweigerlich zur nächsten Ecke des Dreiecks weiterziehen: Verfolgung. Wir sind sauer und wütend auf die Person, der wir so großzügig »geholfen« haben. Wir haben etwas getan, das wir nicht tun wollten, etwas, wofür wir nicht verantwortlich waren, und wir haben unsere eigenen Bedürfnisse und Wünsche ignoriert, was uns wütend macht. Erschwerend kommt hinzu, dass diese arme Person, die wir gerettet haben, nicht einmal dankbar für unsere Hilfe ist. Sie weiß das Opfer, das wir gebracht haben, nicht genügend zu schätzen. Sie verhält sich nicht so, wie sie es sollte. Sie nimmt nicht einmal die Ratschläge an, die wir ihr so bereitwillig gegeben haben. Sie lässt nicht zu, dass wir ihr Gefühl positiv beeinflussen. Irgendetwas funktioniert nicht richtig oder fühlt sich nicht richtig an, sodass wir unseren Heiligenschein runterreißen und unsere Mistgabel auspacken.

Manchmal bemerken die Leute unsere schlechte Laune nicht,

oder sie ignorieren sie. Manchmal tun wir unser Bestes, um sie zu verbergen. Manchmal lassen wir andere – vor allem Familienmitglieder – die ganze Wucht unserer Wut spüren. Irgendwie scheint die Familie unser *wahres* Ich zum Vorschein zu bringen. Egal, ob wir unsere Aufregung und unseren Ärger zeigen oder ob wir sie teilweise oder komplett verbergen – *wir wissen*, was los ist.

Meistens spüren die Menschen, die wir retten, sofort unseren Stimmungswandel. Sie haben ihn kommen sehen. Er ist genau der Vorwand, den sie brauchten, um sich gegen uns zu wenden. Jetzt sind *sie* in der Ecke der Verfolger. Das kann unseren Wutgefühlen vorausgehen, gleichzeitig oder nachfolgend geschehen. Manchmal reagieren die Opfer auf unsere Wut. Normalerweise reagieren sie darauf, dass wir die Verantwortung für sie übernehmen, was ihnen direkt oder indirekt sagt, für wie unfähig wir sie halten. Menschen ärgern sich, wenn wir ihnen sagen oder zeigen, dass sie inkompetent sind, egal, wie lauthals sie selbst ihre Inkompetenz kundtun. Und sie nehmen es uns übel, dass wir das Ganze nur noch schlimmer machen, indem wir wütend auf sie werden, nachdem wir auf ihre Inkompetenz hingewiesen haben.

Dann ist es Zeit für unseren letzten Schritt. Wir begeben uns direkt zu unserer Lieblingsstelle im Dreieck: der Opferecke *ganz unten*. Dies ist das vorhersehbare und unvermeidliche Ergebnis einer Rettung. Gefühle der Hilflosigkeit, des Schmerzes, der Trauer, der Scham und des Selbstmitleids bemächtigen sich unser. Wir sind ausgenutzt worden – schon wieder. Wir sind nicht gewürdigt worden – schon wieder. Wir haben uns so große Mühe gegeben, Menschen zu helfen, gut zu ihnen zu sein. Wir klagen: »Warum? Warum passiert das *immer* mir?« Ein anderer Mensch ist auf uns herumgetrampelt, hat uns ausgenutzt. Wir fragen uns, ob es unser Schicksal ist, immer Opfer zu sein. Wahrscheinlich ja, wenn wir nicht aufhören, zu retten und uns zu kümmern.

Viele Co-Abhängige waren irgendwann in ihrem Leben *tatsächlich* Opfer – von Missbrauch, Vernachlässigung, Verlassenwerden,

Alkoholsucht oder einer Vielzahl von Situationen, die Menschen zu Opfern machen können. Wir waren irgendwann einmal wirklich zu hilflos, um uns schützen oder unsere Probleme lösen zu können. Etwas geschah, etwas, worum wir nicht gebeten hatten, und es verletzte uns sehr. Das ist sehr traurig. Doch noch trauriger ist, dass viele von uns Co-Abhängigen daraufhin begannen, sich selbst als Opfer zu sehen. Unsere schmerzliche Geschichte wiederholt sich. Als Kümmerer erlauben wir es Menschen, uns zum Opfer zu machen, und wir beteiligen uns an unserer Viktimisierung, indem wir ständig andere Menschen retten. Retten und Kümmern sind keine Akte der Liebe. Das Dramadreieck ist ein Hassdreieck. Es fördert Selbsthass, hält ihn aufrecht und steht unseren Gefühlen für andere Menschen im Weg.

Das Dreieck und der Wechsel von der Rolle des Retters zu der des Verfolgers und schließlich des Opfers lassen sich gut beobachten. Die Rollenwechsel und emotionalen Veränderungen erfolgen so selbstverständlich und intensiv, als würden wir ein Drehbuch lesen. Wir können den Prozess innerhalb von Sekunden hinter uns bringen und beim Rollenwechsel nur wenig empfinden. Doch es kann ebenso Jahre dauern, bis wir das Dreieck durchlaufen haben und es zu einer großen Explosion kommt. Wir können zwanzigmal an einem Tag jemanden retten. Viele von uns tun dies auch.

Ich möchte eine solche Rettung veranschaulichen. Eine meiner Freundinnen war mit einem Alkoholiker verheiratet. Wann immer er sich betrank, fuhr sie durch die ganze Stadt, nahm die Hilfe ihrer Freunde in Anspruch und verfolgte ihren Mann so lange, bis sie ihn fand. Normalerweise empfand sie ihm gegenüber Wohlwollen, war besorgt und hatte Mitgefühl – eine Warnung, dass eine Rettung bevorstand –, bis sie ihn nach Hause gebracht, ins Bett gesteckt und die Verantwortung für ihn und seine Abstinenz übernommen hatte. Sobald er im Bett lag, änderte sich alles. Sie nahm sofort die Verfolger-Position ein. Sie wollte diesen Mann nicht in ihrem Zuhause haben. Sie erwartete, dass er tagelang jammern würde, wie schlecht es ihm gehe. Und sie wusste, dass er dann unfähig wäre, seinen Verpflichtungen gegenüber der Familie nachzukommen, und ein bemitleidenswertes Verhalten an den Tag legte. Das hatte sie schon so oft erlebt! Also begann sie zu nörgeln, zunächst mit kleinen Spitzen, bis sie ihn schließlich so richtig zur Schnecke machte. Er selbst duldete kurz ihre Verfolgung, bevor er sich von einem hilflosen Opfer in einen rachsüchtigen Verfolger verwandelte, woraufhin sie dann in die Opferrolle schlüpfte. Selbstmitleid, Gefühle der Hilflosigkeit, Scham und Verzweiflung machten sich breit. Dies war die Geschichte ihres Lebens, klagte sie dann. Wie konnte er sie, nach allem, was sie für ihn getan hatte, so behandeln? Warum passierte das immer ihr? Sie fühlte sich als Opfer der Umstände, als Opfer des abscheulichen Verhaltens ihres Ehemanns, als Opfer des Lebens. Es kam ihr nie in den Sinn, dass sie auch ein Opfer ihrer selbst und ihres eigenen Verhaltens war.

Und noch ein Beispiel für eine Rettung: Es war Herbst, und eine Freundin wollte mit mir zum Äpfelpflücken fahren. Ursprünglich hatte ich zugestimmt, und wir hatten einen Termin vereinbart. Als dieser näher rückte, hatte ich jedoch viel zu tun. Ich rief sie an, aber statt ihr zu sagen, dass ich nicht mitkommen könne, bat ich darum, den Termin zu verschieben. Ich fühlte mich schuldig und für ihre Gefühle verantwortlich – wieder einmal war eine Rettung geboten. Ich konnte sie nicht enttäuschen, weil ich glaubte, dass sie mit ihren Gefühlen nicht umgehen und die Verantwortung für sie nicht übernehmen könne. Ich konnte ihr nicht die Wahrheit sagen, weil ich glaubte, sie wäre vielleicht wütend auf mich (noch mehr emotionale Verantwortung) – als sei die Wut von jemand anderem meine Angelegenheit. Das nächste Wochenende kam, und ich zwängte den Ausflug in meinen nun noch volleren Terminplan. Ich brauchte keine Äpfel. Zwei Schubfächer meines Kühlschranks waren bis oben hin mit Äpfeln gefüllt. Noch bevor ich das Haus meiner Freundin erreicht hatte, war ich bereits in die Verfolgerrolle geschlüpft. Ich spürte, wie Ärger in mir hochstieg, während wir zur Apfelplantage fuhren. Als wir dort ankamen und begannen, die Äpfel anzusehen und zu probieren, wurde deutlich, dass keine von uns Spaß dabei hatte. Nach wenigen Minuten wandte sich meine Freundin zu mir und sagte: »Ich will eigentlich gar keine Äpfel. Ich habe letzte Woche welche gekauft. Ich bin nur mitgekommen, weil ich dachte, du wolltest hierher. Und ich wollte deine Gefühle nicht verletzen.«

Dieses Beispiel zeigt nur eine von Tausenden Rettungen, die ich in meinem Leben vorgenommen habe. Als ich den Prozess zu durchschauen begann, wurde mir klar, dass ich den größten Teil meiner wachen Momente damit verbrachte, von einer Ecke des Dreiecks in die andere zu huschen und für alle außer mir selbst die Verantwortung zu übernehmen. Manchmal gelangen mir große Rettungen, manchmal kleine. Meine Freundschaften wurden abhängig vom Verlauf der Rettung geknüpft, aufrechterhalten und schließlich beendet. Retten bestimmte meine Beziehungen zu Familienmitgliedern und Klienten. Es sorgte dafür, dass ich die meiste Zeit in heller Aufregung war.

Gehen zwei Co-Abhängige eine Beziehung miteinander ein, kann dies für beide verheerende Folgen haben. Stell dir vor, dass diese Beziehung aus zwei People Pleasern besteht. Stell dir nun vor, dass beide aus der Beziehung rauswollen. Sie werden entsetzliche Dinge tun. Sie werden einander und sich selbst beinahe zugrunde richten, bevor einer von ihnen aufhört zu retten und sagt: »Ich will hier raus.«

Als Co-Abhängige verbringen wir viel Zeit damit, andere zu retten. Normalerweise erkenne ich Co-Abhängige innerhalb der ersten fünf Minuten des Kennenlernens und Miteinander-Sprechens. Sie bieten mir entweder ungebeten ihre Hilfe an oder hören nicht auf, mit mir zu reden, obwohl sie sich offensichtlich unwohl fühlen und die Unterhaltung beenden möchten. Sie knüpfen die

Beziehung, indem sie die Verantwortung für mich und nicht für sich selbst übernehmen.

Einige von uns werden so müde von der enormen Belastung – der völligen Verantwortung für andere Menschen –, dass sie die Gefühle von Mitleid und Sorge, die zur Rettung gehören, überspringen und gleich zum Zorn übergehen. Sie sind ununterbrochen wütend und empfinden Groll und Feindseligkeit gegenüber potenziellen Opfern. Menschen mit einem Bedürfnis oder einem Problem wecken in ihnen Schuldgefühle oder das Gefühl, dass sie handeln müssen. Nach der Rettung machen sie kein Geheimnis daraus, wie sehr ihnen diese unangenehme Lage zuwider ist. Ich habe dies oft bei Menschen in helfenden Berufen erlebt. Nachdem sie jahrelang andere gerettet haben – viel gegeben und deutlich weniger zurückbekommen haben –, nehmen viele von ihnen eine feindselige Haltung gegenüber ihren Patienten ein. Vielleicht üben sie ihren Beruf trotzdem weiterhin aus und »helfen« den Patienten, normalerweise geben sie ihn jedoch nach Aussage einiger Berater mit dem Gefühl auf, zum Opfer gemacht worden zu sein.

Sichkümmern hilft nicht; es verursacht Probleme. Wenn wir uns um Menschen kümmern und Dinge tun, die wir nicht tun wollen, ignorieren wir persönliche Bedürfnisse, Wünsche und Gefühle. Wir stellen *uns selbst* hintan. Manchmal sind wir so sehr damit beschäftigt, uns um andere zu kümmern, dass wir unser gesamtes Leben auf Eis legen. Viele Kümmerer sind gestresst und überfordert. Sie genießen keine ihrer Aktivitäten. Kümmerer wirken verantwortungsbewusst, sind es aber nicht. Denn sie übernehmen keine Verantwortung für ihre höchste Verantwortung überhaupt – sie selbst.

Wir geben ständig mehr, als wir bekommen, und fühlen uns dann missbraucht und vernachlässigt. Wir fragen uns, warum niemand *unsere* Bedürfnisse wahrnimmt, wo wir doch stets die Bedürfnisse anderer vorausahnen. Als Folge davon, dass unsere

Bedürfnisse nicht erfüllt werden, können wir schwere Depressionen bekommen. Doch gute Kümmerer fühlen sich am sichersten, wenn sie geben; sie fühlen sich schuldig und unwohl, wenn jemand ihnen etwas gibt oder sie etwas tun, um ihre Bedürfnisse zu befriedigen. Manchmal stecken Co-Abhängige so stark in der Kümmerrolle fest, dass sie konsterniert sind und sich abgelehnt fühlen, wenn sie sich nicht um andere kümmern oder sie retten können – wenn ihre »Hilfe« abgelehnt wird.

Der schlimmste Aspekt des Kümmerns ist, dass wir zu Opfern werden und Opfer bleiben. Ich glaube, dass viele selbstzerstörerische Verhaltensweisen – Drogenmissbrauch, Essstörungen, Sexsucht – eine Folge dieser Opferrolle sind. Als Opfer ziehen wir Täter an. Wir glauben, dass wir jemanden brauchen, der sich um uns kümmert, weil wir uns hilflos fühlen. Einige Kümmerer werden sich letztlich an eine Person oder eine Institution wenden, um sich mentale, physische, finanzielle oder emotionale Hilfe zu holen. *Ein Opfer zu sein, wird ihre Geschichte.*

Du fragst dich vielleicht, warum scheinbar vernünftige Menschen zu Rettern werden? Aus vielerlei Gründen. Den meisten von uns ist gar nicht bewusst, was wir tun. Wir glauben wirklich, dass wir helfen. Einige von uns glauben, dass sie retten *müssen.* Sie haben wirre Vorstellungen davon, was Helfen bedeutet und was nicht. Viele von uns sind davon überzeugt, dass Retten eine gute Tat ist. Sie halten es vielleicht sogar für grausam und herzlos, es jemandem zu erlauben, sich einem berechtigten Gefühl zu stellen und es zu verarbeiten, die Konsequenzen zu tragen, enttäuscht darüber zu sein, ein Nein zu hören, auf ihre Bedürfnisse und Wünsche zu reagieren und für etwas verantwortlich gemacht oder zur Rechenschaft gezogen zu werden. Dabei ist es egal, dass sie zweifellos einen Preis für unsere »Hilfe« bezahlen werden – einen Preis, der so brutal oder vielleicht noch brutaler sein wird als jedes Gefühl, dem sie sich möglicherweise stellen müssen.

Viele von uns verstehen nicht, wofür sie verantwortlich sind und wofür nicht. Wenn sie ein Problem haben, glauben sie vielleicht, sich völlig hineinsteigern zu müssen, weil sie genau dies für unsere Pflicht halten. Manchmal werden sie krank davon, sich für so vieles verantwortlich zu fühlen, lehnen dann jegliche Verantwortung ab und werden völlig verantwortungslos.

Den Kern der meisten Rettungen bildet jedoch ein Dämon: ein geringes Selbstwertgefühl. Wir retten, weil wir uns mit uns selbst nicht gut fühlen. Obwohl diese Gefühle flüchtig und künstlich sind, sorgt Kümmern vorübergehend dafür, dass wir uns besser fühlen, und verleiht uns ein größeres Selbstwertgefühl und Macht. So wie ein Drink einem Alkoholiker hilft, sich einen Moment lang besser zu fühlen, lenkt ein Rettungsakt uns für eine kurze Zeit von dem Schmerz ab, zu sein, wer wir sind. Wir empfinden uns nicht als liebenswert, sodass wir uns damit zufriedengeben, gebraucht zu werden. Wir fühlen uns mit uns selbst nicht gut, sodass wir uns gezwungen sehen, etwas Bestimmtes zu tun, um zu *beweisen*, wie gut wir sind.

Wir retten, weil wir auch anderen gegenüber kein gutes Gefühl haben. Manchmal beschließen wir, zu Recht oder zu Unrecht, dass andere Menschen nicht die Verantwortung für sich selbst tragen können. Auch wenn dies wahr erscheinen mag, ist es nicht korrekt. Jeder Mensch kann für sich selbst Verantwortung tragen, solange er kein Kind ist und weder einen Hirnschaden noch eine schwere körperliche Beeinträchtigung hat.

Manchmal retten wir, weil das einfacher ist, als mit dem Unbehagen fertigzuwerden, uns den ungelösten Problemen anderer Menschen gegenüberzusehen. Wir haben nicht gelernt, zu sagen: »Tut mir leid, dass du dieses Problem hast. Was brauchst du von mir?«, sondern: »Lass mich das *für* dich tun.«

Einige von uns haben als Kinder gelernt, Kümmerer zu sein. Vielleicht waren sie nahezu dazu gezwungen, weil sie mit der Familiendynamik Alkoholismus gelebt haben. Manche von uns haben vielleicht später im Leben mit dem Kümmern begonnen, weil sie in einer festen Beziehung mit einer Person steckten, die sich weigerte oder nicht in der Lage zu sein schien, für sich selbst zu sorgen. Sie beschlossen, damit zurechtzukommen, indem sie für sie einsprangen und die Verantwortung übernahmen.

Viele Co-Abhängige haben auf andere Weise gelernt, Kümmerer zu werden. Vielleicht haben sie diese weitverbreiteten Lügen geglaubt: Sei nicht egoistisch, sei immer freundlich und hilf anderen, verletze nie die Gefühle anderer Menschen, sag niemals Nein und erwähne keine persönlichen Wünsche und Bedürfnisse, denn das ist unhöflich.

Man hat ihnen vielleicht beigebracht, für andere Menschen Verantwortung zu übernehmen, aber nicht für sich selbst. Einige Frauen haben gelernt, gute, begehrenswerte Ehefrauen und Mütter seien Kümmerinnen. Kümmern wurde von ihnen erwartet und verlangt. Es war ihre Pflicht. Manche Männer glauben, gute Ehemänner und Väter seien Kümmerer – Superhelden, dafür verantwortlich, jedes Bedürfnis eines jeden Familienmitglieds zu erfüllen.

Wenn wir uns um Babys, kleine Kinder oder Menschen jeden Alters mit besonderen Bedürfnissen kümmern, geraten wir manchmal in einen der Co-Abhängigkeit ähnlichen Zustand. Sich um Kinder zu kümmern, erfordert teilweise, auf die Befriedigung unserer eigenen Bedürfnisse zu verzichten, Dinge zu tun, die wir nicht tun wollen, unsere Gefühle und Wünsche zu unterdrücken (um vier Uhr morgens ein Kind zu füttern, befriedigt in der Regel nur dessen Bedürfnisse) und die volle Verantwortung für ein anderes menschliches Wesen zu übernehmen. Für Kinder zu sorgen, ist nicht gleichbedeutend mit retten. Es ist eine wirkliche Aufgabe und nicht die Art von Kümmern, über die ich hier spreche. Sorgen Kümmerer sich jedoch nicht gleichzeitig auch um sich selbst, kann sich der Co-Abhängigen-Blues einstellen.

Andere haben vielleicht ihren Glauben dahingehend interpretiert, sich kümmern zu müssen. Seid fröhliche Geber, sagt man uns. Strengt euch besonders an. Liebt eure Nachbarn. Und wir strengen uns an. Strengen uns zu sehr an. Und fragen uns dann, was mit uns nicht stimmt, weil unsere religiösen Überzeugungen nicht funktionieren. Und unser Leben funktioniert auch nicht.

Religiöse Überzeugungen können funktionieren. Auch dein Leben kann gut funktionieren. Das Retten ist es, was nicht funktioniert. »Es ist so, als würde man versuchen, Schmetterlinge mit einem Besenstiel zu fangen«, bemerkte eine Freundin. Retten lässt uns jedes Mal bestürzt und verwirrt zurück. Es ist eine selbstzerstörerische Reaktion, eine weitere Art und Weise, auf die Co-Abhängige sich an Menschen binden und sich von sich selbst lösen. Es ist ein weiterer Versuch, andere zu kontrollieren, wobei wir jedoch stattdessen von anderen kontrolliert werden. Kümmern führt zu einer ungesunden Eltern-Kind-Beziehung – manchmal im gegenseitigen Einvernehmen zwischen zwei Erwachsenen, manchmal zwischen einem Erwachsenen und einem Kind.

Kümmern erzeugt Wut. Kümmerer werden wütende Eltern, wütende Kinder, wütende Freunde, wütende Geliebte. Sie werden oft unzufrieden, frustriert und verwirrt. Die Menschen, denen sie helfen, sind oder werden hilflose, wütende Opfer. Und auch die Kümmerer werden zu Opfern.

Die meisten von uns haben schon einmal das biblische Gleichnis von Maria und Marta gehört, das in Kapitel 10 des Lukasevangeliums erzählt wird. Während Maria dasaß und Jesus zuhörte, sorgte Marta für ihn. Es dauerte nicht lange, bis Marta begann, sich zu beklagen, dass sie alles tun müsse, während Maria sich entspanne und vergnüge. Kommt dir das bekannt vor? Jesus ließ das nicht unwidersprochen. Er erklärte Marta, Maria wisse, was wichtig sei. Sie habe die richtige Entscheidung getroffen.

Jesu Botschaft ist vielleicht die, dass Marias Entscheidung die richtige war, weil es wichtiger ist, die Gesellschaft von anderen Menschen zu genießen, als zu putzen und zu kochen. Doch ich glaube, das Gleichnis enthält noch eine weitere Botschaft: nämlich, dass wir Verantwortung für unsere Entscheidungen übernehmen sollen, tun sollen, was wir tun *wollen*, und erkennen sollen, dass wir wütend werden, wenn wir es nicht tun. Vielleicht war Marias Entscheidung deswegen die richtige, weil sie das tat, was sie wollte. Jesus half vielen Menschen, war dabei aber ehrlich und geradlinig. Er verfolgte die Menschen nicht, nachdem er ihnen geholfen hatte. Und er *fragte* sie, was sie sich von ihm wünschten. Manchmal fragte er auch, warum. Er zog sie für ihr Verhalten zur Rechenschaft.

Ich glaube, Kümmern pervertiert religiöse Botschaften über das Geben, Lieben und Helfen. Nirgendwo in der Bibel heißt es, wir sollten jemandem helfen und ihm dann die Augen auskratzen. Nirgendwo heißt es, wir sollten uns mit jemandem besondere Mühe geben und uns dann seinen Stock schnappen und ihn damit schlagen. Sich um Menschen kümmern und geben sind gute, wünschenswerte Dinge – etwas, das wir tun müssen –, aber viele Co-Abhängige haben die Aufforderung, zu »geben, bis es wehtut«, einfach falsch interpretiert. Sie geben noch lange nachdem es wehtut, normalerweise bis sie sich vor Schmerzen krümmen. Es ist gut zu geben, aber wir müssen nicht alles weggeben. Es ist in Ordnung, etwas für uns zu behalten.

Ich glaube, dass es lohnenswerte Unterfangen sind, Menschen zu helfen und unsere Zeit, unsere Talente und unser Geld mit ihnen zu teilen. Doch ich glaube auch, dass wir aus einer Haltung hoher Selbstachtung geben sollten. Meiner Meinung nach sind Akte der Freundlichkeit nur dann freundlich, wenn wir ein gutes Gefühl haben – gegenüber uns selbst, dem, was wir tun, und der Person, für die wir es tun. Uns alle leitet ein höheres Selbst – wenn wir zuhören. Haben wir absolut kein gutes Gefühl bei dem, was wir tun, sollten wir es nicht tun – egal, wie wohltätig es uns erscheinen mag. Wir sollten für andere auch nichts tun, was sie selbst tun können und sollten. Andere Menschen sind nicht hilflos. Und wir sind es auch nicht.

Zu geben und etwas für und mit Menschen zu tun, ist ein wichtiger Teil eines gesunden Lebens und gesunder Beziehungen. Aber zu lernen, wann wir nicht geben, nicht nachgeben und nicht etwas für andere tun sollten, ist ebenso ein wichtiger Teil eines gesunden Lebens und gesunder Beziehungen. Es ist nicht gut, sich um Menschen zu kümmern, die uns ausnutzen, um keine Verantwortung übernehmen zu müssen. Es schadet ihnen, und es schadet uns. Der Grat zwischen helfen und schaden, zwischen nützlichem Geben und zerstörerischem Geben ist sehr schmal. Aber wir können lernen, diese Unterscheidung zu treffen.

Kümmern ist Handeln und eine Haltung. Bei manchen von uns wird es zu einer Rolle, einer Herangehensweise an das gesamte Leben und einer Einstellung allen Menschen gegenüber. Kümmern ist eng verbunden mit Märtyrertum (ein Zustand, dessen Co-Abhängige oft bezichtigt werden) und dem Bestreben, es allen recht machen zu wollen (was man uns auch gerne vorwirft). Märtyrer, so Earnie Larsen, »verderben alles«. Sie opfern ihr Glück und das Glück anderer zum Wohl einer unbekannten Sache, die kein Opfer verlangt. Menschen, die es allen recht machen wollen, kann man nicht vertrauen, sagt Larsen. Sie lügen. Und als Kümmerer kümmern sie sich nicht um sich selbst.

Das Spannendste am Kümmern ist, zu verstehen, was es genau ist und wann wir es tun, damit wir damit aufhören können.

Wir können lernen, eine Rettung zu erkennen. Können uns weigern, zu retten. Es ablehnen, uns von anderen retten zu lassen. Können die Verantwortung für uns selbst übernehmen und andere das Gleiche tun lassen. Ob wir unsere Einstellungen, unsere Situation, unser Verhalten oder unser Denken ändern, das Beste, was wir tun können, ist, unsere Opferrolle aufzugeben.

AKTIVITÄTEN

1. Dieser Aktivität nachzugehen, erfordert vielleicht einige Zeit, kann für dich jedoch zu einer bahnbrechenden Erfahrung werden, wenn das Kümmern/Retten/Ermöglichen Probleme verursacht. Mach dich mit Karpmans Dramadreieck vertraut und damit, wie du in deinem Leben diesen Prozess durchläufst. Führe ein Rettungstagebuch. Konzentriere dich auf die Beziehungen, die dich belasten. Halte deine Interaktionen mit den Menschen fest, die dir Stress bereiten, dich in Unruhe versetzen oder dir Anlass zur Sorge geben. Beobachte, wann du wütend wirst. Beobachte, wann du das Gefühl hast, zum Opfer gemacht worden zu sein. Beobachte, wann du verwirrt bist. Hier geht es darum, ein Bewusstsein für dich selbst und deine Mitwirkung am Retten/Kümmern sowie dafür zu entwickeln, wie diese dazu führt, dass du dich als Opfer fühlst. Achte auf die Rollen- und Stimmungswechsel. Wenn du dich dabei ertappst, dass du verärgert bist oder dich ausgenutzt fühlst, dann schreib auf, wie du gerettet hast.
2. Praktiziere Verhaltensweisen, die nichts mit Retten zu tun haben. Setze Grenzen. Sag Nein, wenn du Nein sagen willst. Tu, was du tun möchtest. Weigere dich, Vermutungen darüber anzustellen, was Menschen wollen und brauchen; bestehe stattdessen darauf, dass andere dich direkt um das bitten, was sie brauchen und sich von dir wünschen. Fang an, direkt um das zu bitten, was du brauchst und dir wünschst. Weigere dich, die Verpflichtungen anderer Menschen zu übernehmen. Wenn du damit aufhörst, dich um Menschen zu kümmern, die daran gewöhnt sind, dass du dies tust, werden sie zuerst vielleicht wütend oder frustriert. Du hast das System geändert, für Unruhe gesorgt. Es bedeutet mehr Arbeit für sie, und sie können dich nicht mehr ausnutzen. Erklär ihnen, was du tust, und lass zu, dass sie die Verantwortung für ihre Gefühle übernehmen. Vielleicht danken sie dir später dafür. Möglicherweise überraschen sie dich sogar – manchmal sorgen die Menschen, von denen wir es am wenigsten erwartet haben, sehr gut für sich, wenn wir aufhören, uns um sie zu kümmern.

9 Unabhängigkeit

»Was ist los mit mir?«, fragte sie. »Brauche ich eine Leiche neben mir im Bett, um mich gut zu fühlen?«

Alice B., eine Co-Abhängige, die mit zwei Alkoholikern verheiratet war

»Ich bin wirklich unabhängig – solange ich in einer Beziehung bin«, verkündete eine Polizeibeamtin, die mit mehreren emotional belasteten Männern liiert war.

»Mein Mann liegt betrunken auf dem Sofa und hat seit zehn Jahren keinen einzigen Lohnscheck mehr nach Hause gebracht«, sagte die Leiterin einer großen Sozialeinrichtung. »Wer braucht so was? Offenbar ich«, beantwortete sie ihre eigene Frage. »Aber warum? Und wozu?«

Eine Frau, die sich vor Kurzem Al-Anon angeschlossen hatte, rief mich eines Nachmittags an. Sie war verheiratet, arbeitete in Teilzeit als Krankenpflegerin, hatte die alleinige Verantwortung dafür übernommen, ihre beiden Kinder großzuziehen, und kümmerte sich um alles, was mit dem Haus zu tun hatte, einschließlich Reparaturen und Finanzen. »Ich will mich von meinem Mann trennen«, sagte sie. »Ich kann ihn und seine Misshandlungen nicht länger ertragen. Aber sagen Sie mir bitte … glauben Sie, dass ich für mich selbst sorgen kann?«

Die Wortwahl variiert, doch der Gedanke ist der gleiche: *Es macht mich unglücklich, mit dieser Person zusammenzuleben, aber ich glaube nicht, dass ich* ohne *sie leben kann. Aus irgendeinem Grund schaffe ich es nicht, der Wahrheit ins Auge zu sehen, der jeder Mensch ins Auge sehen oder vor der er ständig weglaufen muss – dass ich letzten Endes ganz allein dafür verantwortlich bin, für mich selbst zu sorgen. Ich glaube nicht, dass ich für mich sorgen* kann. *Ich bin nicht sicher, ob ich so allein sein* möchte. *Ich brauche einen Menschen, irgendeinen Menschen, der mein Gefühl der Einsamkeit lindert. Egal, um welchen Preis.*

Colette Dowling beschreibt dieses Gedankenmuster in *Der Cinderella-Komplex*. Penelope Russianoff erörtert es in *Bin ich ohne Mann nichts wert?* Und auch ich erwähne es sehr oft.

Egal, ob wir Co-Abhängigen schwach und hilflos oder stark und robust wirken, die meisten von uns sind verängstigte, hilfsbedürftige, verletzliche Kinder, die sich verzweifelt danach sehnen, geliebt und umsorgt zu werden.

Das Kind in uns glaubt, dass es nicht liebenswert ist und nie die Geborgenheit finden wird, nach der es sucht. Manchmal wird die Verzweiflung dieses verletzlichen Kindes übermächtig. Menschen haben uns im Stich gelassen, emotional und physisch. Menschen haben uns abgelehnt. Menschen haben uns missbraucht, uns enttäuscht. Sie waren nicht für uns da, haben uns nicht gesehen, gehört oder auf unsere Bedürfnisse reagiert. Wir glauben inzwischen vielleicht, dass andere grundsätzlich nicht für uns da sein werden. Viele von uns stellen sogar ihren Glauben infrage.

Wir dagegen sind für so viele Menschen da gewesen. Wir wollen (endlich) jemanden, der für uns da ist. Wir brauchen jemanden, irgendjemanden, der uns vor der großen Einsamkeit und Entfremdung bewahrt. Wir wollen etwas vom Guten im Leben. Doch um uns herum – und in uns – ist nur Schmerz. Wir fühlen uns hilflos und unsicher. Andere wirken so stark und selbstbewusst. Wir sind davon überzeugt, dass sie vom Glück verwöhnt sind.

Und so werden wir von ihnen abhängig – von unseren Geliebten, Ehepartnern, Freunden, Eltern oder Kindern. Wir werden abhängig von ihrer Zustimmung, von ihrer Anwesenheit, davon,

von ihnen gebraucht zu werden. Wir werden abhängig von ihrer Liebe, obwohl wir glauben, dass wir ihre Liebe nie bekommen werden, weil wir nicht liebenswert sind. Niemand hat uns je auf eine Weise geliebt, die unseren Bedürfnissen entsprach.

Das soll nicht heißen, dass Co-Abhängige seltsam sind, weil sie sich Liebe und Zustimmung wünschen und sie brauchen. So geht es schließlich den meisten Menschen. Sie wollen in liebevollen Beziehungen leben, wünschen sich eine besondere Person in ihrem Leben. Sie wünschen sich Freunde und brauchen sie, wünschen sich, dass die Menschen in ihrem Leben sie lieben und akzeptieren. Dies sind natürliche, gesunde Bedürfnisse. Ein gewisses Maß an emotionaler Abhängigkeit ist in den meisten Beziehungen gegeben, auch den gesündesten.[1] Aber viele von uns wünschen sich nicht einfach Menschen – sie brauchen Menschen. Und werden möglicherweise von diesem Bedürfnis getrieben, ja gesteuert.

Menschen zu sehr zu brauchen, kann zu Problemen führen. Andere werden für uns der Schlüssel zum Glück. Ich glaube, dass die starke Konzentration auf andere Hand in Hand mit Co-Abhängigkeit geht und unserer emotionalen Unsicherheit entspringt. Ich glaube, dass auch die unaufhörliche Suche nach Zustimmung in hohem Maße auf Unsicherheit zurückzuführen ist. Wir glauben, dass die anderen Glück haben, wir hingegen nicht. Die anderen haben die guten Gefühle, wir jedoch nicht. Und das weniger Gute finden wir in uns, je mehr wir es bei anderen suchen. *Sie* haben alles, wir haben nichts. *Unser* Leben ist nicht wichtig. Wir sind so oft im Stich gelassen und vernachlässigt worden, dass wir uns auch selbst im Stich lassen.

Menschen so sehr zu brauchen, jedoch gleichzeitig zu glauben, dass wir nicht liebenswert sind und andere nie für uns da sein werden, kann zu einer tief verwurzelten Überzeugung und einer Quelle des inneren Konflikts werden. Manchmal denken wir, andere seien nicht für uns da, obwohl sie es in Wirklichkeit sind.

Diese dysfunktionale Überzeugung nimmt uns die Sicht, ja, hindert uns daran, die vorhandene Liebe zu sehen.

Manchmal kann niemand so für uns da sein, wie wir es brauchen – niemand, der uns seine ganze Aufmerksamkeit widmet, sich um uns kümmert und dafür sorgt, dass wir uns gut, vollkommen und sicher fühlen.

Oft brauchen wir andere Menschen so sehr, dass wir uns mit zu wenig zufriedengeben. Das kann uns von kranken Menschen abhängig machen. Oder von Menschen, die wir nicht sonderlich mögen oder lieben. Manchmal brauchen wir andere so sehr, dass wir uns mit beinahe jedem zufriedengeben. Wir wünschen uns dann vielleicht Zuneigung von Menschen, die diesem Bedürfnis nicht gerecht werden, ja, geraten in Situationen, in denen wir jemanden brauchen, der für uns da ist, die Person, für die wir uns entscheiden, dies jedoch nicht kann oder will.

Vielleicht reden wir uns sogar ein, dass wir ohne einen bestimmten Menschen nicht leben können und eingehen und sterben werden, wenn dieser nicht in unserem Leben ist. Wenn dieser Mensch psychisch krank ist, tolerieren wir möglicherweise Missbrauch und Unberechenbarkeit, um ihn in unserem Leben zu behalten und unsere Quelle der emotionalen Sicherheit zu schützen. Unser Bedürfnis wird so groß, dass wir uns mit zu wenig begnügen. Unsere Erwartungen sinken unter das Normale, ja, unter das, was wir von Beziehungen erwarten sollten. Schließlich sind wir in der Beziehung gefangen, stecken in ihr fest. Und das Objekt unserer Besessenheit kann dies spüren und fühlt sich vielleicht erdrückt.

So schreibt Janet Geringer Woititz in *The Complete ACOA Sourcebook*:

> Die Tage des Glücks sind vorbei. Man hat sich nicht einmal mehr etwas zu sagen. Ich bleibe, denn: »Er schlägt mich nicht«, »Sie treibt sich nicht herum«, »Er hat seinen Job nicht verlo-

> ren«. Das Zerrbild ist bizarr. Stell dir vor, du wirst für Verhaltensweisen gelobt, die für uns Normalsterbliche eine Selbstverständlichkeit sind. Selbst wenn das Schlimmste zutrifft – selbst wenn er dich schlägt; selbst wenn sie sich herumtreibt; selbst wenn er nicht mehr arbeitet –, wirst du trotz allem sagen: »Aber ich liebe ihn/sie!« Wenn ich erwidere: »Sag mir, was ist so liebenswert?«, bekomme ich keine Antwort. Die Antwort kommt nicht, aber die Macht der emotionalen Verstrickung ist viel größer als die Macht der Vernunft.[2]

Das soll nicht heißen, dass all unsere intimen Beziehungen auf Unsicherheiten und Abhängigkeiten basieren. Zweifellos setzt die Macht der Liebe den gesunden Menschenverstand außer Kraft, und vielleicht soll das zuweilen auch so sein. Wenn wir einen Alkoholiker lieben und bei ihm bleiben wollen, sollten wir ihn auf jeden Fall weiterhin lieben. Doch die treibende Kraft der emotionalen Unsicherheit kann weitaus größer werden als die Macht der Vernunft oder Liebe. Wenn wir nicht in uns ruhen, sondern emotional unsicher sind, kann uns dies in eine Falle locken.[3] Wir haben dann vielleicht Angst, Beziehungen zu beenden, die tot und destruktiv sind. Wir erlauben Menschen, uns zu verletzen und zu missbrauchen, und das ist *nie* zu unserem Besten.

Menschen, die sich gefangen fühlen, suchen nach Fluchtmöglichkeiten. Co-Abhängige, die das Gefühl haben, in einer Beziehung festzustecken, planen vielleicht eine Flucht. Manchmal ist unser Fluchtweg ein positiver, gesunder. Wir unternehmen Schritte, um finanziell und emotional unabhängig zu werden. Mit dem Begriff »Unabhängigkeit« beschreibt Penelope Russianoff die wünschenswerte Balance, unsere gesunden, natürlichen Bedürfnisse nach Menschen und Liebe zuzulassen, aber nicht in zu hohem oder ungesundem Maße von ihnen abhängig zu werden.[4]

Wir bilden uns vielleicht weiter, suchen uns einen Job oder setzen uns andere Ziele, die uns Freiheit bringen werden. Normalerweise tun wir dies, wenn wir es leid genug sind, in der Falle zu sitzen. Einige Co-Abhängige planen jedoch destruktive Fluchten. Sie versuchen zum Beispiel, ihrem Gefängnis zu entkommen, indem sie zu Alkohol oder Drogen greifen. Sie werden Workaholics. Sie versuchen zu fliehen, indem sie von einer anderen Person, die genauso ist wie diejenige, der sie entkommen möchten, emotional abhängig werden – von einem anderen Alkoholiker, zum Beispiel. Viele Co-Abhängige beginnen, über Selbstmord nachzudenken. Für einige scheint er der einzige Ausweg aus dieser unglaublich quälenden Situation zu sein.

Emotionale Abhängigkeit und das Gefühl, festzustecken können auch in Beziehungen, die noch zu retten sind, Probleme verursachen. Wenn wir in einer Beziehung leben, die noch gut läuft, sind wir vielleicht zu unsicher, um loszulassen und uns um uns selbst zu kümmern. Wir engen uns ein und erdrücken oder vertreiben die geliebte Person. Eine derart große Abhängigkeit fällt anderen Menschen auf. Sie können sie spüren.

Letztlich kann eine zu große Abhängigkeit von einem Menschen die Liebe töten. Beziehungen, die statt auf Liebe auf emotionaler Unsicherheit und dem Gefühl basieren, unbedingt jemanden zu brauchen, können selbstzerstörerisch werden. Sie funktionieren nicht. Zu viel Bedürftigkeit erstickt die Liebe. Sie vertreibt Menschen. Sie zieht die falschen Menschen an. Und unsere tatsächlichen Bedürfnisse werden nicht erfüllt, sondern nehmen zu, ebenso wie unsere Verzweiflung. Wir richten unser Leben auf diese Person aus und versuchen, unsere Quelle der Sicherheit und des Glücks zu schützen. Wir verwirken unser Leben, um dies zu tun. Und wir werden wütend auf diese Person. Wir werden von ihr kontrolliert. Wir sind von ihr abhängig. Letztlich werden wir wütend auf das, wovon wir abhängig sind und kontrolliert werden, weil wir unsere Handlungsmacht und unsere Rechte preisgegeben haben.[5]

Verzweiflung und Abhängigkeit können weitere Risiken bergen.

Wenn wir unsere Entscheidungen auf der Grundlage unserer Verzweiflung treffen, setzen wir uns vielleicht unabsichtlich der Gefahr aus, uns mit einer sexuell übertragbaren Krankheit anzustecken, missbraucht zu werden und Schlimmeres. Es ist riskant, in intimen Beziehungen so bedürftig zu sein.

Manchmal greifen wir zu Tricks, um unsere Abhängigkeit zu verschleiern. Laut Colette Dowling tun wir dies, indem wir jemanden hochstilisieren (»Er ist ein großes Genie, deswegen bleibe ich bei ihm«), ihn kleiner machen, als er tatsächlich ist (»Männer sind wirklich Babys; sie können nicht für sich selbst sorgen«),[6] und – der Lieblingstrick von Co-Abhängigen – uns um ihn kümmern. Dowling zeigt dies in *Der Cinderella-Komplex* am Fall von Madeleine auf, einer Frau, die sich aus einer zerstörerischen Beziehung mit Manny, ihrem alkoholsüchtigen Ehemann, befreite.

Dies ist der letzte Trick der abhängigen Persönlichkeit – daran zu glauben, dass sie dafür verantwortlich sei, sich um den anderen »zu kümmern«. Madeleine hatte schon immer mehr Verantwortung für Mannys Überleben als für ihr eigenes Überleben empfunden. Solange sie sich auf Manny konzentrierte – auf *seine* Passivität, *seine* Unentschlossenheit, *seine* Probleme mit dem Alkohol –, richtete sie all ihre Energie darauf, Lösungen für ihn oder für »sie beide« zu finden, und musste nie in sich hineinschauen. Deshalb hatte Madeleine zweiundzwanzig Jahre gebraucht, um zu verstehen, dass sie letztlich schlecht dabei wegkommen würde, wenn alles so weiterginge wie bisher; dass sie am Ende *nie ein eigenes Leben gelebt haben würde*.

… Von ihrem achtzehnten bis zu ihrem vierzigsten Lebensjahr – einer Zeit, in der Menschen Erfahrungen sammeln, sich entwickeln und die Welt entdecken sollen – war Madeleine Boroff auf der Stelle getreten; sie hatte sich selbst vorgemacht, dass das Leben nicht so sei, wie es war, dass ihr Mann schon bald wieder zurechtkommen und sie eines Tages frei sein würde, ihr eigenes inneres Leben zu leben – friedlich und kreativ.

Zweiundzwanzig Jahre lang war sie nicht in der Lage gewesen, sich gegen diese Lüge aufzulehnen, und so hatte sie, ohne Böses zu wollen, aber zu verängstigt, um authentisch zu leben, der Wahrheit den Rücken gekehrt.

Oberflächlich betrachtet mag dies dramatisch wirken, doch im Grunde genommen ist Madeleines Geschichte nicht so ungewöhnlich. Ihre Neigung, sich anzupassen, die Unfähigkeit, sich aus einer emotional zutiefst erschöpfenden Beziehung zu befreien oder auch nur den Gedanken zu erwägen, dies zu tun – diese Zeichen der Hilflosigkeit sind typisch für psychisch abhängige Frauen.[7]

Warum tun wir uns das an? Warum fühlen wir uns so unsicher, dass wir es nicht schaffen, unser eigenes Leben zu führen? Warum glauben wir nicht an uns selbst, obwohl so viele von uns so vieles erlitten und überlebt und dadurch bewiesen haben, wie stark und leistungsfähig sie sind? Warum zweifeln wir an unserer Fähigkeit, für uns selbst zu sorgen, wo wir doch Expertinnen darin sind, für alle um uns herum zu sorgen? Was ist nur los mit uns?

Viele von uns sind damit groß geworden, dass jemand, der ihnen sehr wichtig war, ihnen nicht die Liebe, die Bestätigung und die emotionale Sicherheit geben konnte, die sie brauchten. Und so haben sie ihr Leben gelebt, so gut sie konnten, und suchen immer noch vage oder verzweifelt nach etwas, das sie nie bekommen haben. Einige von uns rennen nach wie vor in dem Versuch, Liebe von Menschen zu bekommen, die so wie ihre Eltern unfähig sind, ihnen zu geben, was sie brauchen, mit dem Kopf gegen die Wand – und tun dies immer wieder, bis sie vielleicht irgendwann mit der Sache abgeschlossen haben.

Vielleicht hat man uns beigebracht, uns selbst nicht zu vertrauen, indem man Gefühle, die in uns aufgekommen sind, für falsch oder unangemessen erklärt hat. Oder indem man uns gesagt hat, wir seien verrückt, wenn wir auf eine Lüge oder Unstimmigkeit hingewiesen haben. Dadurch haben wir den Glauben an diesen tiefen, wichtigen Teil von uns selbst verloren, der angemessene Gefühle fühlt, die Wahrheit spürt und Vertrauen in seine Fähigkeit hat, mit Lebenssituationen fertigzuwerden. Schon bald haben wir vielleicht geglaubt, was man uns über uns gesagt hat – dass wir anders sind, ein bisschen verrückt, dass man uns nicht trauen kann. Wir haben die Menschen um uns herum betrachtet – manchmal kranke, problembehaftete, zügellose Menschen – und gedacht: »Die sind in Ordnung. Das müssen sie sein. Das hat man mir gesagt. Also muss es an mir liegen. Irgendetwas kann mit mir nicht stimmen.«

Einige von uns sind vielleicht als Erwachsene eine Beziehung eingegangen, als sie emotional stabil waren, um dann festzustellen, dass sie in einer Beziehung mit einer kranken Person steckten. Nichts zerstört die emotionale Sicherheit schneller, als jemanden zu lieben, der ein Drogenproblem oder eine andere Suchtkrankheit hat. Diese Krankheiten erfordern, dass wir unser Leben auf den Betroffenen ausrichten. Verwirrung, Chaos und Verzweiflung herrschen. Selbst die Gesündesten unter uns beginnen mitunter, an sich selbst zu zweifeln, nachdem sie mit einem Abhängigen gelebt haben. Bedürfnisse bleiben unerfüllt. Die Liebe verschwindet. Die Bedürfnisse nehmen zu, und die Selbstzweifel werden größer. Drogenmissbrauch macht Menschen emotional unsicher. Drogenmissbrauch macht Opfer aus uns – aus Abhängigen und Nichtabhängigen gleichermaßen – und sorgt dafür, dass wir unsere Fähigkeit anzweifeln, für uns selbst sorgen zu können.

Solltet ihr, aus welchem Grund auch immer, beschlossen haben, dass ihr nicht für euch sorgen könnt, habe ich gute Nachrichten für euch. Wir sind nicht hilflos. Wir selbst zu sein und für uns selbst die Verantwortung zu übernehmen, muss nicht schmerzvoll und beängstigend sein. Wir können mit allem fertigwerden, was das Leben uns bringt. Wir müssen nicht abhängig von den Menschen um uns herum sein. Wir können auch ohne einen bestimmten Menschen leben. So wie eine Frau sagte: »Jahrelang habe ich mir immer wieder eingeredet, ich könne ohne einen Mann nicht leben. Ich habe mich geirrt. Ich hatte vier Ehemänner. Sie sind alle tot, und ich lebe immer noch.« Zu wissen, dass wir ohne jemanden leben können, bedeutet nicht, dass wir ohne ihn leben müssen, aber es macht uns vielleicht frei, auf eine Weise lieben und leben zu können, die funktioniert.

Eines möchte ich jedoch noch sagen: Es gibt keine Wunderpille, keine Abkürzung, um auf der Stelle unabhängig zu werden. Unabhängig werden ist ein Prozess. Aber wir können danach streben, *weniger* abhängig von anderen zu sein.

Hier ein paar Gedanken, die dir vielleicht helfen:

1. *Verarbeite Kindheitserlebnisse, so gut du kannst.* Trauere. Entwickle eine Perspektive. Finde heraus, auf welche Weise diese Kindheitserlebnisse beeinflussen, was du heute tust – und sei es das Autofahren.

   Mein Vater ging von zu Hause weg, als ich zwei Jahre alt war. Meiner Mutter zufolge war er in dieser Zeit meistens betrunken gewesen. Ich sah ihn nur selten, nachdem er ausgezogen war. Er kam nach der Scheidung ein paarmal zu Besuch, doch die Beziehung war sehr oberflächlich. Als ich älter wurde, rief ich ihn von Zeit zu Zeit an. Er hatte eine neue Familie und schien stabil zu sein. Ich erzählte ihm von wichtigen Ereignissen in meinem Leben: dem Highschool-Abschluss, meiner Ehe, der Geburt von Nichole und Shane. Wir sprachen dann fünf Minuten lang miteinander. Schließlich sagte er, er werde mich irgendwann besuchen, und legte auf. Ich war nicht besonders verletzt und auch nicht wütend. Ich hatte nichts anderes erwartet. Er war nie für mich da gewesen. Unsere Beziehung war einseitig. Von ihm kam nichts zurück – auch keine Liebe. Ich dachte, ich hätte die Alkoholsucht meines Vaters und die Tatsache, dass er mich im Stich gelassen hatte, akzeptiert. Die Beziehung war jahrelang so weitergegangen. Ebenso meine Beziehungen mit Alkoholikern.

Als ich mich scheiden lassen wollte, rief mein Vater an. Es war das erste Mal, dass er den Kontakt suchte. Mir sprang fast das Herz aus der Brust. Dad fragte, wie es uns gehe – eine Frage, die er normalerweise vermied. Gerade als ich überlegte, ob ich ihm von der Scheidung erzählen konnte (ich hatte mir immer gewünscht, von meinem Vater getröstet zu werden), begann er, darüber zu jammern, dass man ihn in eine geschlossene Abteilung in der Psychiatrie gesperrt und er dort keinerlei Rechte habe; dass das unfair sei. Dann wollte er wissen, ob ich ihm nicht irgendwie helfen könne. Ich beendete schnell das Gespräch, legte auf, setzte mich auf den Fußboden und heulte.

Ich erinnere mich, dass ich dort saß und schrie: »Du bist nie für mich da gewesen. Nie! Und jetzt brauche ich dich. Ein einziges Mal brauche ich dich, und du bist nicht für mich da. Stattdessen willst du, dass *ich* mich um *dich* kümmere.«

Als ich aufhörte zu weinen, fühlte ich mich seltsam ruhig. Ich glaube, es war das erste Mal, dass ich Gefühle der Trauer zugelassen hatte und wütend auf meinen Vater geworden war. Während der nächsten Wochen begann ich zu verstehen – wirklich zu verstehen. Natürlich war er nie für mich da gewesen. Er war Alkoholiker. Er war für niemanden da gewesen, auch nicht für sich selbst. Mir wurde auch bewusst, dass ich zwar oberflächlich betrachtet alles im Griff zu haben schien, doch dass ich das Gefühl hatte, überhaupt nicht liebenswert zu sein. Irgendwo tief in meinem Inneren hatte ich immer an der Illusion festgehalten, einen liebevollen Vater zu haben, der sich von mir fernhielt – mich ablehnte –, weil ich nicht gut genug war. Jetzt verstand ich: Nicht ich war nicht liebenswert. Nicht ich war verkorkst, obwohl ich Probleme hatte. *Er* war es.

Diese Wahrheit befreite mich.

Ich will damit nicht sagen, dass all meine aus der Vergangenheit stammenden Probleme durch einen Moment der Erkenntnis gelöst wurden. Ich musste weitertrauern, musste mich mit meinen durch die Co-Abhängigkeit geprägten Verhaltensweisen auseinandersetzen. Doch was geschehen war, half mir, voranzukommen und die Dinge klarzusehen.

2. *Nähre und umsorge das verängstigte Kind in dir.* Das Kind verschwindet vielleicht nie ganz, egal, wie eigenständig du wirst. Vielleicht bringt Stress das Kind zum Schreien. Vielleicht kommt es grundlos zum Vorschein und verlangt Aufmerksamkeit, wenn du es am wenigsten erwartest.

   Ich hatte einmal einen Traum, der dies verdeutlicht. In diesem Traum wurde ein neunjähriges Mädchen mehrere Tage und Nächte lang von seiner Mutter allein gelassen. Ohne Aufsicht lief es spätabends in der Nachbarschaft herum. Es verursachte keine schwerwiegenden Probleme, sondern schien in dem Versuch, sich die Zeit zu vertreiben, nach jemandem zu suchen. Das Mädchen wollte nicht allein zu Hause sein, wenn es dunkel wurde. Die Einsamkeit machte ihm Angst. Als die Mutter schließlich zurückkehrte, kamen die Nachbarn und beschwerten sich, dass das Kind unbeaufsichtigt überall herumgelaufen sei. Die Mutter wurde wütend und schrie das Kind wegen seiner Ungezogenheit an: »Ich hab dir doch gesagt, dass du im Haus bleiben sollst. Ich hab dir gesagt, dass du keine Probleme machen sollst, stimmt's?« Das Kind schwieg, es weinte nicht einmal. Es stand einfach nur

mit traurigen Augen da und sagte leise: »Ich glaube, ich habe Bauchschmerzen.«
Prügel nicht auf das verletzliche Kind ein, wenn es Angst hat und nicht allein im Dunkeln bleiben will. Wir müssen nicht zulassen, dass das Kind für uns die Entscheidungen trifft, sollten es aber auch nicht ignorieren. Hör dem Kind zu. Lass es, wenn nötig, weinen. Tröste es. Finde heraus, was es braucht.

3. *Hör auf, bei anderen nach Glück zu suchen.* Unsere Quelle des Glücks und Wohlergehens liegt nicht in anderen; sie liegt in uns. Lerne, deine innere Mitte zu finden.
Hör auf, dich auf andere Menschen zu fokussieren. Lern, dich in dir selbst zu verankern. Hör auf, Zustimmung und Bestätigung von anderen zu suchen. Wir brauchen nicht die Zustimmung von allen und jedem. Wir brauchen nur unsere eigene Zustimmung. Wir haben die gleichen Quellen für Glück in uns wie alle anderen und können genauso gut Entscheidungen treffen wie sie. Richte dir in dir selbst ein Zuhause ein. Finde und entwickle deinen eigenen inneren Quell des Friedens, des Wohlergehens und der Selbstachtung. Beziehungen helfen dir dabei, können aber nicht deine Quelle sein. Für dich selbst zu sorgen, ist eine gewaltige Aufgabe. Erwarte nicht länger, dass andere sie übernehmen.
4. *Lerne, dich auf dich selbst zu verlassen.* Vielleicht sind andere nicht für dich da gewesen, aber du kannst damit beginnen, für dich da zu sein.
Hören wir auf damit, uns selbst, unsere Bedürfnisse, unsere Wünsche, unsere Gefühle, unser Leben und alles, was uns ausmacht, aufzugeben. Verpflichten wir uns, immer für uns da zu sein. Wir können uns selbst vertrauen und mit den Ereignissen, Problemen und Gefühlen fertigwerden, die das Leben uns zumutet. Wir können unseren Gefühlen und Urteilen trauen. Wir können unsere Probleme lösen. Wir können

lernen, auch mit unseren ungelösten Problemen zu leben. Wir müssen den Menschen vertrauen, auf die wir uns fortan verlassen wollen – uns selbst.

5. *Strebe nach Unabhängigkeit.* Prüfe, inwieweit du von den Menschen um dich herum abhängig bist. Fang an, für dich selbst zu sorgen, egal, ob du in einer Beziehung lebst, die du weiterführen möchtest, oder in einer Beziehung, aus der du herauszukommen versuchst. In *Der Cinderella-Komplex* empfiehlt Colette Dowling, dies mit einer Haltung »mutiger Verwundbarkeit« zu tun.[8] Das heißt, dass du dich trotz Angst unabhängig machst.

Wir können unsere Gefühle fühlen, über unsere Ängste sprechen, uns selbst und unsere Lebensumstände akzeptieren und dann zu einer Reise in die Unabhängigkeit aufbrechen. Wir *können* es tun. Wir müssen uns nicht die ganze Zeit über stark fühlen, um unabhängig zu sein. Wir können und werden wahrscheinlich auch Angst, Schwäche und sogar Hoffnungslosigkeit empfinden. Das ist normal und gesund. Echte Kraft erwächst daraus, dass wir unsere Gefühle wahrnehmen, nicht daraus, dass wir sie ignorieren. Echte Stärke erwächst daraus, dass wir unsere Schwächen anerkennen, statt vorzugeben, immer stark zu sein.

Viele von uns haben dunkle Nächte. Manchmal liegt der Weg im Nebel und ist rutschig, und uns fehlt die Hoffnung. Wir spüren nur noch Angst, sehen nur noch die Dunkelheit. Ich war eines Nachts bei Wetter wie diesem mit dem Auto unterwegs. Ich fahre nicht gern und schon gar nicht bei schlechtem Wetter. Verkrampft und voller Angst saß ich hinter dem Steuer. Ich konnte kaum etwas sehen; die Scheinwerfer erhellten die Straße nur ein paar Meter weit. Ich geriet in Panik. Alles Mögliche konnte passieren! Dann kam mir ein beruhigender Gedanke. Der Weg war nur ein paar Meter weit beleuchtet, doch jedes Mal, wenn ich diese paar Meter zurückgelegt hatte, war ein neuer Abschnitt beleuchtet. Es spielte keine Rolle, dass ich nicht weit vorausschauen konnte. Wenn ich mich entspannte, konnte ich so weit sehen, wie ich es für den Moment brauchte. Die Situation war nicht ideal, aber ich konnte sie überstehen, wenn ich ruhig blieb und versuchte, mit den Gegebenheiten zurechtzukommen.

Auch du kannst dunkle Situationen überstehen. Du kannst für dich selbst sorgen und dir selbst vertrauen. Gehe so weit, wie du sehen kannst, und wenn du dort angekommen bist, wirst du weiter sehen können.

Man nennt es: Einen Schritt nach dem anderen.

AKTIVITÄTEN

1. Schau dir die auf den nächsten beiden Seiten aufgeführten Merkmale für abhängige (süchtige) und gesunde (liebevolle) Beziehungen an.[9] Nutze die Informationen, um dein Bewusstsein dafür zu schärfen.

Allgemeine Merkmale

Liebe (offenes System)	Sucht (geschlossenes System)
Raum für Wachstum, Entwicklung; Wunsch, dass der andere wächst	Abhängigkeit, basierend auf Sicherheit und Bequemlichkeit – Intensität von Bedürfnis und Verliebtheit wird als Beweis für Liebe gesehen (wobei es sich vielleicht in Wirklichkeit um Angst, Unsicherheit und Einsamkeit handelt)
eigene Interessen und Freunde; bedeutsame Beziehungen werden aufrechterhalten	völlige Verstrickung, begrenztes Sozialleben; Freunde und Interessen werden vernachlässigt
gegenseitige Ermutigung, sich weiterzuentwickeln; beide Partner haben ein gesundes Selbstwertgefühl	Beschäftigung mit dem Verhalten des anderen; Abhängigkeit von dessen Anerkennung in puncto persönlicher Identität und Selbstwert
Vertrauen und Offenheit	Eifersucht, Vereinnahmung, Konkurrenzangst, »Nachschub sichern«
Integrität beider Partner bleibt gewahrt	Aufschub der eigenen Bedürfnisse zugunsten des anderen – Selbstverzicht

Liebe (offenes System)	Sucht (geschlossenes System)
Bereitschaft, Risiken einzugehen und realistisch zu bleiben	Streben nach vollkommener Unverwundbarkeit; Ausschalten möglicher Risiken
Raum für die Erforschung von Gefühlen innerhalb und außerhalb der Beziehung	Streben nach Bestätigung durch wiederholte, ritualisierte Aktivitäten
Fähigkeit, das Alleinsein zu genießen	Unfähigkeit, Trennungen zu ertragen (selbst bei Konflikten), und noch stärkeres Klammern; Rückzugssymptome – Appetitverlust, Ruhelosigkeit, Lethargie, unbenennbares Leid
Akzeptanz von Trennungen ohne Verlust von eigenen Fähigkeiten und Selbstwertgefühl	Gefühl der Unzulänglichkeit und Wertlosigkeit nach einer Trennung, die oft eine einseitige Entscheidung ist
Partner wollen das Beste für den anderen und können trotz Trennung Freunde werden	oft gewaltsames Ende der Beziehung, Hass aufeinander, Versuch, Schmerz zuzufügen, und Manipulation, um den anderen zurückzubekommen

Merkmale einseitiger Abhängigkeit

Liebe (offenes System)	Sucht (geschlossenes System)
–	leugnen, fantasieren – das Engagement des anderen überschätzen
–	Suche nach Lösungen außerhalb des eigenen Selbst – Drogen, Alkohol, neue Geliebte/neuer Geliebter, Änderung der Situation

10 Leb dein eigenes Leben

Leben und leben lassen.
Slogan aus dem Zwölf-Schritte-Programm

Falls es mir gelungen ist, einen wichtigen Punkt in diesem Buch zu vermitteln, dann ist es hoffentlich dieser: Der sicherste Weg, uns selbst verrückt zu machen, ist der, sich in die Angelegenheiten anderer Menschen einzumischen, und der schnellste Weg, gesund und glücklich zu werden, der, uns um unsere eigenen Angelegenheiten zu kümmern.

Ich habe meine Gedanken dazu dargelegt. Wir haben Reaktionen untersucht, die typisch für Co-Abhängige sind. Wir haben erörtert, wie wir es lernen können, durch Loslassen anders zu reagieren. Doch nachdem wir losgelassen haben und uns nicht mehr an die Menschen um uns herum klammern, ist jeder von uns sich selbst überlassen.

Ich erinnere mich an den Tag, an dem ich diese Wahrheit erkannte. Lange Zeit hatte ich anderen Menschen die Schuld an meiner misslichen Lage gegeben. »Du bist der Grund dafür, dass ich so bin, wie ich bin!«, hatte ich geschrien. »Sieh nur, was du mich hast machen lassen – mit meinen Minuten, meinen Stunden, *meinem Leben.*« Aber nachdem ich losgelassen und die Verantwortung für mich selbst übernommen hatte, fragte ich mich, ob andere Menschen wirklich der Grund dafür gewesen waren, dass ich nicht mein eigenes Leben geführt hatte. Vielleicht waren sie nur die Ausrede gewesen, die ich gebraucht hatte. Mein Schicksal – mein Heute und Morgen – sah ziemlich düster aus.

Das eigene Leben zu leben, mag auch für einige von euch keine reizvolle Perspektive sein. Vielleicht haben wir uns so stark auf andere Menschen konzentriert, dass wir vergessen haben, wie wir unser Leben führen und genießen können.

Unser emotionales Leid ist vielleicht so groß, dass wir glauben, dass wir kein Leben haben und dass allein unser Schmerz uns ausmacht. Doch das ist nicht wahr. Wir sind mehr als unsere Probleme. Wir können mehr sein als unsere Probleme. Wir werden mehr sein als unsere Probleme.[1] Dass das Leben bisher so leidvoll gewesen ist, bedeutet nicht, dass es weiterhin so sein muss. Das Leben muss nicht wehtun, und das wird es auch nicht – wenn wir beginnen, uns zu ändern. Es wird von da an vielleicht nicht nur gute Seiten haben, muss aber auch nicht nur aus Schattenseiten bestehen. Wir müssen und können unser eigenes Leben entwickeln.

Einige Menschen denken, ein Leben ohne Zukunft, ohne Ziel, ohne bedeutsame Ereignisse und große Chancen sei nicht lebenswert. Auch das ist nicht wahr. Ich glaube, dass jeden von uns aufregende, interessante Dinge erwarten. Ich glaube, dass es für jeden von uns ein erfreuliches, lohnendes Ziel gibt – jenseits davon, für andere Menschen zu sorgen und jemandes Anhängsel zu sein. Ich glaube, dass wir zu dieser Einstellung gelangen werden, indem wir uns um uns selbst kümmern. Wir beginnen zu kooperieren. Wir öffnen uns dem Guten und der Fülle, die in uns liegen, sobald wir den Weg zum Wohlergehen finden.[2]

In diesem Buch verwende ich immer wieder die Wendung »für sich selbst sorgen«. Ich habe erlebt, wie diese Wendung gebraucht und missbraucht wurde. Wie Menschen sie benutzt haben, um andere zu kontrollieren oder ihnen ihren Willen aufzuzwingen. (»Ich bin uneingeladen mit meinen fünf Kindern und meiner Katze vorbeigekommen. Wir werden die Woche hier verbringen. Ich sorge ja nur für mich selbst!«) Ich habe gehört, wie diese Wendung manipulativ verwendet wurde, um das Verfolgen und Bestrafen anderer zu rechtfertigen, statt angemessen mit den eigenen Gefühlen der Wut umzugehen. (»Ich werde den ganzen Tag herumbrüllen und dich anschreien, weil du nicht getan hast, was ich wollte. Sei nicht sauer auf mich. Ich sorge nur für mich selbst!«) Ich habe Menschen diese Worte benutzen hören, um sich ihrer Verantwortung zu entziehen. (»Ich weiß, dass mein Sohn oben in seinem Zimmer ist und sich Heroin spritzt, aber das ist sein Problem. Ich werde mir keine Sorgen machen. Ich gehe shoppen – Frustshoppen –, und ich werde mir auch keine Gedanken darüber machen, wie ich meinen Einkauf bezahlen soll. Ich sorge einfach nur für mich selbst!«)

Diese Verhaltensweisen sind nicht das, was ich darunter verstehe, »für sich selbst zu sorgen«. Selbstfürsorge ist eine Haltung uns selbst und unserem Leben gegenüber, die sagt: »Ich bin verantwortlich für mich selbst.«

Ich bin verantwortlich dafür, mein Leben zu führen.

Ich bin verantwortlich dafür, mich um mein spirituelles, emotionales, physisches und finanzielles Wohlergehen zu kümmern.

Ich bin verantwortlich dafür, meine Bedürfnisse zu erkennen und zu befriedigen.

Ich bin verantwortlich dafür, meine Probleme zu lösen oder zu lernen, mit den Problemen zu leben, die ich nicht lösen kann.

Ich bin verantwortlich für meine Entscheidungen.

Ich bin verantwortlich für das, was ich gebe und bekomme.

Ich bin verantwortlich dafür, mir Ziele zu setzen und sie zu erreichen.

Ich bin verantwortlich dafür, wie sehr ich das Leben genieße, wie viel Vergnügen mir meine täglichen Aktivitäten bereiten.

Ich bin verantwortlich dafür, wen ich liebe und wie ich diese Liebe zum Ausdruck bringe.

Ich bin verantwortlich dafür, was ich anderen antue und was ich mir selbst von anderen antun lasse.

Ich bin verantwortlich für meine Bedürfnisse und Wünsche.

Alles an mir, jeder Aspekt meines Seins, ist von Bedeutung. Ich bin etwas wert.

Ich bin wichtig.

Ich kann meinen Gefühlen vertrauen.

Meine Gedanken sind in Ordnung.

Ich respektiere meine Wünsche und Bedürfnisse.

Ich verdiene weder Missbrauch noch ständige Misshandlungen und werde sie auch nicht tolerieren.

Ich habe Rechte, und es ist meine Pflicht, diese Rechte geltend zu machen.

Meine Entscheidungen und Verhaltensweisen werden mein hohes Selbstwertgefühl widerspiegeln.

Meine Entscheidungen werden meine Verantwortung gegenüber mir selbst berücksichtigen.

Meine Entscheidungen werden auch meine Verantwortung gegenüber anderen Menschen berücksichtigen – gegenüber meiner Partnerin/meinem Partner, meinen Kindern, meiner Familie, Freundinnen und Freunden.

Während ich meine Entscheidungen treffe, werde ich genau untersuchen und bestimmen, worin meine Verantwortung besteht.

Ich werde auch die Rechte meiner Mitmenschen berücksichtigen – ihr Recht, so zu leben, wie sie es für richtig halten.

Ich habe nicht das Recht, anderen ihr Recht zu nehmen, für sich selbst zu sorgen, und sie haben ebenso nicht das Recht, meine Rechte zu beschneiden.

Selbstfürsorge ist eine Haltung gegenseitigen Respekts. Sie bedeutet, dass wir lernen, unser Leben verantwortungsvoll zu leben. Sie bedeutet, dass wir es anderen erlauben, ihr Leben so zu leben, wie sie es möchten, solange sie sich nicht in unsere Entscheidung einmischen, so zu leben, wie wir es möchten. Für uns selbst zu sorgen, ist nicht so egoistisch, wie manche Menschen annehmen, aber auch nicht so selbstlos, wie viele glauben.

In den folgenden Kapiteln werden wir über einige Möglichkeiten sprechen, für uns selbst zu sorgen: das Setzen von Zielen, den Umgang mit Gefühlen, das Praktizieren eines Zwölf-Schritte-Programms und vieles mehr. Ich glaube, dass Selbstfürsorge eine Kunst ist und dass diese Kunst einen grundlegenden Gedanken miteinschließt, der vielen fremd ist: *uns selbst geben, was wir brauchen.*

Das mag für uns und unsere Familiensysteme ein Schock sein. Die meisten Menschen mit Co-Abhängigkeits-Problemen fragen sich nicht, was sie brauchen. Viele von uns wissen nicht, was sie wollen und brauchen, oder haben nicht darüber nachgedacht.

Vielleicht haben wir fälschlicherweise geglaubt, dass unsere Bedürfnisse nicht wichtig seien und dass wir sie nicht erwähnen sollten. Einige von uns haben vielleicht sogar gedacht, ihre Bedürfnisse seien schlecht, falsch oder tabu, und gelernt, sie zu unterdrücken und zu verdrängen. Wir haben nie gelernt, herauszufinden, was wir brauchen, oder unseren Bedürfnissen Beachtung zu schenken, weil sie ohnehin keine Rolle gespielt haben – unsere Bedürfnisse wurden ja doch nicht erfüllt. Manche von uns wissen gar nicht, wie sie dafür sorgen können, dass ihre Bedürfnisse angemessen befriedigt werden.

Uns zu geben, was wir brauchen, ist nicht schwierig, und wir können es schnell lernen. Die Formel ist einfach – lass in jeder gegebenen Situation los und frage dich: *Was brauche ich, um für mich selbst zu sorgen?* Schenke dann deinem höheren Selbst Gehör und respektiere, was du hörst.

Wir müssen dem Irrsinn ein Ende setzen, uns für unsere Gedanken, unsere Gefühle und unsere Wünsche zu bestrafen, dem Irrsinn, zu ignorieren, wer wir sind und was unser Selbst uns zu sagen versucht. Denn das ist eine Form der Selbstaufgabe. Wir können liebevoll mit uns umgehen und uns akzeptieren. Wir können Mitgefühl mit uns haben. Vielleicht entwickeln wir dann auch echtes Mitgefühl mit anderen.[3] Hör zu, was dein kostbares Selbst dir über deine Bedürfnisse sagt.

Vielleicht müssen wir uns beeilen, weil wir einen Termin haben. Vielleicht müssen wir uns entschleunigen und einen Tag freinehmen. Vielleicht brauchen wir Bewegung oder ein Nickerchen. Vielleicht müssen wir allein sein. Vielleicht wollen wir unter Menschen sein. Vielleicht sollten wir weniger arbeiten. Vielleicht brauchen wir eine Umarmung, einen Kuss oder eine Massage.

Uns selbst zu geben, was wir brauchen, bedeutet manchmal, uns eine Freude zu bereiten: mit einer Leckerei, einer Maniküre, einem neuen Paar Schuhe, einem Abend im Theater oder einer Reise auf die Bahamas. Manchmal bedeutet es aber auch Arbeit, uns zu geben, was wir brauchen. Wir müssen dann eine bestimmte Eigenschaft ablegen oder entwickeln, an einer Beziehung arbeiten oder unserer Verantwortung gegenüber anderen oder uns selbst nachkommen. Uns zu geben, was wir brauchen, bedeutet nicht nur, uns Geschenke zu machen. Es bedeutet, zu tun, was nötig ist, um verantwortungsvoll zu leben – weder übertrieben verantwortungsvoll noch verantwortungslos.

Unsere Bedürfnisse sind unterschiedlich und variieren von Moment zu Moment und von Tag zu Tag. Empfindest du diese tiefe Unruhe, die mit der Co-Abhängigkeit einhergeht? Dann musst du vielleicht zu einem Al-Anon-Meeting gehen. Hast du negative, quälende Gedanken? Dann musst du vielleicht meditieren. Machst du dir Sorgen wegen eines körperlichen Problems? Dann geh zu einem Arzt. Spielen die Kinder verrückt? Dann stelle ein paar Verhaltensregeln auf. Trampeln andere auf deinen Rechten herum? Dann setze Grenzen. Bist du emotional so aufgewühlt, dass sich dir der Magen umdreht? Dann lass los, entschleunige, kläre Dinge, leiste Wiedergutmachung, geh eine Beziehung ein, lass dich scheiden oder warte, bis der Weg frei ist. Es ist deine Entscheidung. Was musst du deiner Meinung nach tun?

Abgesehen davon, dass wir selbst uns geben, was wir brauchen, beginnen wir auch, andere um das zu bitten, was wir brauchen und uns von ihnen wünschen, weil es dazugehört, für uns selbst zu sorgen und ein verantwortungsvoller Mensch zu sein.

Uns zu geben, was wir brauchen, bedeutet, dass wir unsere eigenen Ratgeber, Vertrauten, geistlichen Beraterinnen, Partner, besten Freundinnen und Kümmerer bei diesem aufregenden neuen Wagnis werden, unser eigenes Leben zu leben. Wir gründen all unsere Entscheidungen auf die Realität und treffen sie zu unserem Besten. Wir nehmen unsere Verantwortung gegenüber anderen wahr, weil verantwortungsvolle Menschen dies tun, doch wir wissen auch, dass wir selbst wichtig sind. Wir versuchen, das Wort »sollte« im Zusammenhang mit unseren Entscheidungen aus unserem Vokabular zu streichen und zu lernen, uns selbst zu vertrauen. Wenn wir auf unser höheres Selbst hören, werden wir nicht in die Irre geführt. Uns selbst zu geben, was wir brauchen, und zu lernen, ein selbstbestimmtes Leben zu führen, erfordert Glauben. Es erfordert Glauben, unser Leben zu leben, und wir müssen jeden Tag zumindest eine Kleinigkeit dafür tun, um weiter voranzukommen.

Während wir lernen, uns um unsere Bedürfnisse zu kümmern und sie zu erfüllen, vergeben wir uns selbst, wenn wir Fehler machen, und beglückwünschen uns, wenn uns etwas gelingt. Wir finden uns auch damit ab, dass uns einiges schlecht und manches nur mittelmäßig gelingt, weil auch das zum Leben dazugehört. Wir lernen, über uns selbst und unser Menschsein zu lachen, lachen aber nicht, wenn uns nach Weinen zumute ist. Wir nehmen uns ernst, aber nicht zu ernst.

Letztlich entdecken wir vielleicht sogar diese erstaunliche Wahrheit: Wenige Situationen im Leben werden dadurch besser, dass wir uns das vorenthalten, was wir brauchen. Tatsächlich erfahren wir vielleicht, dass sich die meisten Situationen verbessern, wenn wir für uns selbst sorgen und uns um unsere Bedürfnisse kümmern.

Ich bin noch dabei zu lernen, für mich selbst zu sorgen. Ich kenne viele Menschen, die dies entweder schon gelernt haben oder gerade jetzt lernen. Wir alle können es lernen.

AKTIVITÄTEN

1. Halte die nächsten Tage immer mal wieder inne und frage dich, was du tun musst, um für dich selbst zu sorgen. Tu es so oft wie nötig, mindestens aber einmal am Tag. Wenn du in einer Krise steckst, musst du es vielleicht stündlich tun. Dann gib dir, was du brauchst.
2. Was brauchst du von den Menschen um dich herum? Setz dich zu einem geeigneten Zeitpunkt mit ihnen zusammen und sprich mit ihnen darüber.

11 Führ eine Liebesbeziehung mit dir selbst

Dies über alles: Sei dir selber treu.
Und daraus folgt, so wie die Nacht dem Tage,
Du kannst nicht falsch sein gegen irgendwen.
William Shakespeare, *Hamlet*

»Liebe deinen Nächsten wie dich selbst.« Vielen Co-Abhängigen würde es im Traum nicht einfallen, andere so zu behandeln wie sich selbst. Sie würden es nicht wagen, und es würde wahrscheinlich nicht zugelassen werden.

Die meisten von uns leiden hartnäckig unter einem geringen Selbstwertgefühl. Sie sind nicht zufrieden mit sich, mögen sich nicht und würden es nie in Erwägung ziehen, sich selbst zu lieben. Bei einigen von uns ist es eine Untertreibung, von einem geringen Selbstwertgefühl zu sprechen. Sie können sich selbst nicht nur nicht leiden, sie hassen sich.[1]

Uns gefällt unser Äußeres nicht. Wir mögen unseren Körper nicht. Wir denken, wir seien dumm, inkompetent, untalentiert und oft auch, wir seien nicht liebenswert.[2] Wir denken, unsere Gedanken seien falsch und unangebracht. Wir glauben, unsere Gefühle seien falsch und unpassend. Wir denken, wir seien nicht wichtig, und selbst wenn unsere Gefühle nicht falsch sind, glauben wir, dass sie nicht relevant sind. Wir sind davon überzeugt, dass unsere Bedürfnisse unwichtig sind. Wir denken, dass wir dem Rest der Welt unterlegen und anders als die anderen sind –

nicht einzigartig, sondern seltsam und fehl am Platz. Wir haben nie mit uns selbst Frieden geschlossen und betrachten uns selbst nicht durch eine rosarote Brille, sondern durch einen schmutzigen, bräunlich-grauen Film.

Vielleicht haben wir gelernt, unsere wahren Gefühle uns selbst gegenüber dadurch zu verbergen, wie wir uns anderen präsentieren – durch unsere Frisur, unseren Körper, unsere Kleidung, unsere Wohnung und die Menschen, mit denen wir uns umgeben – lauter Äußerlichkeiten. Wir prahlen vielleicht mit unseren Leistungen, doch insgeheim bestrafen und quälen wir uns unentwegt. Zuweilen bestrafen wir uns sogar öffentlich, indem wir herabwürdigende Dinge über uns sagen. Manchmal erlauben wir es anderen, uns wehzutun, doch am schlimmsten setzen wir uns selbst zu, heimlich, in Gedanken.

Wir nörgeln unaufhörlich an uns herum, sagen ständig, das wir etwas tun oder lassen »sollten«, haben dann ein schlechtes Gewissen und wertlose, widerliche Schuldgefühle. (Verwechsle diese nicht mit echten Gewissensbissen, die zur Veränderung anspornen, wertvolle Lektionen erteilen und uns eine engere Beziehung zu unserem höheren Selbst ermöglichen.) Wir bringen uns ständig in unmögliche Situationen, in denen wir gar nicht anders können, als uns schlecht zu fühlen. Wir haben negative Gedanken und sagen uns dann, dass wir so nicht denken sollten. Wir haben negative Gefühle und sagen uns, dass wir so nicht fühlen sollten. Wir treffen Entscheidungen, handeln entsprechend, und denken dann, dass wir anders hätten handeln sollen. Doch es gibt in diesen Situationen nichts, was wir korrigieren müssten, nichts, was wir wiedergutmachen müssten, denn wir haben nichts falsch gemacht. Unsere Art, uns ständig zu bestrafen, sorgt dafür, dass wir uns beklommen und eingeengt fühlen und verärgert sind. Wir locken uns selbst in die Falle.

Mit am meisten quäle ich mich, wenn ich mich zwischen zwei Dingen entscheiden muss, die ich tun könnte. Ich beschließe zuerst, das eine zu tun. Sobald ich damit anfange, denke ich: »Ich sollte das andere tun.« Also schalte ich um und beginne stattdessen mit dem anderen, nur um mir dann zu sagen: »Das sollte ich wirklich nicht tun. Ich sollte das tun, was ich zuerst getan habe.« Zu meinen Favoriten zählt auch: Ich frisiere und schminke mich, schaue in den Spiegel und denke: »Oh Gott, ich sehe furchtbar aus.«

Einige von uns glauben, sie hätten so schlimme Fehler gemacht, dass sie vernünftigerweise keine Vergebung erwarten können. Manche von uns glauben, dass ihr ganzes Leben ein Fehler ist. Viele von uns glauben, dass alles, was sie getan haben oder tun, Fehler sind. Andere wiederum glauben, dass sie nichts richtig machen können, verlangen aber gleichzeitig Perfektion von sich. Wir bringen uns in unmögliche Situationen und wundern uns dann, warum wir nicht mehr aus ihnen herausfinden.

Am Ende schämen wir uns. Wir mögen nicht, was wir tun, und uns gefällt nicht, wer wir sind. Wir sind einfach nicht gut genug. Aus irgendeinem Grund hat Gott uns als lebensuntüchtige Menschen geschaffen.

Unser geringes Selbstwertgefühl verursacht viele Probleme. Wir empfinden oft eine so große Abneigung uns selbst gegenüber, dass wir glauben, es sei falsch, auf uns selbst Rücksicht zu nehmen – oder anders gesagt, »egoistisch« zu erscheinen. Uns selbst zu priorisieren, kommt nicht infrage. Oft glauben wir, wir seien nur etwas wert, wenn wir etwas für andere tun oder uns um sie kümmern, sodass wir nie Nein sagen. Jede so bedeutungslose Person wie wir selbst muss sich besonders anstrengen, um gemocht zu werden. Kein Mensch, der bei vollem Verstand ist, kann gern mit uns zusammen sein wollen. Wir glauben, dass wir etwas für andere tun müssen, um sie als Freunde gewinnen und die Freundschaft aufrechterhalten zu können. Ein Großteil der Abwehrhaltung, die ich bei Co-Abhängigen erlebt habe, rührt nicht daher, dass sie glauben, über jede Kritik erhaben zu sein, sondern daher, dass jeder vermeintliche Angriff sie zu vernichten droht, weil sie ein so geringes Selbstwertgefühl haben. Sie fühlen sich so schlecht und haben ein so großes Bedürfnis, perfekt zu sein und nicht bloßgestellt zu werden, dass sie jemandes Bemerkung, sie hätten etwas falsch gemacht, nicht zulassen können. Einige von uns nörgeln ständig an anderen Menschen herum und kritisieren sie, weil sie das auch mit sich selbst tun.

Unser geringes Selbstwertgefühl und unser Selbsthass sind mit allen Aspekten der Co-Abhängigkeit verknüpft: Märtyrertum (wir weigern uns, das Leben zu genießen), Arbeitssucht (wir sorgen dafür, dass wir ständig so beschäftigt sind, dass wir das Leben nicht genießen können), Perfektionismus (wir erlauben es uns nicht, unser Tun und den Lauf der Dinge zu genießen oder gut zu finden) und Zögern. Außerdem treiben uns das geringe Selbstwertgefühl und der Selbsthass dazu, Intimität zu meiden, in destruktiven Beziehungen zu bleiben, Beziehungen mit Menschen einzugehen, die nicht gut für uns sind, und uns von Menschen fernzuhalten, die gut für uns sind.

Wir finden endlose Möglichkeiten, uns selbst zu quälen: zu viel essen, hungern, unsere Bedürfnisse vernachlässigen, uns mit anderen vergleichen, uns mit anderen messen, uns in etwas hineinsteigern, uns in schmerzlichen Erinnerungen ergehen oder uns künftige schmerzliche Szenen ausmalen. Wir denken: *Was wäre, wenn er/sie wieder trinkt? Was wäre, wenn er/sie eine Affäre hat? Was wäre, wenn ein Tornado auf das Haus trifft?* Diese Was-wäre-wenn-Haltung ist immer gut für eine starke Dosis Angst. Wir jagen uns selbst einen Schrecken ein und wundern uns dann, dass wir uns so fürchten.

Wir mögen uns nicht, und wir gönnen uns nichts Gutes im Leben, weil wir glauben, es nicht zu verdienen.

Als Co-Abhängige neigen wir dazu, völlig feindselige Beziehungen mit uns selbst einzugehen.[3] Einige von uns haben diese von Selbsthass geprägten Verhaltensweisen in ihrer Familie gelernt, möglicherweise wegen eines psychisch kranken (oder co-abhängigen) Elternteils. Bei manchen von uns hat sich die Selbstverachtung verfestigt, weil wir einen kranken Elternteil verlassen und eine kranke Person geheiratet haben. Andere sind vielleicht als Erwachsene mit einem fragilen Selbstwertgefühl Beziehungen eingegangen, um dann zu erleben, wie auch unsere restliche Selbstachtung dahinschwand. Bei einigen wenigen Co-Abhängigen war das Selbstwertgefühl vielleicht intakt, bis sie *dieser einen Person* begegneten oder *dieses eine Problem* auftauchte. Dann begannen sie plötzlich oder nach und nach, sich selbst zu hassen. Suchtkrankheiten zerstören das Selbstwertgefühl der Betroffenen – und der Co-Abhängigen. Einige von uns sind sich vielleicht nicht einmal ihres geringen Selbstwertgefühls und ihres Hasses bewusst, weil sie sich mit den psychisch kranken Menschen in ihrem Leben vergleichen und entsprechend gut abschneiden. Ein geringes Selbstwertgefühl kann sich jederzeit bei uns einschleichen, wenn wir dies zulassen.

Es spielt keine Rolle, wann wir angefangen haben, uns selbst zu quälen. Wir müssen jetzt damit aufhören. Wir sind in Ordnung. Es ist wunderbar, zu sein, wer wir sind. Unsere Gedanken sind in Ordnung. Unsere Gefühle sind angemessen. Wir sind genau da, wo wir heute in diesem Moment sein sollen. Es ist nicht wahr, dass mit uns grundsätzlich etwas nicht stimmt. Es ist in Ordnung, wenn wir Fehler gemacht haben. Wir haben unser Bestes gegeben.

Trotz unserer Co-Abhängigkeit, der Tatsache, dass wir kontrollieren und retten und allerlei Charakterfehler haben, sind wir in Ordnung. Wir sind genau so, wie wir sein sollen. Ich habe viel über Probleme und Dinge gesprochen, die wir ändern sollten – hierbei handelt es sich um Ziele, um etwas, was wir in Zukunft tun werden, um unser Leben zu verbessern, aber wir sind in Ordnung so, wie wir in diesem Moment sind. Tatsächlich gehören wir Co-Abhängigen zu den liebevollsten, großzügigsten, gutherzigsten und fürsorglichsten Menschen, die ich kenne. Wir haben uns einfach dazu verleiten lassen, etwas zu tun, was uns verletzt, aber wir werden lernen, wie wir damit aufhören können. Unsere Neigung, uns zu etwas verleiten zu lassen, ist ein Problem, aber nichts, was uns ausmacht oder definiert. Wenn wir Co-Abhängigen einen abscheulichen Charakterfehler haben, dann ist es unsere Art, uns selbst zu hassen und auf uns herumzuhacken. Das ist einfach nicht länger akzeptabel. Und wir können aufhören, auf uns herumzuhacken, weil wir auf uns herumhacken. Auch diese Angewohnheit ist nicht unser Fehler, aber es ist unsere Aufgabe, damit aufzuhören.

Wir können uns selbst und unser Leben wertschätzen. Wir können uns umsorgen und lieben. Wir können unser wunderbares Selbst akzeptieren, mit all unseren Fehlern, Schwächen, Stärken, Gefühlen, Gedanken und allem anderen. *Wir sind einfach wunderbar.* Wir sind, wer wir sind und sein sollen. Und wir sind kein Irrtum. Wir sind das Größte, was uns je widerfahren wird. Glaub daran. Es macht das Leben viel leichter.

Der einzige Unterschied zwischen Co-Abhängigen und dem Rest der Welt besteht darin, dass die meisten anderen Menschen nicht auf sich selbst herumhacken, weil sie so sind, wie sie sind. Die meisten Menschen ähneln sich in ihren Gedanken und Gefühlen. Alle Menschen machen Fehler und einiges richtig. Wir können uns selbst in Frieden lassen.

Wir sind keine Menschen zweiter Klasse. Wir verdienen es nicht, ein Leben aus zweiter Hand zu führen. Und wir verdienen keine zweitbesten Beziehungen! Wir sind liebenswert, und es lohnt sich, uns kennenzulernen. Menschen, die uns lieben und mögen, sind deshalb nicht blöd oder minderwertig. Wir haben das Recht, glücklich zu sein. Wir verdienen Gutes.

Die bestaussehenden Menschen sind nicht anders als wir. Der einzige Unterschied besteht darin, dass sie sich sagen, dass sie gut aussehen, und ihre Persönlichkeit erstrahlen lassen. Diejenigen, die die tiefsinnigsten, intelligentesten oder geistreichsten Dinge sagen, sind nicht anders als wir. Sie lassen los, sind, wie sie sind. Diejenigen, die am zuversichtlichsten und entspanntesten wirken, unterscheiden sich nicht von uns. Sie haben beängstigende Situationen überstanden und sich gesagt, dass sie es schaffen können. Erfolgreiche Menschen sind nicht anders als wir. Sie haben einfach ihre Talente entfaltet und sich Ziele gesetzt. Wir unterscheiden uns nicht einmal von unseren Helden, unseren Idolen. Wir arbeiten alle mit nahezu dem gleichen Material – dem Menschsein. Wie wir über uns denken, macht den Unterschied. Was wir uns selbst sagen, zählt.

Wir sind gut. Wir sind gut genug. Wir sind dem Leben gewachsen. Viel von unserer Unruhe und Ängstlichkeit rührt daher, dass wir uns ständig einreden, wir seien einfach nicht in der Lage, uns der Welt und all ihren Herausforderungen zu stellen. Nathaniel Branden spricht in diesem Zusammenhang von einem »obskuren Gefühl, für die Realität untauglich zu sein«.[4] Doch ich möchte dir sagen, dass wir realitätstauglich sind. Entspann dich. Wohin auch immer wir gehen müssen und was auch immer wir tun müssen, wir sind fähig, die Situation zu meistern. Wir werden uns gut schlagen. Es ist in Ordnung, zu sein, wer wir sind. Wer oder was sonst können wir sein? Wir müssen nur bei allem, wozu wir aufgerufen sind, unser Bestes geben. Mehr können wir nicht tun. Manchmal können wir nicht einmal unser Bestes geben. Auch das ist in Ordnung. Wir haben Gefühle, Gedanken, Ängste und sind verletzlich, während wir durchs Leben gehen, aber das geht allen Menschen so. Wir müssen damit aufhören, uns zu sagen, wir seien anders, denn das, was wir fühlen und tun, unterscheidet sich nicht von dem, was auch alle anderen fühlen und tun.

Wir müssen gut zu uns selbst sein. Wir müssen uns Mitgefühl und Freundlichkeit entgegenbringen. Wie können wir erwarten, angemessen für uns zu sorgen, wenn wir uns nicht mögen oder sogar hassen?

Wir müssen uns weigern, eine feindselige Beziehung mit uns selbst einzugehen. Hör auf, dir Vorwürfe zu machen. Hör auf, Schuldgefühle zu haben. Scham und Schuldgefühle erfüllen langfristig keinen Zweck. Sie sind nur für den Moment nützlich, um uns darauf hinzuweisen, dass wir gegen unseren eigenen Moralkodex verstoßen haben. Ansonsten helfen sie uns nicht weiter.

Wir müssen mit dem »sollte« aufhören. Wir müssen wahrnehmen, wann wir uns selbst bestrafen und quälen, und gemeinsame Anstrengungen unternehmen, uns durch positive Botschaften zu ermutigen. Wenn wir etwas tun sollten, lasst es uns tun. Wenn wir uns selbst quälen, lasst uns damit aufhören. Es wird mit der Zeit leichter. Wir können über uns lachen, uns sagen, dass wir uns nicht hereinlegen lassen, uns selbst umarmen und dann unser Leben führen, so wie wir es wollen.

Wir müssen uns nicht dadurch bestrafen, dass wir uns schuldig fühlen. Wenn wir wirklich Schuld auf uns geladen haben, gibt es konstruktive Möglichkeiten, damit umzugehen. Als Erstes müssen wir die Schuld erkennen und akzeptieren. Wir müssen uns darüber klar werden, ob wir gegen unseren eigenen Moralkodex verstoßen haben. Wir müssen akzeptieren, eingestehen und dann verändern. Leiste die im Zusammenhang mit Schritt vier und fünf des Zwölf-Schritte-Programms empfohlene Arbeit (siehe Kapitel 18). Wiedergutmachung kann Wunder bewirken, wenn es darum geht, uns von der schweren Last der Schuld zu befreien.

Hör auf, dich zu schämen. Scham dient so wie Schuld keinerlei längerfristigem Zweck. Wenn Menschen dir direkt oder indirekt sagen, dass du dich schämen solltest, glaub ihnen nicht. Uns selbst zu hassen oder uns zu schämen, hilft gar nichts. Nenne eine Situation, die sich dadurch verbessert hat, dass du weiterhin Schuld oder Scham empfunden hast. Nenne nur einen Fall, in dem dies ein Problem gelöst hat. Inwiefern hat es geholfen? Meistens verängstigen Schuldgefühle und Scham uns so sehr, dass wir nicht unser Bestes tun können. Schuldgefühle machen alles nur schwieriger.

Wir müssen uns selbst wertschätzen und Entscheidungen treffen, die unsere Selbstachtung stärken. »Jedes Mal, wenn Sie lernen, so zu handeln, als seien Sie wertvoll und nicht verzweifelt, wird es leichter, das neue Verhalten in Zukunft zu wiederholen«, rät Toby Rice Drews in *Getting them Sober*.[5]

Wir können uns selbst gegenüber einfühlsam, liebevoll, aufmerksam und freundlich sein. Wir können uns selbst akzeptieren – jeden Teil von uns. Wir können unsere Talente entwickeln. Uns selbst vertrauen. Uns selbst achten. Denn das ist die Zauberformel. Das ist unser Schlüssel zur Welt.

Das Folgende ist ein Auszug aus *Honoring the Self*, einem ausgezeichneten Buch über Selbstachtung von Nathaniel Branden. Lies ihn aufmerksam:

> Von allen Urteilen, die wir im Leben fällen, ist keines so wichtig wie das Urteil über uns selbst, denn dieses berührt das Zentrum unseres Seins.
>
> ... Kein bedeutsamer Aspekt unseres Denkens, unserer Motivation, unserer Gefühle oder unseres Verhaltens bleibt unbeeinflusst von unserer Selbsteinschätzung ...
>
> Der erste Schritt, unser Selbst zu achten, besteht darin, uns unseres Bewusstseins zu versichern: der Entscheidung, zu denken, uns unserer selbst bewusst zu sein, den Scheinwerfer des Bewusstseins nach außen auf die Welt und nach innen auf unser eigenes Sein zu richten. Wenn wir diese Mühe nicht auf uns nehmen, versagen wir auf der elementarsten Ebene.
>
> Das Selbst zu achten, bedeutet, dazu bereit zu sein, unabhängig zu denken, so zu leben, wie wir es möchten, und den Mut zu haben, unsere eigenen Erkenntnisse zu gewinnen und unsere eigenen Urteile zu fällen.
>
> Das Selbst zu achten, bedeutet, dazu bereit zu sein, nicht nur

zu verstehen, was wir denken, sondern auch, was wir fühlen, wollen, brauchen, wünschen, erleiden, wovor wir Angst haben und was uns erzürnt – und zu akzeptieren, dass wir das Recht haben, diese Gefühle zu erleben. Das Gegenteil dieser Haltung ist Verleugnung, Distanzierung, Unterdrückung – und Selbstablehnung.

Das Selbst zu achten, bedeutet, sich eine Haltung der Selbstakzeptanz zu bewahren – zu akzeptieren, was wir sind, ohne Selbstunterdrückung oder Selbstkasteiung, ohne uns etwas über uns selbst vorzumachen, um uns oder andere zu täuschen.

Das Selbst zu achten, bedeutet, authentisch zu leben und aus unseren innersten Überzeugungen und Gefühlen heraus zu sprechen und zu handeln.

Das Selbst zu achten, bedeutet, uns zu weigern, die Schuld für etwas auf uns zu nehmen, das wir nicht getan haben, und Wiedergutmachung zu leisten, wenn wir uns schuldig gemacht haben.

Das Selbst zu achten, bedeutet, uns zu unserem Daseinsrecht zu bekennen, das heißt zu wissen, dass unser Leben nicht anderen gehört und dass wir nicht auf dieser Erde sind, um die Erwartungen von jemand anderem zu erfüllen. Viele Menschen empfinden dies als beängstigende Verantwortung.

Das Selbst zu achten, bedeutet, verliebt zu sein in unser eigenes Leben, in unsere Möglichkeiten, zu wachsen und Freude zu erfahren, sowie in den Prozess, unser ureigenstes Potenzial zu entdecken und zu erforschen.

Dies ermöglicht es uns, zu erkennen, was die Würdigung des Selbst bedeutet: *Egoismus* im höchsten, vornehmsten und am wenigsten verstandenen Sinn des Wortes zu praktizieren. Und das, so möchte ich behaupten, erfordert Unabhängigkeit, Mut und Integrität.[6]

Wir können lernen, radikale Selbstliebe zu praktizieren. Dabei geht es nicht um eine halbherzige Verpflichtung uns selbst gegenüber. Es geht auch nicht darum, egozentrisch oder narzisstisch zu werden. Sei bescheiden, sei ehrlich, aber liebe dich selbst. Die Liebe, die wir uns selbst geben, wird *all* die Liebe vergrößern, die wir geben und empfangen.

AKTIVITÄTEN

1. Wie denkst du über dich selbst? Schreib darüber. Führ alles auf, was du an dir magst oder nicht magst.
2. Schreib nun auf, wie du in Zukunft mit dir und über dich sprechen wirst.

12 Erlerne die Kunst des Akzeptierens

Ich möchte dafür plädieren, dass wir der Wahrheit ins Auge sehen.
Bob Newhart, *The Bob Newhart Show*

Die meisten vernünftigen Menschen raten und ermuntern dazu, die Wahrheit zu akzeptieren. Dies ist das Ziel vieler Therapien und sollte es auch sein. Denn dem, *was ist*, ins Auge zu schauen und sich damit abzufinden, kann heilsam sein. Akzeptieren bringt Frieden und ist oft der Wendepunkt für Veränderungen. Allerdings ist es auch viel leichter gesagt als getan.

Wir alle (nicht nur Co-Abhängige) werden täglich vor die Wahl gestellt, die Realität unserer gegenwärtigen Umstände zu akzeptieren oder abzulehnen. Zu diesen Umständen gehört, wer wir sind, wo wir leben, mit wem oder ohne wen wir leben, wo wir arbeiten, wie wir uns fortbewegen, wie viel Geld wir haben, worin unsere Pflichten bestehen, was wir zum Vergnügen tun, wie wir Probleme in Angriff nehmen und welche Entscheidungen uns in diese Situation gebracht haben. An manchen Tagen fällt uns das Akzeptieren dieser Umstände leicht. Es geschieht ganz wie von selbst. Die Haare sitzen, unsere Kinder benehmen sich, der Chef ist erträglich, das Geld reicht, das Haus ist sauber, das Auto läuft, und wir mögen die Person, mit der wir zusammen sind. Wir wissen, was wir erwarten können, und was wir erwarten, ist akzeptabel. An anderen Tagen läuft es vielleicht nicht so gut. Die Autobremsen versagen, das Dach ist undicht, die Kinder geben freche Antworten, wir brechen uns den Arm, wir verlieren unseren Job, oder die Person, mit der wir zusammen sind, sagt uns, dass sie uns nicht mehr liebt.

Etwas ist geschehen. Wir haben ein Problem. Etwas ist anders. Etwas ändert sich. Wir *verlieren* etwas. Unsere derzeitigen Umstände sind nicht mehr so angenehm, wie sie es einst waren. Wir müssen neue Situationen akzeptieren. Vielleicht leugnen wir zunächst die Veränderung, das Problem oder den Verlust oder lehnen uns dagegen auf. Wir wollen, dass alles wieder so ist, wie es war. Wir wollen, dass das Problem schnell gelöst wird. Wir wollen uns wieder wohlfühlen. Wir wollen wissen, was wir erwarten können. Wir sind nicht mit der Realität im Einklang. Wir haben vorübergehend unser Gleichgewicht verloren.

Co-Abhängige wissen nie, was sie zu erwarten haben, vor allem, wenn sie in einer engen Beziehung mit einem Menschen leben, der suchtkrank ist oder ein anderes ernsthaftes Problem hat. Sie werden ständig mit Problemen, Verlusten und Veränderungen konfrontiert. Sie ertragen zerschlagene Fenster, nicht eingehaltene Verabredungen, gebrochene Versprechen und glatte Lügen. Sie verlieren ihre finanzielle und emotionale Sicherheit, den Glauben an die Menschen, die sie lieben, den Glauben an die Religion und an sich selbst. Sie verlieren vielleicht ihr körperliches Wohlbefinden, materielle Güter, ihre Fähigkeit, Intimität zu genießen, ihr Ansehen, ihr Sozialleben, ihre Karriere, ihre Selbstkontrolle, ihre Selbstachtung – sich selbst.

Einige von uns verlieren die Achtung vor den und das Vertrauen in die Menschen, die sie lieben. Das ist nichts Ungewöhnliches, sondern eine natürliche, normale Folge von Suchtkrankheiten. In *A Guide for the Family of the Alcoholic* wird dies beschrieben: »Liebe kann nicht ohne die Dimension Gerechtigkeit existieren. Zur Liebe gehört auch Mitgefühl, was bedeutet, mit jemandem Nachsicht zu haben oder mit ihm zu leiden. Mitgefühl heißt nicht, wegen jemandes Ungerechtigkeit zu leiden. Doch in vielen Familien von Alkoholikern ist dies wiederholt der Fall.«[1]

Dieses Unrecht ist zwar weitverbreitet, deswegen aber nicht weniger schmerzlich. Es kann niederschmetternd sein, wenn eine Person, die wir lieben, etwas tut, das uns zutiefst verletzt.

Der schmerzlichste Verlust, den viele Co-Abhängige erleiden, ist vielleicht der Verlust ihrer Träume, der hoffnungsvollen und manchmal idealistischen Erwartungen an die Zukunft, die die meisten Menschen haben. Diesen Verlust zu akzeptieren, kann sehr schwierig sein. Als wir unsere Kinder auf der Säuglingsstation im Krankenhaus betrachteten, hofften wir auf gewisse Dinge für sie. Diese Hoffnungen schlossen Probleme mit Alkohol oder anderen Drogen nicht mit ein. Unsere Träume schlossen dies nicht mit ein. An unserem Hochzeitstag hatten wir Träume. Die Zukunft war voller Wunder und Versprechen. Es war der Beginn von etwas Großem, etwas Liebevollem, etwas, worauf wir lange gehofft hatten. Die Träume und Versprechen mögen ausgesprochen worden oder unausgesprochen geblieben sein, doch die meisten von uns hatten sie.

Janet Geringer Woititz schreibt:

> Der Anfang sieht für jedes Paar anders aus. Aber auch wenn das so ist, verläuft die Entwicklung in ehelichen Verbindungen, in denen die Suchtmittelabhängigkeit eine Rolle spielt, doch im Wesentlichen gleich. Lassen Sie uns als Ausgangspunkt zunächst einmal die Ehegelübde anschauen. Die meisten Heiratszeremonien beinhalten die folgenden Aussagen: In guten wie in schlechten Zeiten – in Armut und Reichtum – in Krankheit und Gesundheit – bis daß der Tod uns scheidet. Vielleicht fingen da die Schwierigkeiten an. Haben Sie wirklich gemeint, was Sie da sagten? Wenn Sie zu der Zeit gewusst hätten, daß Sie nicht die guten, sondern die schlechten Zeiten, nicht die Gesundheit, sondern die Krankheit, nicht den Reichtum, sondern die Armut … erleben würden, wäre dann die Liebe, die Sie verspürt haben, all das trotzdem wert gewesen? Vielleicht sagen Sie ja, aber ich bezweifele das. Wären Sie statt romantisch realistischer gewe-

> sen, hätten Sie das »in guten wie in schlechten Zeiten« des Schwurs eher so interpretiert, daß die schlechten Zeiten vorübergehend sein und die guten anhalten würden. Der Vertrag wird in gutem Glauben eingegangen. Hinterher klüger zu sein nützt nichts.[2]

Es gab diese Träume. Viele von uns hielten trotz zahlreicher Verluste und einer Enttäuschung nach der anderen sehr lange an ihnen fest. Sie widersprachen völlig der Realität, aber wir weigerten uns, irgendetwas anderes zu glauben oder zu akzeptieren. Eines Tages holte die Wahrheit uns jedoch ein und ließ sich nicht länger beiseiteschieben. Das war es nicht, was wir gewollt, womit wir gerechnet, worum wir gebeten oder worauf wir gehofft hatten. Und würde es nie sein. Der Traum war tot – für immer.

Die Träume und Hoffnungen einiger von uns mögen zerstört worden sein. Manche von uns haben vielleicht das Scheitern von etwas Bedeutsamem wie einer Ehe oder einer anderen wichtigen Beziehung erleben müssen. Ich weiß, dass die Aussicht, die Liebe oder unsere Träume zu verlieren, sehr wehtut. Es gibt nichts, was wir sagen könnten, um unseren Schmerz und unsere Trauer zu lindern. Es schmerzt zutiefst, erleben zu müssen, dass unsere Träume durch Drogenmissbrauch oder irgendein anderes schädliches Suchtverhalten zerstört werden.

Diese Krankheiten sind tödlich. Sie vernichten alles, einschließlich unserer hehrsten Träume.

»Suchtmittelabhängigkeit zerstört langsam, aber gründlich«, schlussfolgert Woititz.[3] Und nichts stirbt langsamer oder qualvoller als ein Traum.

Selbst die Genesung bringt Verluste mit sich, Veränderungen, die zu akzeptieren uns schwerfällt.[4] Wenn ein süchtiger Ehepartner nüchtern wird, ändert sich einiges. Beziehungsmuster ändern sich. Obwohl es sich hier um gute Veränderungen handelt, sind es dennoch Verluste – Verluste von Dingen, die nicht wünschenswert gewesen sein mögen, aber mitunter seltsam tröstlich geworden waren. Diese Muster wurden zu einer Tatsache unseres Lebens. Zumindest wussten wir, was wir zu erwarten hatten, selbst wenn es hieß, nichts zu erwarten.

Die Verluste, die wir erleiden und akzeptieren, sind oft enorm und einschneidend, und sie werden von Menschen verursacht, die uns wichtig sind. Obwohl die Probleme das direkte Ergebnis einer Krankheit, eines Leidens oder einer Sucht sind, fühlen sie sich zuweilen an wie bewusste, niederträchtige Taten. Uns wird Leid von denjenigen zugefügt, die wir geliebt und denen wir vertraut haben.

Wir geraten ständig aus dem Gleichgewicht und kämpfen darum, Veränderungen und Probleme zu akzeptieren. Wir wissen weder, was uns erwartet, noch, wann. Unsere derzeitigen Umstände sind ständig im Wandel begriffen. Wir erleben Verluste und Veränderungen in vielen Bereichen. Wir haben das Gefühl, verrückt zu sein, unsere Kinder sind aufgebracht, unser Partner flippt aus, die Rechnungen stapeln sich, seit Wochen hat niemand mehr gearbeitet; im Haus herrscht ein heilloses Durcheinander, und das Geld geht zur Neige. Die Verluste prasseln entweder alle gleichzeitig auf uns ein oder nach und nach. Vielleicht stabilisiert sich dann alles für kurze Zeit, bis wir erneut das Auto, den Job, das Haus, unser Geld und die Beziehungen zu den Menschen verlieren, die wir lieben. Wir hatten gewagt zu hoffen, nur damit unsere Träume wieder zerstört wurden. Es spielt keine Rolle, dass unsere Träume auf dem Wunschdenken basierten, das Problem würde auf magische Weise verschwinden. Zerschlagene Hoffnungen sind zerschlagene Hoffnungen. Enttäuschungen sind Enttäuschungen. Verlorene Träume sind tote Träume, und sie alle bringen Schmerz.

Die Realität akzeptieren? Die Hälfte der Zeit wissen wir nicht einmal, was die Realität ist. Wir werden belogen, wir belügen uns selbst, und uns dreht sich der Kopf. Und den Rest der Zeit übersteigt die Realität alles, was wir ertragen können, was irgendjemand ertragen könnte. Es ist also kein Wunder, dass Leugnen ein wesentlicher Bestandteil der Sucht beziehungsweise jeden ernsten Problems ist, das nachhaltige Verluste verursacht. Wir müssen einfach zu viel akzeptieren, die Umstände, unter denen wir leben, sind erdrückend. Doch wenn wir wollen, dass sich etwas ändert, müssen wir uns früher oder später mit dem abfinden, *was ist*. Wenn sich je etwas verändern soll, müssen wir die Realität akzeptieren. Wenn wir unsere verlorenen Träume je durch neue Träume ersetzen und uns wieder gesund und friedlich fühlen wollen, müssen wir die Realität akzeptieren.

Akzeptieren bedeutet nicht, dass wir uns anpassen. Es bedeutet nicht, dass wir uns damit abfinden, wie traurig und miserabel alles ist, oder irgendeine Art von Missbrauch akzeptieren oder tolerieren. Es bedeutet vielmehr, dass wir uns für den Moment unsere Lebensumstände eingestehen und sie so annehmen, wie sie sind, einschließlich unserer selbst und der Menschen in unserem Leben. Erst dann haben wir die Ruhe, diese Umstände bewerten, angemessene Veränderungen vornehmen und unsere Probleme lösen zu können.

Ein Mensch, der missbraucht wird, kann die notwendigen Entscheidungen, dem Missbrauch ein Ende zu setzen, nicht treffen, solange er sich den Missbrauch nicht eingesteht. Er muss aufhören, den Missbrauch zu entschuldigen und so zu tun, als würde er auf wundersame Weise enden. Im Zustand der Akzeptanz sind wir fähig, verantwortungsvoll auf unsere Umwelt zu reagieren. In diesem Zustand haben wir die Macht, das zu ändern, was sich ändern lässt. Alkoholiker können nicht mit dem Trinken aufhören, solange sie ihre Machtlosigkeit gegenüber dem Alkohol und ihre Alkoholsucht nicht akzeptieren. Zwanghaft Hortende können nicht mit dem Horten aufhören, Esssüchtige nicht mit dem Essen, Suchtkranke nicht mit dem, wozu sie sich gezwungen fühlen, solange sie ihre Machtlosigkeit nicht akzeptieren. Co-Abhängige können sich nicht ändern, solange sie ihre Co-Abhängigkeit nicht akzeptieren – die Tatsache, dass sie den Menschen und Umständen gegenüber machtlos sind, die sie so verzweifelt zu kontrollieren versucht haben. Akzeptanz ist das ultimative Paradoxon: *Wir können uns nicht ändern, solange wir uns nicht so akzeptieren, wie wir sind.*

Hier ein Auszug aus *Honoring the Self* über Selbstakzeptanz:

> Wenn ich akzeptieren kann, dass ich bin, wer ich bin, dass ich fühle, was ich fühle, dass ich getan habe, was ich getan habe – wenn ich all das akzeptieren kann, ob es mir gefällt oder nicht –, dann kann ich mich selbst akzeptieren. Ich kann meine Unzulänglichkeiten, meine Selbstzweifel, mein geringes Selbstwertgefühl akzeptieren. Und wenn ich all das akzeptieren kann, habe ich mich auf die Seite der Realität gestellt, statt zu versuchen, mich gegen die Realität zu wehren. Ich lege mir nicht mehr alles so zurecht, dass ich meine Illusionen über meine derzeitige Lage aufrechterhalten kann. Und so mache ich den Weg frei für die ersten Schritte, mein Selbstwertgefühl zu stärken …
> Solange wir nicht akzeptieren können, was wir in jedem gegebenen Augenblick unseres Lebens sind, solange wir es uns selbst nicht erlauben können, uns der Natur unserer Entscheidungen und Handlungen bewusst zu werden, solange wir die Wahrheit nicht in unser Bewusstsein lassen können, können wir uns nicht ändern.[5]

Unsere Akzeptanz gilt nicht für immer, sondern für den gegenwärtigen Moment. Aber sie muss ehrlich sein und aus dem Bauch heraus kommen.

Wie erlangen wir diesen friedvollen Zustand? Wie schaffen wir es, der Realität ins Auge zu sehen, statt die Augen vor ihr zu verschließen? Wie akzeptieren wir all die Verluste, Veränderungen und Probleme, die das Leben uns entgegenschleudert?

Nicht ohne ein gewisses Maß an Protest. Wir akzeptieren Dinge mithilfe eines fünf Phasen umfassenden Prozesses. Elisabeth

Kübler-Ross war die Erste, die diese Phasen und diesen Prozess als die Art und Weise erkannte, wie sterbende Menschen den endgültigen Verlust ihres Lebens akzeptieren.[6] Sie nannte diesen Prozess den Trauerprozess. Seit damals haben psychosoziale Fachkräfte beobachtet, dass Menschen die fünf Phasen durchlaufen, wann immer sie sich einem Verlust gegenübersehen. Der Verlust kann geringfügig sein – das Verlieren eines Geldscheins, der Nichterhalt eines erwarteten Briefes – oder aber bedeutsam – der Verlust eines geliebten Menschen oder eines Jobs. Selbst positive Veränderungen bringen Verluste mit sich (wenn wir zum Beispiel ein neues Haus kaufen und das alte verlassen) und erfordern das Durchlaufen der folgenden fünf Phasen der Trauer:[7]

1. Nichtwahrhabenwollen

Die erste Phase ist ein Zustand des Schocks, der Benommenheit, Panik und allgemeinen Weigerung, die Realität zu akzeptieren oder sie sich einzugestehen. Wir tun alles nur Erdenkliche, um Dinge rückgängig zu machen oder vorzugeben, das Ganze finde nicht statt. Die Phase ist geprägt von großer Beklommenheit und Angst. Zu den für das Nichtwahrhabenwollen typischen Reaktionen gehören: die Weigerung, die Wahrheit anzuerkennen (»Nein, das kann nicht sein!«), das Leugnen oder Bagatellisieren der Bedeutung des Verlustes (»Das ist keine große Sache!«), das Leugnen jeglicher Gefühle im Zusammenhang mit dem Verlust (»Das ist mir egal«) oder Vermeidungsverhalten (schlafen, sich in etwas hineinsteigern, Suchtverhalten und beschäftigt bleiben).[8] Wir fühlen uns vielleicht losgelöst von uns selbst, und unsere emotionalen Reaktionen können geringfügig, nicht existent oder unangemessen sein (lachen, wenn wir weinen sollten; weinen, wenn wir glücklich sein sollten).

Ich bin davon überzeugt, dass wir in dieser Phase die meisten unserer co-abhängigen Verhaltensweisen an den Tag legen – uns zwanghaft mit etwas beschäftigen, kontrollieren, Gefühle unterdrücken. Auch das Gefühl, »verrückt« zu sein, ist in hohem Maße mit dieser Phase verbunden. Wir haben dieses Gefühl, weil wir uns selbst belügen und die Lügen anderer Menschen glauben. Nichts gibt uns schneller das Gefühl, verrückt zu sein, als angelogen zu werden. Lügen Glauben zu schenken, zerstört den Kern unseres Seins. Tief in unserem Inneren kennen wir die Wahrheit, aber wir verdrängen sie und sagen uns: »Du hast unrecht. Halt den Mund.« Berater Scott Egleston zufolge kommen wir dann zu dem Schluss, dass mit uns aufgrund unseres Argwohns grundsätzlich etwas nicht stimmen kann, und erklären uns selbst und unser innerstes, intuitives Wesen für nicht vertrauenswürdig.

Wir leugnen, was immer wir leugnen, nicht, weil wir dumm, starrsinnig oder mit Mängeln behaftet sind. Wir lügen uns nicht einmal bewusst an. »Nichtwahrhabenwollen ist nicht gleichbedeutend mit lügen«, erklärte Noel Larsen, ein beratender Psychologe. »Es bedeutet, uns selbst die Realität nicht erkennen zu lassen.«

Nichtwahrhabenwollen ist ein Grundübel des Lebens. Uns wird erst bewusst, dass wir etwas geleugnet haben, wenn wir es nicht länger tun, so wie uns erst bewusst wird, dass wir geschlafen haben, wenn wir aufwachen. In gewisser Weise glauben wir das, was wir uns vorlügen. Auch dafür gibt es einen Grund.

»Das Leugnen eines schmerzhaften Tatbestandes ist eine frühe psychische Verteidigungshaltung«, erklärt Claudia Jewett Jarratt in *Trennung, Verlust und Trauer. Was wir unseren Kindern sagen – wie wir ihnen helfen.* »Es ist ein Mechanismus, der uns helfen soll, die Angst zu dämpfen, wenn wir uns bedroht fühlen. Es ist ein ähnlicher Mechanismus wie der, welcher uns gerade bei schweren körperlichen Verletzungen nur geringen Schmerz fühlen lässt. Es ist ein Mechanismus, der es uns erlaubt, Wahrnehmungen und Gefühle in Situationen zu dämpfen, in denen sie uns mit überwältigenden und zerstörenden Informationen versorgen.«[9]

Nichtwahrhabenwollen ist der Stoßdämpfer für die Seele, eine instinktive und natürliche Reaktion auf Schmerz, Verlust und Veränderungen. Es schützt uns. Es wehrt die Schläge des Lebens ab, bis uns andere Bewältigungsmechanismen zur Verfügung stehen.

2. Zorn

Wenn wir mit dem Leugnen unserer Verluste aufgehört haben, treten wir in die nächste Phase ein: Zorn. Unser Zorn mag angemessen oder unangemessen sein. Es mag gerechtfertigt sein, dass wir unserem Ärger Luft machen, aber vielleicht lassen wir ihn auch irrational an allem und jedem aus. Möglicherweise geben wir uns selbst, dem Universum und allen um uns herum die Schuld an dem, was wir verloren haben. Abhängig von der Art des Verlustes, sind wir eventuell ein bisschen sauer, ein bisschen verärgert, ausgesprochen wütend oder völlig in den Fängen seelenerschütternden Zorns.

Und so führt es oft nicht zu dem erwarteten Ergebnis, jemanden zur Vernunft bringen zu wollen, ihm dabei zu helfen, die Wahrheit zu erkennen, oder ein ernstes Problem anzusprechen. Wenn sich jemand in der Phase des Nichtwahrhabenwollens befindet, wird er nicht sofort dazu übergehen, die Realität zu akzeptieren – höchstwahrscheinlich wird er erst einmal wütend werden. Deswegen müssen wir vorsichtig mit größeren Auseinandersetzungen sein.

»Sich dazu berufen zu fühlen, jemanden zur Vernunft zu bringen, ihm die Maske wegzureißen oder ihn dazu zu zwingen, der verdrängten Wahrheit ins Auge zu sehen, ist höchst gefährlich und destruktiv«, schreibt John Powell in *Why Am I Afraid to Tell You Who I Am.*[10] »Er kann mit einer bestimmten Erkenntnis nicht leben. Auf die eine oder andere Art hält er seine Psyche durch eine Form der Selbsttäuschung intakt … Wenn die Psyche auseinanderfällt, wer soll dann die Einzelteile aufsammeln und den armen, unheilbar zerbrochenen Menschen wieder zusammensetzen?«[11]

Ich bin Zeugin erschreckender und gewalttätiger Handlungen geworden, wenn Menschen sich endlich einer lange geleugneten Wahrheit gestellt haben. Wenn wir vorhaben, einzuschreiten, sollten wir uns professionelle Hilfe holen.

3. Verhandeln

Nachdem wir uns beruhigt haben, versuchen wir, einen Deal mit dem Leben, uns selbst, anderen Menschen oder dem Universum abzuschließen. Wenn wir dieses oder jenes tun oder jemand anderes irgendetwas tut, brauchen wir den Verlust nicht zu erleiden. Wir versuchen nicht, das Unvermeidbare hinauszuschieben; wir versuchen, es zu verhindern. Manchmal sind die Deals, die wir aushandeln, vernünftig und produktiv: »Wenn mein Ehepartner und ich zur Beratung gehen, werden wir unsere Beziehung nicht aufgeben müssen.« Manchmal sind sie absurd: »Ich dachte immer, dass mein Mann mit dem Trinken aufhören würde, wenn ich einfach härter arbeiten und alles besser machen würde«, erinnerte sich die Frau eines Alkoholikers.

4. Depression

Wenn wir sehen, dass das Verhandeln nicht funktioniert hat, wenn wir schließlich von unserer Anstrengung, die Realität zu leugnen, erschöpft sind und wenn wir beschließen, anzuerkennen, was das Leben uns zumutet, werden wir traurig, ja manchmal furchtbar niedergeschlagen. Das ist das Wesen der Trauer – der tiefsten Trauer. Das ist es, was wir um jeden Preis vermeiden wollten. Jetzt ist die Zeit, um zu weinen, und es tut weh.

5. Zustimmung

Nun ist es so weit. Nachdem wir die Augen geschlossen, protestiert, geschrien, verhandelt und schließlich den Schmerz gespürt haben, erreichen wir einen Zustand der Akzeptanz.

Elisabeth Kübler-Ross schreibt:

> Diese Phase bedeutet nicht ein resigniertes und hoffnungsloses »Aufgeben« im Sinne von »wozu denn auch« oder »ich kann jetzt nicht mehr kämpfen«. Solche Bemerkungen, die wir auch oft hören, zeigen zwar ebenfalls an, daß der Kampf zu Ende geht, sie bedeuten aber noch nicht, daß der Kranke sein Los annimmt.

Die Phase der Einwilligung darf nicht als ein glücklicher Zustand verstanden werden. Sie ist fast frei von Gefühlen. Der Schmerz scheint vergangen, der Kampf ist vorbei.[12]

Wir haben Frieden mit dem geschlossen, was ist. Wir sind frei, zu bleiben, frei, weiterzumachen, frei, jede Entscheidung zu treffen, die wir treffen müssen. Frei! Wir haben unseren Verlust akzeptiert, wie gering oder bedeutsam er auch sein mag. Er ist ein akzeptabler Teil unserer derzeitigen Umstände geworden. Wir sind zufrieden mit ihm und mit unserem Leben. Wir haben uns arrangiert und neu organisiert. Noch einmal: Wir sind zufrieden mit unserer derzeitigen Situation und uns selbst.

Mehr noch: Wir sind nicht nur zufrieden mit unserer Situation und den Veränderungen, die wir ertragen haben, sondern auch sicher, dass wir in gewisser Weise von dem Verlust oder der Veränderung profitiert haben, auch wenn wir nicht ganz verstehen, wie oder warum. Wir glauben daran, dass alles in Ordnung ist, und wir sind durch unsere Erfahrung gewachsen. Wir sind fest davon überzeugt, dass unsere derzeitige Situation – jedes Detail – genau so ist, wie sie im Moment sein sollte. Trotz unserer Ängste, Gefühle, Kämpfe und Verwirrung begreifen wir, dass alles in Ordnung ist. Wir akzeptieren, was ist. Wir kommen zur Ruhe. Wir hören auf, davonzurennen, zu kontrollieren, uns wegzuducken und zu verstecken. Und wir wissen, dass wir nur von diesem Punkt aus vorankommen können.

So erreicht der Mensch den Zustand der Akzeptanz. Beraterin Esther Olson bezeichnet diesen Prozess nicht nur als Trauerprozess, sondern nennt ihn auch Vergebungs- und Heilungsprozess. Dieser Prozess ist nicht besonders angenehm. Im Gegenteil, er ist unangenehm und oft schmerzlich. Wir haben vielleicht das Gefühl, zu zerbrechen. Am Beginn des Prozesses sind wir normalerweise zutiefst erschüttert und empfinden Panik. Während wir die Phasen durchlaufen, fühlen wir uns oft verwirrt und verletzlich, einsam und isoliert.

Wir werden diesen Prozess wahrscheinlich im Zusammenhang mit allen Tatsachen unseres Lebens durchlaufen, die wir nicht akzeptiert haben. Als Co-Abhängige oder Suchtkranke können wir uns wegen mehrerer Verluste in vielen Phasen des Trauerprozesses gleichzeitig befinden. Nichtwahrhabenwollen, Depression, Verhandeln und Zorn können sich im selben Moment einstellen. Wir wissen vielleicht nicht, was wir zu akzeptieren versuchen. Möglicherweise wissen wir nicht einmal, dass wir gerade darum ringen, etwas zu akzeptieren. Wir haben vielleicht einfach das Gefühl, verrückt geworden zu sein. Aber das sind wir nicht.

Trauer ist kein geordneter Prozess. Die fünf Phasen sind fließend, und der Prozess läuft nicht exakt so ab wie dargelegt. Bei einem geringen Verlust kann er dreißig Sekunden dauern, bei einem bedeutenden Verlust viele Jahre oder ein ganzes Leben. Wir bewegen uns vielleicht hin und her: vom Zorn zum Nichtwahrhabenwollen, vom Nichtwahrhabenwollen zum Verhandeln, vom

Verhandeln zurück zum Nichtwahrhabenwollen. Unabhängig von der Geschwindigkeit, mit der wir die Phasen durchlaufen, und der Route, die wir nehmen – wir müssen sie alle durchlaufen. Es ist nicht nur ein normaler, sondern auch ein notwendiger Prozess, und auch jede einzelne Phase ist notwendig: Mit dem Nichtwahrhabenwollen wehren wir die Schläge des Lebens ab, bis wir so weit sind, sie verkraften zu können. Wir empfinden Zorn und Schuld, bis wir diese Gefühle verarbeitet haben. Wir versuchen zu verhandeln. Wir weinen. Jeder von uns verbringt in jeder Phase so viel Zeit, wie er benötigt. Um aus dem beliebten Gedicht *A Servant to Servants* von Robert Frost zu zitieren: »Der einzige Weg hinaus führt hindurch.«

Wir sind robuste Wesen, jedoch in vielerlei Hinsicht zerbrechlich. Wir können Veränderungen und Verluste akzeptieren, doch in unserem eigenen Tempo und auf unsere eigene Weise. Und nur wir und unsere Seelen können den zeitlichen Ablauf bestimmen.

»Gesund sind jene, die trauern«, erklärt Donald L. Anderson, ein Geistlicher und Psychologe, in *Better than Blessed*. Er schreibt:

> Erst in jüngster Zeit haben wir erkannt, dass wir eine natürliche menschliche Funktion leugnen, wenn wir Trauer leugnen, und dass dieses Leugnen verheerende Folgen haben kann. Trauer geht wie jedes echte Gefühl mit bestimmten physischen Veränderungen sowie der Freisetzung einer Art psychischer Energie einher. Wenn diese Energie nicht während des normalen Trauerprozesses verbraucht wird, kann sie sich zerstörerisch auf den Betroffenen auswirken.
>
> Selbst körperliche Krankheiten können eine Strafe für unbewältigte Trauer sein … Jedes Ereignis, jede Erkenntnis, die ein Gefühl des Verlustes beinhaltet, kann und sollte betrauert werden. Das bedeutet kein Leben in unaufhörlicher Trauer. Es bedeutet, bereit zu sein, sich ein aufrichtiges Gefühl einzugestehen, statt den Schmerz stets weglachen zu müssen. Es ist nicht

nur erlaubt, die Trauer, die mit einem Verlust einhergeht, zuzulassen – es ist eine gesunde Option.[13]

Es kann ein kräftezehrender, aufreibender Prozess sein. Sei sanft mit dir. Er kann dir deine Energie rauben und dich aus dem Gleichgewicht bringen. Beobachte, wie du die Phasen durchläufst, und fühl, was du fühlen musst. Sprich mit Menschen, bei denen du dich sicher fühlst und den Trost, die Unterstützung und das Verständnis findest, die du brauchst. Diskutier es, besprich es. Mir hilft unter anderem Dankbarkeit für meine derzeitigen Umstände – egal, wie ich sie empfinde oder was ich von ihnen halte. Vielen Menschen hilft auch das Gelassenheitsgebet. Wenn wir verstehen, wie man mit einem Verlust fertigwird, können wir anderen Menschen eine bessere Stütze sein. Und es verleiht uns die Macht, zu entscheiden, wie wir uns verhalten und für uns sorgen wollen, wenn wir den Trauerprozess durchlaufen.

Freunde dich mit diesem Prozess an. Gib dir selbst und anderen den Raum, bei allen Verlusten, ob klein oder groß, ein Gefühlschaos zu durchleben. Erlerne die Kunst des Akzeptierens.

AKTIVITÄTEN

1. Betrauerst du oder betrauert jemand in deinem Leben gerade einen großen Verlust? In welcher Phase befindest du dich oder befindet die andere Person sich deiner Meinung nach gerade?
2. Blick auf dein Leben zurück und betrachte die großen Verluste und Veränderungen, die du durchlebt hast. Erinner dich an deine Erfahrungen mit dem Trauerprozess. Beschreib deine Gefühle, während du dich an sie erinnerst.
3. Beobachte dich und andere, auch wenn ihr nur einen geringen Verlust erleidet. Beobachte, wie ihr – du, deine Lieben, deine Freunde und sogar deine Kollegen – Verluste und plötzliche Veränderungen in eurem Leben akzeptiert.

13 Spür deine Gefühle

Und so behalte ich es für mich,
und jedes einzelne Mal …
merkt mein Magen es sich.
John Powell, *Why Am I Afraid to Tell You Who I Am?*

»Ich habe früher Gruppen geleitet, um Menschen zu helfen, mit ihren Gefühlen umzugehen«, sagte die Frau eines Alkoholikers. »Ich brachte meine Gefühle offen zum Ausdruck. Jetzt, nach acht Jahren in dieser Beziehung, könnte ich Ihnen nicht mehr sagen, was ich gefühlt habe, selbst wenn mein Leben davon abhinge.«

Als Co-Abhängige verlieren wir oft den Bezug zu unserem emotionalen Selbst. Manchmal ziehen wir uns emotional zurück, um nicht erdrückt zu werden. Emotional verletzlich zu sein, ist gefährlich, wenn eine Kränkung auf die andere folgt und es niemanden zu kümmern und niemandem aufzufallen scheint. Es ist dann sicherer, wegzugehen. Unser Schmerz wird unerträglich, sodass wir ihn ausschalten, um uns zu schützen.

Vielleicht ziehen wir uns emotional von bestimmten Menschen zurück – Menschen, von denen wir denken, dass sie uns verletzen könnten. Wir vertrauen ihnen nicht, sodass wir unser emotionales Selbst vor ihnen verbergen, wenn wir mit ihnen zusammen sind.

Manchmal fühlen wir uns gezwungen, unsere Gefühle auszuschalten. Zutiefst dysfunktionale Familiensysteme lehnen emotionale Ehrlichkeit ab und scheinen zuweilen sogar Unehrlichkeit zu fordern. Denk an unsere Versuche, einem Betrunkenen zu erklären, wie wir uns *gefühlt* haben, als er das Auto zu Schrott gefahren, die Geburtstagsparty ruiniert oder sich ins Bett erbrochen hat. Unsere Gefühle können bei anderen unangenehme Reaktionen wie zum Beispiel Wut hervorrufen. Unsere Gefühle zum Ausdruck zu bringen, kann sogar unser physisches Wohlergehen gefährden, weil es das Familienboot ins Wanken bringt.

Selbst Familien, in denen es keinen Drogenmissbrauch gibt, lehnen Gefühle teilweise ab. »Du solltest dieses Gefühl nicht haben. Dieses Gefühl ist unangemessen. Am besten fühlst du überhaupt nicht!«, mag die Botschaft lauten, die wir vermittelt bekommen. Wir verinnerlichen schnell die Lüge, dass unsere Gefühle nicht zählen, dass sie irgendwie falsch sind. Unseren Gefühlen wird kein Gehör geschenkt, und so hören auch *wir* nicht mehr auf sie.

Zuweilen mag es leichter erscheinen, nicht zu fühlen. Wir haben so viel Verantwortung für die Menschen um uns herum übernommen. Warum sollten wir uns die Zeit nehmen, selbst zu fühlen? Was würde es ändern?

Manchmal versuchen wir, unsere Gefühle auszuschalten, weil wir Angst vor ihnen haben. Uns einzugestehen, wie wir uns wirklich fühlen, würde eine Entscheidung – eine Handlung oder Veränderung – verlangen.[1] Wir müssten dann der Realität ins Auge sehen. Uns würde bewusst werden, was wir denken, wollen und tun müssen. Und wir sind vielleicht noch nicht bereit dafür.

Co-Abhängige fühlen sich oft niedergeschlagen, deprimiert und gehemmt. Viele von uns wissen sehr schnell, was eine andere Person fühlt, warum sie es fühlt, wie lange sie es schon fühlt und was sie aufgrund dieses Gefühls wahrscheinlich tun wird. Wir verbringen eine Menge unseres Lebens damit, viel Aufheben um die Gefühle anderer Menschen zu machen. Wir versuchen, ihre Gefühle positiv zu beeinflussen und zu kontrollieren. Wir wollen andere nicht verletzen, verärgern oder ihnen zu nahe treten. Wir fühlen uns in hohem Maße für ihre Gefühle verantwortlich, wissen aber nicht, was wir selbst fühlen. Wenn wir es dann doch wissen, haben wir keine Idee, wie wir mit unseren Gefühlen zurechtkommen sollen. Viele von uns haben die Verantwortung für ihr emotionales Selbst aufgegeben oder nie übernommen.

Wie wichtig sind Gefühle eigentlich? Bevor ich diese Frage beantworte, möchte ich dir von meiner Behandlung wegen Drogenabhängigkeit im Willmar State Hospital in Minnesota erzählen. Es war das Jahr 1973. Ich war damals dreiundzwanzig und seit zehn Jahren gewöhnt an: Alkohol, Heroin, Dilaudid, Morphium, Methadon, Kokain, Barbiturate, Amphetamine, Marihuana und alles, was auch nur im Entferntesten versprach, zu ändern, wie ich mich fühlte. Jetzt musste ich ohne all das auskommen. Als ich meine Suchtberaterin Ruth Anderson und andere Berater fragte, wie ich das schaffen sollte, antworteten sie: »Setz dich mit deinen Gefühlen auseinander.« (Sie schlugen mir auch vor, zu den Anonymen Alkoholikern zu gehen. Mehr dazu später.) Ich begann also, mich mit meinen Gefühlen »auseinanderzusetzen«, obwohl ich nicht genau wusste, was das bedeutete. Ich wusste nur, dass es sich schrecklich anfühlte. Ich hatte Gefühlsausbrüche, bei denen ich dachte, mir fliegt die Schädeldecke weg. Als ich zuließ, dass meine Gefühle hochkamen, taten sie dies nicht sonderlich rücksichtsvoll. Meine einzige Besucherin während meines achtmonatigen Klinikaufenthalts war meine Mutter. Obwohl das Gericht verfügt hatte, dass ich meine Behandlung erfolgreich abschließen oder ins Gefängnis gehen musste, verlangte sie bei ihren Besuchen, dass ich mit ihr nach Hause komme. Sie hörte nicht auf, bestand vehement darauf. Spontan, ohne nachzudenken, explodierte ich. Ich sagte ihr, sie solle gehen und nicht wiederkommen. Dreiundzwanzig Jahre des Missbrauchs ohne die Erlaubnis, etwas zu fühlen, brachen aus mir heraus, und meine Wut ließ die Wände des Gebäudes erzittern. Sie machte meiner Mutter, meinen Beratern und sogar Pater Garvey, dem diensthabenden Priester, Angst. Auch mir machte sie Angst.

Aber es funktionierte. Ich erlebte meine ersten Tage und Monate der Abstinenz. »Sich mit Gefühlen auseinanderzusetzen« fühlte sich zuerst gezwungen an, aber nach und nach empfand ich es als stimmiger, natürlicher, meine Gefühle *zuzulassen*. Es erinnerte mich daran, wie Wellen auf das Ufer treffen. Sie werden immer größer, brechen und ziehen sich dann wieder zurück. Gefühle zuzulassen, erfordert Übung und Achtsamkeit.

Dann nahte das Ende der Behandlung, und ich sah mich der schwierigen Aufgabe gegenüber, mich wieder in die Gesellschaft einzugliedern. Ich konnte keinen Lebenslauf vorweisen. Für eine Suchtkranke kann es schwer sein, eine feste Stelle zu finden und zu behalten. Ich musste alle Beziehungen mit Leuten beenden, von denen ich wusste, dass sie Drogen nahmen, das heißt mit allen, die ich kannte. Meine Familie war skeptisch, was meine Genesung betraf, und verständlicherweise immer noch verärgert über einiges, was ich getan hatte. Im Allgemeinen hatte ich eine Spur der Zerstörung und des Chaos hinterlassen, und ich glaubte nicht, dass es für mich einen Platz in der Gesellschaft gab. Mein Leben lag vor mir und barg wenig Verheißungsvolles. Gleichzeitig riet meine Beraterin mir, weiterzumachen und damit anzufangen, zu leben. Wieder fragte ich sie, wie ich das anstellen sollte. Und erhielt von ihr und anderen die Antwort: »Setz dich weiter mit deinen Gefühlen auseinander. Geh zu den Anonymen Alkoholikern, und alles wird gut werden.«

Fast fünfzig Jahre später übe ich mich noch immer täglich darin, meine Gefühle zuzulassen. Bislang hat es für mich funktioniert.

Nach einiger Zeit meldete sich jedoch ein anderes Problem: Die unbehandelte Co-Abhängigkeit holte mich ein. Ich war fassungslos. Ich hatte naiverweise gedacht, meine Sucht sei das einzige derart große Problem, mit dem ich mich in diesem Leben auseinandersetzen müsste. Was den Drogenmissbrauch anging, hatte ich gute Genesungsgewohnheiten entwickelt. Ich hatte meine

Meetings, meinen Sponsor und meine Schritte. Doch ich geriet tief in die Co-Abhängigkeit. Zwei Jahre nachdem ich 1975 die Behandlung beendet hatte, heiratete ich, ohne es zu wissen, einen Alkoholiker. Immer mehr neue, ungefühlte Gefühle tauchten auf. Ich begann, sie zu ignorieren, weil sie mich überforderten und verwirrten. Wieder einmal sollte ich lernen, wie wichtig ungefühlte Gefühle sind. Als ich mein emotionales Selbst anerkannte und mich mit ihm anfreundete, begann ich, von meiner Co-Abhängigkeit zu genesen – und den Weg zum Wohlbefinden zu beschreiten.

Gefühle sollten unser Verhalten weder diktieren noch kontrollieren, aber wir dürfen sie auch nicht ignorieren. Sie lassen sich nicht ignorieren.

Unsere Gefühle zählen. Sie sind wichtig. Unser emotionales Selbst ist etwas Besonderes. Wenn wir unsere Gefühle verdrängen, sie beiseiteschieben, verlieren wir einen wichtigen Teil von uns und unserem Leben. Gefühle sind die Quelle der Freude wie auch der Traurigkeit, Angst und Wut. Unser emotionales Selbst ist der Teil von uns, der lacht und weint; es ist das Zentrum des Gebens und Empfangens der Liebe. Dieser Teil ermöglicht es uns, uns anderen nahe zu fühlen. Er ermöglicht es uns, Berührungen und andere sinnliche Gefühle zu genießen. Unsere Gefühle sind nicht nur schmerzlich.

Unsere Gefühle sind auch Indikatoren. Wenn wir glücklich und zufrieden sind und uns wohlfühlen, dann wissen wir für gewöhnlich, dass im Moment alles in unserer Welt zum Besten steht. Fühlen wir uns unwohl, weil wir wütend, voller Angst oder traurig sind, verraten unsere Gefühle uns, dass es ein Problem gibt. Dieses kann durch etwas, das wir selbst getan oder gedacht haben, oder aber auch von außen verursacht worden sein. Die störenden Gefühle sind Hinweise, dass wir einer Sache Aufmerksamkeit schenken müssen.

Gefühle können auch positive Motivatoren sein. Wut kann uns

motivieren, ein Problem zu lösen. Angst ermutigt uns, vor einer Gefahr davonzulaufen. Wiederholte Verletzungen und emotionaler Schmerz sagen uns, dass wir uns fernhalten sollen.

Unsere Gefühle können uns auch Hinweise auf uns selbst geben: auf unsere Wünsche, Bedürfnisse und Bestrebungen – auf das, was uns im Leben antreibt. Sie helfen uns, uns selbst zu entdecken und herauszufinden, was wir *wirklich* denken und was wir leidenschaftlich gern tun. Sie zapfen auch den Teil tief in unserem Inneren an, der die Wahrheit sucht und sich Selbsterhaltung, ein besseres Selbstwertgefühl, Sicherheit und Güte herbeisehnt. Unsere Gefühle sind mit unserem bewussten, kognitiven Gedankenprozess und dieser geheimnisvollen, Instinkt oder Intuition genannten Gabe verknüpft.

Gefühle haben jedoch auch eine dunklere Seite. Emotionaler Schmerz tut weh. Er kann so sehr wehtun, dass wir glauben, allein unser Schmerz mache uns aus und werde uns auch in Zukunft ausmachen. Angst kann uns lähmen und uns daran hindern, das zu tun, was wir tun wollen und müssen, um unser Leben in vollen Zügen genießen zu können.

Manchmal bleiben wir in unseren Emotionen stecken, sind gefangen in einem bestimmten dunklen Gefühl und glauben, ihm nie wieder entkommen zu können. Zorn kann sich in Feindseligkeit und Verbitterung verwandeln und drohen, für immer zu bleiben. Aus Traurigkeit kann eine Depression werden, die uns erstickt. Einige von uns leben über lange Zeiträume mit Angst.

Unsere Gefühle können uns auch täuschen. Sie können uns in Situationen bringen, vor denen unser Verstand uns warnt. Manchmal sind Gefühle wie Zuckerwatte; sie scheinen mehr zu sein, als sie tatsächlich sind.

Trotz der dunklen Seite der Gefühle – der schmerzlichen, der bleibenden und der heiklen Gefühle – ist das Bild noch düsterer, wenn wir beschließen, emotionslos zu werden. Unsere Gefühle nicht zu fühlen, uns emotional zurückzuziehen und diesen Teil von uns wegzuschieben, kann unangenehm, ungesund und selbstzerstörerisch werden.

Gefühle zu unterdrücken oder zu leugnen, führt in manchen Fällen zu Kopfschmerzen, Magenleiden, Rückenschmerzen oder einer allgemein geschwächten körperlichen Verfassung und kann vielen Krankheiten Tür und Tor öffnen. Gefühle zu unterdrücken – vor allem, wenn wir es während des Trauerprozesses in der Phase des Nichtwahrhabenwollens tun – kann Essstörungen, Drogenmissbrauch, sexuelle Verhaltensstörungen, Kaufzwang, Schlafstörungen, Obsession, Kontrollsucht und andere Suchtprobleme zur Folge haben.

Gefühle sind Energie. Unterdrückte Gefühle blockieren die Energie. Wir können nicht unser Bestes geben, wenn wir blockiert sind.

Unterdrückte Gefühle sind auch deswegen ein Problem, weil sie nicht verschwinden. Sie bleiben, werden manchmal stärker und veranlassen uns dazu, viele merkwürdige Dinge zu tun. Wir müssen unseren Gefühlen immer einen Schritt voraus sein, müssen uns beschäftigt halten, müssen *irgendetwas* tun. Wir wagen es nicht, ruhig und friedlich zu werden, weil wir diese Gefühle dann spüren könnten. Und sie können trotzdem zum Vorschein kommen und uns veranlassen, etwas zu tun, das wir nie tun wollten: die Kinder anschreien, die Katze treten, Chaos anrichten, in der Öffentlichkeit weinen. Wir bleiben in Gefühlen stecken, weil wir versuchen, sie zu unterdrücken, und wie ein aufdringlicher Nachbar gehen sie erst weg, wenn wir ihre Anwesenheit zur Kenntnis nehmen.

Ein zwingender Grund dafür, Gefühle auf keinen Fall zu unterdrücken, ist, dass ein emotionaler Rückzug dazu führt, dass wir die Fähigkeit zu fühlen verlieren. Das mag eine willkommene Erleichterung sein, wenn der Schmerz zu groß wird oder konstant anhält, doch es ist keine gute Strategie fürs Leben. Und in extremen Fällen kann es zur Dissoziation führen, einem anderen nützlichen Überlebenstool. Wir schalten vielleicht unsere tiefsten Bedürfnisse aus – zu lieben und geliebt zu werden –, wenn wir unsere Emotionen ausschalten. Wir verlieren vielleicht die Fähigkeit, Berührungen zu genießen, die Fähigkeit, uns Menschen nahe zu fühlen, die Fähigkeit zu Intimität. Wir verlieren unsere Fähigkeit, die angenehmen Dinge im Leben zu genießen.

Da wir nicht länger mit unseren Instinkten in Verbindung stehen, verlieren wir auch die Verbindung zu uns selbst und unserem Umfeld. Wir spüren nicht mehr, was unsere Gefühle uns sagen, und nehmen auch Probleme in unserem Umfeld nicht länger wahr. Wir verlieren die motivierende Kraft der Gefühle. Wenn wir nicht fühlen, prüfen wir wahrscheinlich auch nicht die Gedanken, die mit diesen Gefühlen einhergehen, und wissen nicht, was unser Körper uns zu sagen versucht. Und wenn wir unsere Gefühle nicht *zulassen*, ändern und entwickeln wir uns nicht. Wir bleiben stecken.

Gefühle sind nicht immer ein Quell endloser Freude, doch sie zu unterdrücken, kann ausgesprochen schlecht sein. Wie also lautet die Lösung? Was sollen wir mit diesen leidigen Gefühlen tun, die sowohl Last als auch Freude zu sein scheinen?

Wir spüren sie. Wir *können* unsere Emotionen zulassen – alle. Gefühle sind nicht falsch. Sie sind nicht unangemessen. Wir müssen uns wegen unserer Gefühle nicht schuldig fühlen. Gefühle sind keine Taten. Mörderische Wut zu empfinden, ist etwas anderes, als einen Mord zu begehen. Gefühle sollten nicht als gut oder schlecht beurteilt werden. Sie sind emotionale Energie, keine Persönlichkeitseigenschaften. (Aber sie können zu Persönlichkeitseigenschaften werden, wenn wir sie weiterhin ignorieren.)

Es heißt, dass es Hunderte verschiedener Gefühle gibt, die von verstimmt oder verärgert bis zu überschwänglich und begeistert reichen. Einige Therapeuten haben die Liste auf vier Emotionen reduziert: Wut, Trauer, Freude und Angst – die vier primären Emotionsgruppen. Bei den weiteren Emotionen handelt es sich um

Schattierungen und Variationen. So würden zum Beispiel Einsamkeit und Depression in die Kategorie Trauer fallen; Unruhe und Nervosität wären Variationen der Angst; Liebe, Nähe und Glück würden in die Kategorie Freude gehören. Du kannst die Gefühle nennen, wie immer du möchtest; wichtig ist, dass du sie fühlst.

Das heißt nicht, dass wir, was unsere Gefühle angeht, immer in Habachtstellung sein sollen. Es heißt auch nicht, dass wir einen Großteil unseres Lebens damit verbringen sollen, uns im emotionalen Unrat zu wälzen. Tatsächlich wird die Beschäftigung mit unseren Gefühlen dafür sorgen, dass wir aus dem Unrat herauskommen. Unsere Gefühle fühlen bedeutet einfach: Wenn ein Gefühl – emotionale Energie – aufkommt, fühlen wir es. Wir nehmen uns ein paar Augenblicke Zeit, erkennen das Gefühl an und gehen zum nächsten Schritt. Wir zensieren unsere Gefühle nicht. Wir blocken sie nicht ab. Wir laufen nicht vor ihnen weg. Wir sagen uns nicht: *Fühl das nicht. Etwas stimmt nicht mit dir.* Wir fällen kein Urteil über uns wegen unserer Gefühle. Wir erleben sie bewusst und achtsam. Wir lassen zu, dass die Energie durch unseren Körper strömt, und wir akzeptieren sie als unsere emotionale Energie, als unsere Gefühle. Wir sagen: »Es ist in Ordnung.«

Der nächste Schritt ist das, was viele Menschen als »Auseinandersetzung mit Gefühlen« bezeichnen. Wir reagieren angemessen auf unsere Gefühle. Wir prüfen die Gedanken, die mit ihnen einhergehen, und wir akzeptieren sie, ohne sie zu unterdrücken oder zu zensieren.[2]

Dann entscheiden wir, ob es einen nächsten Schritt gibt. Das ist der Moment, in dem wir urteilen und unser Moralkodex ins Spiel kommt. Wir fällen nach wie vor kein Urteil über uns, weil wir Gefühle haben. Vielmehr beschließen wir, was wir, wenn überhaupt, mit den Gefühlen tun wollen. Wir bewerten eine Situation und entscheiden uns dann für ein Verhalten, das im Einklang mit unserem Moralkodex und unserem neuen Ideal der Selbstsorge steht. Gibt es ein Problem, das wir lösen müssen? Sind unsere Gedanken falsch? Viele Therapien sehen einen direkten Zusammenhang zwischen unseren Gedanken und unseren Gefühlen. Manchmal werden unsere Gefühle durch fehlerhafte, überreaktive oder unangemessene Gedankenmuster getriggert oder dazu gebracht, länger als nötig anzudauern. Ist das Problem lösbar? Betrifft es eine andere Person? Ist es nötig oder angebracht, mit dieser Person über das Gefühl zu sprechen? Vielleicht reicht es ja, das Gefühl einfach zu fühlen und den Gedanken anzuerkennen. Wenn du Zweifel hast, was du tun sollst, wenn das Gefühl besonders stark oder die Handlungsweise, für die du dich entschieden hast, radikal ist, halte inne, bis du dich wieder gefasst hast. Werde dir klar über den vor dir liegenden Weg. Lass los.

Unsere Gefühle müssen uns nicht kontrollieren. Nur weil wir wütend sind, müssen wir nicht schreien und um uns schlagen. Nur weil wir traurig oder deprimiert sind, müssen wir nicht den ganzen Tag im Bett liegen. Angst zu haben bedeutet nicht, dass wir uns nicht um diesen Job bewerben. Ich will auf keinen Fall den Eindruck vermitteln, wir sollten unser Verhalten von unseren Gefühlen kontrollieren lassen. Im Gegenteil: Wenn wir unsere Gefühle nicht fühlen und uns nicht verantwortungsvoll mit ihnen auseinandersetzen, *werden* sie uns kontrollieren. Gehen wir jedoch verantwortungsvoll mit ihnen um, unterwerfen wir sie unserem Intellekt, unserem Verstand sowie unserem Moral- und Verhaltenskodex.[3]

Angemessen auf unsere Gefühle zu reagieren, bedeutet auch, dass wir für sie verantwortlich sind. Unsere Gefühle sind unsere eigenen. Niemand bringt uns dazu, etwas zu fühlen; niemand außer uns selbst ist letztlich für unsere Gefühle verantwortlich, *egal, wie sehr wir auch darauf bestehen mögen.* Menschen helfen uns vielleicht, etwas zu fühlen – oder triggern Gefühle in uns –, aber sie sind es nicht, die uns fühlen lassen. Sie können auch nicht die Art unserer Gefühle ändern. Das können nur wir. Außerdem sind wir nicht für die Gefühle anderer verantwortlich, sondern nur dafür, auf ihre Gefühle Rücksicht zu nehmen. Verantwortungsbewusste Menschen entscheiden sich für diese Rücksichtnahme. Viele von uns übertreiben sie jedoch und vergessen darüber ihre eigenen Gefühle.

Es gibt Zeiten, in denen wir mit anderen über unsere Gefühle und Gedanken sprechen müssen. Es ist ungesund, isoliert zu leben. Unser emotionales Selbst mit anderen zu teilen, schafft echte Nähe und Intimität (im Gegensatz zur oberflächlichen Intimität und den unechten Gefühlen der Freundschaft, die oft in den sozialen Medien zur Schau gestellt werden). Und von jemand anderem so akzeptiert zu werden, wie wir sind, hilft, uns selbst zu akzeptieren. Das ist stets eine wunderbare Erfahrung. Manchmal möchten wir vielleicht einer nahestehenden Person, die einfach nur dasitzt und uns zuhört, etwas erzählen, während wir versuchen, uns selbst zu verstehen. Dinge, die wir in uns verschließen, können zu groß und mächtig werden. Sie herauszulassen, macht sie kleiner. Wir bekommen eine neue Perspektive. Auch von den angenehmen Gefühlen zu erzählen, macht Spaß: von den Freuden und Erfolgen. Und wenn wir eine intime Beziehung haben möchten, müssen wir mit der betreffenden Person über alle bestehenden Gefühle sprechen. Das nennt man emotionale Ehrlichkeit.

Vorsicht: Intensive Glücksgefühle können genauso verwirrend und beängstigend sein wie intensive traurige Gefühle, vor allem für Menschen, die nicht an Glücksgefühle gewöhnt sind. Jedes extreme Gefühl kann uns aus dem Gleichgewicht bringen, ob es sich um Freude, Aufregung oder tiefe Traurigkeit handelt. Lass die emotionale Energie durch dich hindurchströmen und strebe nach einem friedlichen und ausgewogenen Mittelweg.

Es gibt Zeiten, in denen wir vielleicht professionelle Hilfe brauchen, um mit unseren Gefühlen fertigzuwerden. Wenn wir ein bestimmtes Gefühl nicht loswerden, sollten wir uns geben, was wir brauchen. Such dir einen Berater oder eine Therapeutin, eine

Person mit Expertise, die sich richtig für dich anfühlt. (Empfehlungen können helfen.)

Manchmal erfordert es nur ein wenig Übung und bewusste Wahrnehmung, um unser emotionales Selbst wachzurufen. Die folgenden Aktivitäten helfen mir, in Kontakt mit meinen Gefühlen zu treten: Sport treiben, Tagebuch schreiben, mit Menschen sprechen, bei denen ich mich sicher fühle, und meditieren. Wir müssen es uns zur Gewohnheit machen, uns selbst wahrzunehmen und achtsam zu sein. Wir müssen damit aufhören, uns zu sagen: »So sollte ich mich nicht fühlen.« Wir müssen darauf achten, was wir denken und sagen und in welchem Tonfall wir es sagen. Wir müssen im Auge behalten, was wir tun. Wir werden unseren Weg zu unseren Gefühlen und durch sie hindurch finden, einen Weg, der funktioniert.

Lade Gefühle in dein Leben ein. Dann mach es dir zur Aufgabe, dich einfühlsam und liebevoll um sie zu kümmern. Fühle deine Gefühle. Vertraue deinen Gefühlen. Vertraue dir selbst. Du bist klüger, als du denkst.

AKTIVITÄTEN

1. Lies noch einmal, was du in vorherigen Kapiteln zu den Aktivitäten geschrieben hast. Welche Gefühle hast du beim Schreiben gespürt?
2. Lies dir einige deiner Posts auf Social Media durch. Welche Gefühle waren deiner Meinung nach ausschlaggebend für diese Posts? Haben die Posts deine wahren Gefühle widergespiegelt – dein höheres Selbst?
3. Lass uns Was wäre, wenn spielen. Was wäre, wenn du jetzt sofort alles fühlen könntest, was du möchtest? Wie möchtest du dich fühlen? Möchtest du glücklich sein? Mit dir im Reinen sein? Dem Fluss des Lebens vertrauen? Oder möchtest du ängstlich und besorgt sein und versuchen, alles zu kontrollieren? Zu bekommen, was wir wollen, wird unsere Gefühle nicht auf magische Weise ändern. Es ist vielmehr unsere Aufgabe, zu ändern, wie wir uns fühlen.

Stell dir also vor, was du vielleicht fühlen wirst, wenn du dein Leben wieder im Griff hast, und versuch, einige dieser Gefühle jetzt gleich in dein Leben zu integrieren. Beschreibe, wie du dich deiner Meinung nach fühlen wirst, wenn du bekommst, was du möchtest. Koste dieses Gefühl jetzt aus.

4. Such eine vertrauenswürdige Person, die unvoreingenommen und nicht darauf aus ist, andere zu retten, und sprich ehrlich und offen mit ihr über deine Gefühle. Hör zu, ohne zu urteilen oder den Impuls, dich zu kümmern, wenn die andere Person dir von ihren Gefühlen erzählt. Das ist schön, oder? Wenn du niemanden kennst, mit dem du dies gefahrlos tun kannst, dann schließ dich einer Selbsthilfegruppe an. Auch ein Al-Anon-Meeting kann ein geschützter Raum sein, in dem du offen über deine Gefühle sprechen kannst.

14 Wut

»Was hasst du so sehr an mir?«, fragte ein Mann seine Ehefrau im sechsten Monat seiner Abstinenz. »Alles«, erwiderte sie.

Anonym

Viele Jahre lang empfand ich nur selten Wut. Ich weinte. Ich war verletzt. Aber Wut? Nein, ich doch nicht.

Im Verlauf meiner Genesung von der Co-Abhängigkeit fragte ich mich dann, ob ich jemals *nicht* wütend sein würde.

Janet Geringer Woititz beschreibt das, was ich fühlte, im folgenden Absatz von *Marriage on the Rocks*: »Du wirst unnachgiebig und misstrauisch. Wut, für die du kein befriedigendes Ventil hast, verzehrt dich. Jeder, der dein Haus betritt, spürt die Schwingungen der Wut. Du kannst ihr nicht entkommen. Wer hätte gedacht, dass du dich in eine so selbstgerechte Hexe verwandeln würdest?«[1]

Wut gehört zum Leben dazu. So gut wie jeder empfindet sie: Kinder, Teenager, Erwachsene. Für einige Menschen spielt Wut eine relativ geringe Rolle und stellt kein besonderes Problem dar. Sie lassen Dampf ab, und die Sache ist erledigt. Die Situation hat sich vielleicht geklärt, und das Leben geht seinen gewohnten Gang.

Das ist bei Co-Abhängigen normalerweise nicht der Fall. Wut kann zu einem bedeutenden Teil unserer Geschichte werden, ja, unser Leben beherrschen. Die Person, mit der wir zusammen sind, ist wütend, wir sind wütend, die Kinder sind wütend und der Hund auch. Alle sind ständig wütend. Keiner scheint jemals genug Dampf abzulassen. Selbst wenn wir nicht schreien, selbst wenn wir versuchen, so zu tun, als seien wir nicht wütend, sind wir es. Feindseligkeit lauert direkt unter der Oberfläche und wartet auf eine Gelegenheit, herausgelassen zu werden. Manchmal explodiert die Wut wie eine Bombe, ist aber danach nicht weg. Die andere Person sagt: »Was fällt dir ein, so wütend auf mich zu werden? *Ich* kann wütend auf dich werden, aber nicht umgekehrt.« Wir sagen: »Nach allem, was ich für dich getan habe, werde ich wütend, wann immer ich will.« Doch insgeheim fragen wir uns: *Hat sie vielleicht recht? Was fällt mir ein, wütend zu werden? Mit mir stimmt etwas nicht, denn sonst würde ich nicht so fühlen.* Wir versetzen unserem Selbstwertgefühl einen weiteren Schlag und bekommen obendrein noch Schuldgefühle. Und die Wut ist nach wie vor da. Die Probleme werden nicht gelöst. Die Wut gärt und kocht.

Selbst nach der Genesung kann die Wut fortbestehen – und tut dies in der Regel auch.[2] Vielleicht hat sie ihren Höhepunkt erreicht, wenn die kranke Person sich Hilfe holt. Niemand, einschließlich dieser Person, kann den Wahnsinn noch länger ertragen. Doch sobald wir aus dem Überlebensmodus heraus sind, merken wir, wie wütend wir sind. Wir empfinden vielleicht sogar neue Wut, weil wir so lange geglaubt haben, dieses Chaos sei unsere Schuld. Und vielleicht fühlen wir uns zum ersten Mal sicher genug, unsere Wut zum Ausdruck zu bringen. Das kann weitere Konflikte erzeugen. Die von der Sucht genesende Person verspürt vielleicht jetzt, wo sie ein neues Leben begonnen hat, den Wunsch, ohne die Altlasten der Vergangenheit neu anzufangen.

Und so sagt sie: »Wie kannst du es wagen, jetzt wütend zu werden? Wir fangen gerade neu an.«

Und wir antworten: »Das denkst *du*. Ich fange jetzt erst an, meine Wut rauszulassen.«

Dann fügen wir unserem geringen Selbstwertgefühl und unseren Schuldgefühlen noch einen stillen, quälenden Gedanken hinzu: *Er hat recht. Ich sollte froh sein. Ich sollte dankbar sein.* Doch der Groll verschwindet nicht einfach.

Schließlich fühlen sich alle schuldig, weil alle wütend sind. Und alle fühlen sich betrogen und sind zornig, weil die Abstinenz nicht das versprochene Glück gebracht hat. Sie war nicht der Wendepunkt zu einem bis ans Ende glücklichen Leben – denn den gibt es nicht. Versteh mich nicht falsch. Es ist definitiv deutlich besser, wenn Menschen trocken werden. Doch Abstinenz ist kein Wunderheilmittel für die Co-Abhängigkeit, die ihr vorausging. Die alte Wut verraucht. Neue Wut nährt das Feuer. Der Suchtkranke kann seine Wut nicht länger mit Alkohol oder dergleichen behandeln. Co-Abhängige erhalten nicht mehr das nötige Mitgefühl und die Zuwendung ihrer Freunde. Schließlich ist es doch wunderbar, dass der Alkoholiker mit dem Trinken aufgehört hat und das Problem »gelöst« ist. *Was stimmt nicht mit uns?*, fragen wir. *Können wir nicht vergeben und vergessen?*

Wut mag ein weitverbreitetes Gefühl sein, doch es ist schwer, damit umzugehen. Die meisten von uns haben das nicht gelernt, weil andere ihnen eher zeigen als beibringen, wie es geht. Und die meisten zeigen ihre Wut auf unangemessene Weise, weil auch sie eben nicht mit ihr umzugehen wissen.

Menschen geben vielleicht gute Ratschläge. »Geh nicht wütend ins Bett.«[3] »Strebe nicht nach Rache.« »Hege keinen Groll!« Viele von uns können sich nicht an diese Ratschläge halten. Einige denken, sie würden »Empfinde keine Wut« bedeuten. Viele von uns sind sich nicht sicher, was sie über Wut denken sollen. Manche glauben Lügen.

Oft glauben wir folgende Märchen über Wut:

- Es ist nicht in Ordnung, wütend zu sein.
- Wut ist Zeit- und Energieverschwendung.
- Nette Menschen werden nicht wütend.

- Wenn wir uns erlauben, Wut zu empfinden, verlieren wir die Kontrolle über uns.
- Menschen verlassen uns, wenn wir wütend auf sie werden.
- Menschen verlassen uns, wenn sie wütend auf uns werden.
- Wenn Menschen wütend auf uns werden, müssen wir etwas falsch gemacht haben.
- Wenn Menschen wütend auf uns sind, haben wir sie dazu gebracht und sind dafür verantwortlich, ihre Gefühle positiv zu beeinflussen.
- Wenn jemand uns wütend gemacht hat, ist eben diese Person dafür verantwortlich, unsere Gefühle positiv zu beeinflussen.
- Wenn wir wütend auf unser Gegenüber sind, ist die Beziehung beendet, und die betreffende Person muss gehen.
- Wenn wir wütend auf jemanden sind, sollten wir ihn dafür bestrafen, uns wütend gemacht zu haben.
- Wenn wir wütend auf jemanden sind, muss er sein Verhalten ändern, damit wir nicht mehr wütend sind.
- Wenn wir wütend sind, müssen wir jemanden schlagen oder etwas zerbrechen.
- Wenn wir wütend sind, müssen wir brüllen und schreien.
- Wenn wir wütend auf jemanden sind, bedeutet das, dass wir ihn nicht mehr lieben.
- Wenn jemand wütend auf uns ist, bedeutet dies, dass er uns nicht mehr liebt.
- Wut ist ein sündhaftes Gefühl.
- Es ist nur dann in Ordnung, Wut (oder jedes andere Gefühl) zu empfinden, wenn wir unsere Gefühle *rechtfertigen* können.[4]

Viele Menschen, die an Genesungsprogrammen wie dem der Anonymen Alkoholiker teilnehmen, glauben, sie sollten während der Genesung niemals Wut empfinden, da eines der Ziele des Programms darin besteht, möglichst nicht mit Groll im Bauch herumzulaufen. Dahinter steht der Gedanke, dass die Betreffenden lernen sollen, angemessen mit Wut umzugehen, und zwar *bevor* diese sich in verhärteten Groll verwandelt.

Als Co-Abhängige haben wir vielleicht Angst vor unserer Wut und der Wut anderer. Vielleicht glauben wir eines oder mehrere der eben aufgelisteten Märchen. Oder wir haben aus anderen Gründen Angst vor der Wut. Jemand hat uns vielleicht missbraucht, als er wütend war. Einige von uns haben möglicherweise jemanden missbraucht, als sie wütend waren. Manchmal kann die gewaltige Energie, die mit der Wut einhergeht, beängstigend sein, vor allem wenn die Person betrunken oder größer ist als wir.

Wir reagieren auf Wut, sowohl auf unsere als auch auf die anderer Menschen. Wut verbreitet sich in den sozialen Medien. Sie ist ein provokatives Gefühl und kann ansteckend sein. Und viele von uns haben viel Wut, auf die man reagieren kann. Wir haben kollektive Wut im Zusammenhang mit vielen Themen. Wir haben mit Leid einhergehende Wut. Wir haben vom Retten oder Kümmern herrührende Wut. (Viele von uns stecken in dieser Ecke des Dreiecks fest.) Wir haben Wut, die vielleicht reaktivem, verhängnisvollem Denken geschuldet ist: dem »sollte«, »niemals« und »immer«. Wir haben berechtigte Wut – die jede Person fühlen würde, wenn man ihr das angetan hätte, was man uns angetan hat. Und die meiste Wut wird unterdrückt und wartet darauf, herauszubrechen.

Wir verwandeln unsere Angst und unseren Schmerz vielleicht in Wut, um uns weniger verletzlich und mächtiger zu fühlen. Wir steigern uns manchmal in Wut hinein, um uns stärker zu fühlen oder uns aus einer angespannten oder beängstigenden Situation herauszumogeln, doch wir können nicht für immer vor der Wahrheit davonlaufen. Wir müssen klare Grenzen setzen, doch mit Drohungen und Zwängen lässt sich das nicht bewerkstelligen.

Schuldgefühle, ob berechtigt oder unberechtigt, verwandeln sich leicht in Wut.[5] Co-Abhängige haben viel von beiden. Das Gleiche gilt für Suchtkranke. Sie sind bloß geschickter darin, diese Gefühle in Wut umzuwandeln.

Wir haben reaktive Wut. Wir werden wütend, weil die andere Person wütend ist. Dann wird diese wütender, und wir werden auch wütender, weil sie wütender geworden ist. Bald sind alle sehr wütend, und keiner weiß, warum. (Dies ist ein gemeinsames Merkmal von sozialen Medien und stark dysfunktionalen Familien.)

Manchmal ziehen wir es vor, wütend zu bleiben. Es hilft uns, uns weniger verwundbar und mächtiger zu fühlen. Unsere Wut ist ein Schutzschild. Wenn wir wütend sind, fühlen wir uns nicht verletzt oder verängstigt, zumindest nicht offenkundig.

Viele von uns stecken in puncto Wut in einer Zwickmühle, vor allem, wenn sie in einem Familiensystem leben, in dem gilt: »Fühl nicht, vor allem keine Wut!« Die drogenabhängige Person will auf keinen Fall hören, wie wütend wir sind. Sie hält unsere Wut wahrscheinlich ohnehin für unangemessen, und möglicherweise ärgert es sie, wenn wir darüber sprechen. Unsere Wut kann bei ihr Schuldgefühle hervorrufen. Vielleicht überfordert sie uns sogar mit ihrer Wut, um dafür zu sorgen, dass wir unser Gleichgewicht nicht wiederfinden – und dann fühlen wir uns schuldig, wenn wir reagieren.

Traurigerweise wissen wir in der Regel nicht, wohin mit unserer Wut. Wir schlucken sie hinunter, beißen uns auf die Zunge, straffen die Schultern, verdrängen die Wut, lassen sie im Kopf herumgeistern, laufen vor ihr davon, behandeln sie mit Suchtmitteln oder spielen sie herunter. Wir werden passiv-aggressiv. Wenn andere uns fragen, was los ist, spannen wir den Kiefer an und sagen: »Nichts. Es geht mir gut. Danke.« Wir machen uns selbst Vorwürfe, verwandeln die Wut in Niedergeschlagenheit, legen uns ins Bett, hoffen, dass wir sterben, und werden krank davon.

Unangenehme Gefühle sind wie Unkraut. Sie gehen nicht weg, wenn wir sie ignorieren. Sie wuchern und übernehmen die Macht.

Eines Tages bricht unsere Wut mit aller Gewalt hervor. Dann sagen wir vielleicht Dinge, die wir nicht so meinen. Oder wir sagen – was häufiger der Fall ist –, was wir wirklich meinen. Wir verlieren vielleicht die Kontrolle und lassen – während wir uns zur Wehr setzen, spucken, schreien, uns die Haare raufen und Geschirr zerschlagen – unserer Wut freien Lauf. Unsere Wut kann sich jedoch auch in Bitterkeit, Hass, Verachtung, Abscheu oder Feindseligkeit verwandeln. Eventuell entwickeln wir eine Reihe selbstverletzender Verhaltensweisen, um das Gefühl zu haben, wir hätten die Kontrolle über unsere unkontrollierbaren Gefühle.

Wie der Buchtitel sagt: *Of Course You're Angry!* (Natürlich bist du wütend!).[6] Wir sind so wütend, weil jede Person bei Verstand so wütend wäre.

Ein fabelhaftes Zitat aus *Marriage on the Rocks* lautet:

> Man kann nicht mit einem aktiven Alkoholiker zusammenleben, ohne zutiefst davon betroffen zu sein. Jeder Mensch, der mit dem bombardiert wird, womit du bombardiert wirst, muss für das bloße Überleben gelobt werden. Allein für die Tatsache, dass du da bist, um die Geschichte zu erzählen, verdienst du einen Orden.[7]

Wut ist eine wesentliche Folge der Alkoholsucht. Sie ist auch eine Folge vieler anderer Suchtkrankheiten oder Probleme, mit denen Co-Abhängige leben müssen. Und selbst wenn es in unserem Leben kein ernsthaftes Problem und keinen schwerkranken Menschen gibt, ist es in Ordnung, Wut zu empfinden.

»Ich traue Menschen nicht, die nie wütend werden. Menschen werden entweder wütend, oder sie rächen sich«, hat meine Freundin Sharon George, die im Bereich mentale Gesundheit arbeitet, einmal gesagt.

Wir haben jedes Recht, Wut zu empfinden. Wir haben jedes Recht, so wütend zu sein, wie wir es sind. Auch andere haben dieses Recht. Doch wir haben gleichzeitig die Verantwortung – in erster Linie uns selbst gegenüber –, angemessen mit unserer Wut umzugehen.

Womit wir wieder bei unserer ursprünglichen Empfehlung sind, uns mit unseren Gefühlen auseinanderzusetzen. Unsere Gefühle zuzulassen.

Wie lassen wir ein so mächtiges Gefühl wie Wut zu? Wie hören wir auf, wütend zu sein? Wann geschieht das? Wohin verschwindet unsere Wut? Mit wem können wir über sie sprechen? Wer hat schon Lust, sich all das anzuhören? Wahrscheinlich nicht einmal wir selbst. Schließlich ist die Person, auf die wir wütend sind, krank. Da sollten wir doch wohl eher Mitgefühl mit ihr haben. Ist es wirklich in Ordnung, derart wütend auf einen kranken Menschen zu sein?

Ja, wir haben das Recht, wütend auf einen kranken Menschen zu sein. Obwohl Mitgefühl das Ideal ist, werden wir wahrscheinlich so lange kein Mitgefühl empfinden, wie wir uns nicht mit unserer Wut auseinandergesetzt haben. Irgendwo zwischen mörderischer Wut und sich auf die Zunge beißen gibt es einen Weg, die Gefühle der Wut zu überwinden – die alten und die neuen. Doch mit unterdrückten Gefühlen wird man nicht über Nacht fertig. Es gelingt vielleicht nicht einmal in einem Monat oder einem Jahr. Wie lange hat es gedauert, derart wütend zu werden? Mit einer großen Menge unterdrückter Wut fertigzuwerden, erfordert Zeit und Mühe, mit neuer Wut umzugehen, erfordert Übung.

Hier sind einige Vorschläge, wie du mit Wut umgehen kannst:

- *Befass dich mit allen Märchen über Wut, denen du geglaubt hast.* Erlaub dir, wütend zu sein, wenn dir danach ist. Erlaub auch anderen Menschen, wütend zu sein.
- *Fühl das Gefühl.* Obwohl es Wut ist, handelt es sich nur um emotionale Energie. Das Gefühl ist nicht richtig oder falsch; es verlangt nicht nach einem Urteil. Wut muss nicht gerecht-

fertigt oder rationalisiert werden. Wenn die Energie da ist, fühle sie. Fühle auch alle darunterliegenden Gefühle wie Schmerz oder Angst.

- *Erkenn die mit diesem Gefühl einhergehenden Gedanken an.* Sprich diese Gedanken am besten laut aus.
- *Prüf die Gedanken, die mit dem Gefühl einhergehen, sorgfältig.* Sieh, ob sie Fehler enthalten. Beobachte, ob es Muster und wiederkehrende Situationen gibt. Du wirst viel über dich selbst und dein Umfeld lernen.
- *Triff eine verantwortungsvolle Entscheidung dazu, was du, wenn überhaupt, unternehmen musst.* Finde heraus, was deine Wut dir sagt. Weist sie auf ein Problem in dir oder in deinem Umfeld hin, das Aufmerksamkeit erfordert? Musst du etwas ändern? Brauchst du etwas von jemand anderem? Wut rührt oft von unerfüllten Bedürfnissen her. Eine Möglichkeit, sich schnell von der Wut zu befreien, besteht darin, die Person, auf die du wütend bist, nicht länger anzuschreien, herauszufinden, was du von ihr brauchst, und sie darum zu bitten. Wenn sie es dir dann nicht geben will oder kann, werde dir darüber klar, was du als Nächstes tun kannst, um für dich zu sorgen.
- *Lass dich nicht von deiner Wut beherrschen.* Wenn du dich dabei ertappst, dass du von Gefühlen der Wut beherrscht wirst, dann halt inne. Du musst nicht weiterschreien. Manchmal hilft schreien, manchmal nicht. Es ist besser, wenn du die Entscheidungen triffst, statt deine Wut für dich entscheiden zu lassen. Wir müssen nicht die Kontrolle über uns verlieren. Wut ist nur Energie, kein magischer Fluch. Lass los. Geh in ein anderes Zimmer. Verlass das Haus. Werd ruhig. Find dann heraus, was du tun musst. Du brauchst dich nicht von der Wut anderer Menschen beherrschen zu lassen. Co-Abhängige sagen oft: »Ich kann dieses oder jenes nicht tun, weil er/sie dann wütend wird.« Gefährde deine Sicher-

heit nicht, aber strebe danach, frei von der Kontrolle der Wut zu sein – deiner eigenen oder der von jemand anderem.

- *Sprich offen und ehrlich über deine Wut, wenn die Situation es zulässt.* Aber nicht mit einer Person, die gerade betrunken oder high ist. Du kannst gute Entscheidungen treffen, wie du deine Wut offen und angemessen zum Ausdruck bringst. Achte jedoch darauf, wie du andere ansprichst. Wut erzeugt oft Wut. Statt deine Wut an jemandem auszulassen, kannst du deine Gefühle fühlen, deine Gedanken denken, überlegen, was du von der betreffenden Person brauchst, und dann zu ihr gehen und dieses Bedürfnis äußern.
- *Übernimm die Verantwortung für deine Wut.* Wir können sagen: »Ich bin wütend, wenn du das tust, weil …«, statt: »Du hast mich wütend gemacht.« Wir können auch erklären, was uns getriggert hat. Wichtig ist, dass du weißt: Wir sind für unsere Gefühle der Wut verantwortlich – selbst wenn sie eine angemessene Reaktion auf jemandes unangemessenes Verhalten ist.
- *Sprich mit Menschen, denen du vertraust.* Über unsere Wut zu sprechen und eine Person zu haben, die uns zuhört und uns akzeptiert, hilft, reinen Tisch zu machen und uns selbst zu akzeptieren. Vergiss nicht, wir können nicht vorankommen, wenn wir nicht akzeptieren, wo wir stehen. Und ja, es gibt Menschen, denen du nicht egal bist. Wir müssen vielleicht die Hand nach ihnen ausstrecken, aber es gibt sie. Wenn sich deine Gefühle der Wut in Feindseligkeit verwandelt haben, dann such nach einer Möglichkeit, mit jemandem darüber zu sprechen – nach einem Sozialarbeiter, einem Therapeuten oder einer Selbsthilfegruppe. Feindseligkeit kann dir sehr viel mehr schaden als helfen.
- *Power dich aus, um deine Wut loszuwerden.* Geh spazieren. Laufe. Tanze. Geh ins Fitnessstudio. Mach Yoga. Schaufel Schnee. Harke den Garten. Geh mit dem Hund raus. Wut ist

extrem aufreibend, und es hilft, diese Energie körperlich zu entladen.

- *Missbrauch andere nicht und lass dich nicht selbst missbrauchen.* Suche dir professionelle Hilfe, wenn ein Missbrauch stattgefunden hat.
- *Schreib Briefe, ohne sie abschicken zu wollen.* Das hilft, wenn du wegen deiner Wut Schuldgefühle hast. Beginn den Brief so: »Was mich wirklich wütend gemacht hat, ist ...« Sobald du deine Wut auf Papier gebracht hast, kannst du überlegen, wie du mit ihr umgehen willst.
- *Setz dich mit deinen Schuldgefühlen auseinander.* Werde unberechtigte Schuldgefühle los. Sie helfen nicht. Wenn du etwas Unangebrachtes getan hast, dann beschäftige dich mit den Schuldgefühlen, die berechtigterweise existieren, mach dir bewusst, was an dem, was du getan hast, falsch war, versuche, es wiedergutzumachen, und lass es hinter dir. Strebe danach, Fortschritte zu erzielen.

Sobald du beginnst, dich mit deiner Wut auseinanderzusetzen, wird dir vielleicht auffallen, dass du sehr oft wütend bist. Das ist normal. Sei geduldig. Du wirst nicht perfekt mit deiner Wut umgehen. Das tut niemand. Du wirst Fehler machen, aber auch aus ihnen lernen.

Wir müssen behutsam mit uns umgehen, wenn wir sehr viel Wut unterdrückt haben. Alles braucht seine Zeit. Vielleicht müssen wir im Moment so wütend sein. Wenn das nicht mehr nötig ist, wird die Wut verschwinden. Solltest du das Gefühl haben, in deiner Wut festzustecken, such dir professionelle Hilfe.

Manche Menschen glauben, dass wir niemals mit Wut reagieren oder in ihr schwelgen werden, wenn wir unser Denken kontrollieren und unvoreingenommen sind. Das stimmt wahrscheinlich. Ich ziehe es jedoch vor, mich zu entspannen und zu sehen, was geschieht, statt ständig in Habachtstellung zu sein. Und wie meine

Freundin bin ich Menschen gegenüber misstrauisch, die lächeln und mir sagen, dass sie nie wütend werden. Versteh mich nicht falsch – ich rate dir nicht, an Wut oder Feindseligkeit festzuhalten, anderen eine Lektion zu erteilen oder dich zu rächen. Ich glaube nicht, dass unser Fokus im Leben auf der Wut liegen sollte. Und wir sollten auch nicht nach Gründen suchen, wütend zu werden, um uns zu testen. »Es ist nicht gut, ständig wütend zu sein«, sagt Beraterin Esther Olsen. Es ist nicht gesund, sich feindselig zu verhalten.

Doch es ist in Ordnung, Wut zu empfinden, wenn wir das brauchen.

AKTIVITÄTEN

1. Was würde deiner Meinung nach passieren, wenn du anfangen würdest, deine Wut zuzulassen? Stell dir Worst-Case-Szenarien vor. Stell dir auch den bestmöglichen Fall vor. Finde dann den Mittelweg.
2. Wie sind andere mit ihrer Wut fertiggeworden oder haben andere ihre Wut an dir ausgelassen? Wie bist du damit umgegangen? Was hat es dich über deine Wut gelehrt – und ist es etwas, das du verlernen musst?
3. Wie geht deine Familie mit Wut um? Wie gingen deine Mutter, dein Vater, deine Geschwister mit Wut um? Wiederholst du Familienmuster? Schreib deine Antworten in dein Notizbuch.
4. Wenn du Wut unterdrückt hast, dann schreib darüber in deinem Notizbuch. Vielleicht verspürst du das Bedürfnis, der Wut ein eigenes Notizbuch zu widmen.
5. Wenn Wut für dich ein störendes Gefühl ist, dann halte einen Stift und Papier griffbereit und schreib darüber, sobald das Gefühl auftaucht. Wenn die sozialen Medien deine Wut triggern, dann pass auf und erwähne auch das in deinem Notizbuch.

15 Ja, du kannst denken

Denn Gott hat uns nicht einen Geist der Verzagtheit gegeben, sondern den Geist der Kraft, der Liebe und der Besonnenheit.

2 Timotheus 1,7, Einheitsbibel

»Was sollte ich *Ihrer* Meinung nach tun?«, wollte eine co-abhängige Klientin einmal von mir wissen. Sie stand vor einer bedeutsamen Entscheidung in Bezug auf ihren Mann und ihre Kinder.

»Was denken *Sie* denn?«, fragte ich.

»Sie fragen *mich*?«, erwiderte sie. »Ich brauche eine Viertelstunde, um im Supermarkt zu entscheiden, ob ich eine Flasche Bleichmittel für $ 1,50 oder $ 1,63 kaufe. Wie soll ich da wohl eine so große, wichtige Entscheidung wie diese treffen?«

Viele von uns Co-Abhängigen vertrauen ihrem Verstand nicht. Wir kennen diese entsetzliche Unentschlossenheit. Die kleinsten Entscheidungen wie eine Bestellung im Restaurant oder der Kauf einer Flasche Bleichmittel können uns lähmen. So wichtige Entscheidungen wie die, auf welche Weise wir Probleme lösen, was wir mit unserem Leben anfangen und mit wem wir leben wollen, können uns überfordern. Viele von uns geben einfach auf und weigern sich, über diese Dinge nachzudenken. Einige von uns erlauben es anderen Menschen oder Umständen, diese Entscheidungen für sie zu treffen.

Dieses Kapitel ist zwar kurz, aber sehr wichtig. Das ganze Buch hindurch habe ich dich ermutigt, über etwas nachzudenken, etwas herauszufinden, zu entscheiden, was du brauchst, zu entscheiden, was du willst, und zu entscheiden, wie du deine Probleme lösen möchtest. Vielleicht fragst du dich, ob irgendetwas davon wirklich möglich ist. In diesem Kapitel geht es darum, dir zu zeigen, dass du denken, etwas herausfinden und gute, gesunde Entscheidungen treffen kannst.

Aus einer Vielzahl von Gründen haben wir möglicherweise den Glauben an unsere Fähigkeit zu denken und Dinge zu klären verloren. Lügen zu glauben, uns selbst anzulügen (Nichtwahrhabenwollen), Chaos, Stress, ein geringes Selbstwertgefühl und ein Bauch voller unterdrückter Emotionen trüben vielleicht unser Denkvermögen. Wir werden verwirrt. Das bedeutet aber nicht, dass wir nicht denken können.

Impulsiv überzureagieren kann unsere mentale Funktionsfähigkeit beeinträchtigen. Unsere Entschlusskraft wird dadurch behindert, dass wir uns den Kopf darüber zerbrechen, was andere Menschen denken, dass wir uns einreden, wir müssten perfekt sein, und uns zur Eile drängen. Wir glauben fälschlicherweise, dass wir uns nicht leisten können, die »falsche« Entscheidung zu treffen, dass wir keine weitere Chance mehr haben werden und alles mit dieser Entscheidung steht und fällt. All das muss jedoch nicht sein.

Auch uns selbst zu hassen, uns zu sagen, dass wir keine guten Entscheidungen treffen können, und jedes Mal, wenn wir versuchen, uns zu entscheiden, ein »sollte« nach dem anderen einzuwerfen und schleunigst ein Gegenargument zu finden, ist nicht förderlich für unseren Denkprozess.

Nicht auf unsere Bedürfnisse und Wünsche zu hören, bringt uns um die Informationen, die wir für gute Entscheidungen brauchen. Zweifel und »was wäre, wenn« helfen uns ganz sicher nicht. Wir müssen lernen, uns zu lieben, uns zu vertrauen und uns zuzuhören.

Vielleicht haben wir unseren Verstand nicht richtig benutzt, uns Sorgen gemacht und zwanghaft mit etwas beschäftigt und sind nun müde, voller Angst und fühlen uns missbraucht. Auch diese Muster aufzugeben, müssen wir lernen.

Möglicherweise haben wir den Glauben an unsere Denkfähigkeit verloren, weil man uns gesagt hat, dass wir nicht denken und keine gute Entscheidungen treffen können. Unsere Eltern haben uns dies vielleicht direkt oder indirekt vermittelt, als wir Kinder waren. Vielleicht haben sie uns gesagt, dass wir dumm sind. Oder sie haben alle Entscheidungen für uns getroffen. Vielleicht haben sie unsere Entscheidungen kritisiert. Oder uns verwirrt, weil sie unsere Fähigkeit zu denken geleugnet oder nicht anerkannt haben, wenn wir zu Hause auf Probleme hinweisen wollten.

Vielleicht hatten wir, als wir noch klein waren, Schwierigkeiten mit bestimmten Schulfächern. Statt zu tun, was wir hätten tun müssen, um das Problem zu lösen, gaben wir auf und sagten uns, wir könnten nicht denken und Dinge ergründen.

Möglicherweise leben wir jetzt mit Menschen zusammen, die uns direkt oder indirekt sagen, dass wir nicht denken können. Einige von ihnen sagen uns vielleicht sogar, dass wir verrückt sind, denn Suchtkranke verhalten sich manchmal so gegenüber Menschen, mit denen sie zusammenleben.

Wir *könne*n denken. Unser Verstand funktioniert gut. Wir können Dinge herausfinden, können Entscheidungen treffen, können herausfinden, was wir wollen, was wir tun müssen und wann es Zeit ist zu handeln. Und wir können Entscheidungen treffen, die unser Selbstwertgefühl stärken.

Wir haben sogar ein Recht auf unsere eigene Meinung. Wir können angemessen und rational denken. Wir sind in der Lage, uns selbst und unsere Gedanken zu bewerten, sodass wir unser Denken korrigieren können, wenn es gefährlich oder irrational wird.

Wir können unser Verhalten bewerten, können Entscheidungen dazu treffen, was wir brauchen und wollen und wann es an der Zeit ist, den Kurs zu ändern. Wir können herausfinden, worin unsere Probleme bestehen und was wir tun müssen, um sie zu lösen. Wir können kleine und große Entscheidungen treffen. Vielleicht sind wir frustriert, wenn wir versuchen, uns zu entscheiden oder Probleme zu lösen, aber das ist normal. Manchmal müssen wir frustriert sein, um gedanklich weiterzukommen. Es ist Teil des Prozesses, vertrau darauf.

Vergiss nicht: Entscheidungen müssen nicht perfekt sein. Wir müssen nicht perfekt sein. Wir müssen nicht einmal nahezu perfekt sein. Wir können einfach sein, wie wir sind. Wir sind nicht so schwach, dass wir nicht damit umgehen können, Fehler zu machen.

Wir können sogar unsere Meinung ändern. Und sie noch einmal ändern. Und noch einmal: Menschen schwanken.[1] Wir stecken oft mitten in schwierigen Situationen. Vielleicht gibt es bei uns ein ständiges Hin und Her: Wir werfen die andere Person raus und nehmen sie dann wieder zurück. Wir gehen weg, kommen zurück und gehen dann wieder. Auf diese Weise gelangen wir an unser Ziel. Das ist in Ordnung. Wir tasten uns Schritt für Schritt voran – was normal und oft notwendig ist.

»Aber du kennst meine Gedanken nicht«, mögen einige von euch einwenden. »Manchmal denke ich schreckliche Sachen. Manchmal habe ich entsetzliche Fantasien.« Das trifft auf viele von uns zu und ist nichts Ungewöhnliches, vor allem, wenn wir mit einem Suchtkranken zusammenleben. In Gedanken sind wir vielleicht schon hundertmal auf dessen Beerdigung gewesen. Unsere Gedanken sind der Schlüssel zu unseren Gefühlen. Unsere Gefühle sind der Schlüssel zu unseren Gedanken. Wir müssen nichts unterdrücken. Vielmehr sollten wir die Gedanken und Gefühle kommen lassen und dann überlegen, was wir tun müssen, um für uns selbst zu sorgen.

Die folgenden Vorschläge sollen dir helfen, Vertrauen in deine Fähigkeit, zu denken und Schlüsse zu ziehen, zu gewinnen:

- *Gönn deinem Verstand Ruhe.* Lass los. Beruhige dich. Wenn du vor einer Entscheidung stehst, einer großen oder kleinen, dann werde zuerst ruhig. Bist du an einem bestimmten Tag einfach nicht in der Lage, zu einer Entscheidung zu gelangen, ist es offensichtlich nicht der richtige Zeitpunkt dafür. Wenn die Zeit gekommen ist, wirst du fähig sein, eine Entscheidung zu treffen. Eine gute Entscheidung.
- *Bitte deine höhere Macht, dir beim Denken zu helfen.* Ich bitte jeden Morgen um den richtigen Gedanken, das richtige Wort oder die richtige Handlungsweise. Ich bitte meine höhere Macht, mich zu inspirieren und zu leiten. Ich bitte um Hilfe beim Lösen von Problemen. Ich glaube, dass meine höhere Macht mir hilft, aber auch von mir erwartet, meinen Beitrag zu leisten und zu denken. An manchen Tagen gelingt mir das besser als an anderen.
- *Hör auf, deinen Verstand zu missbrauchen.* Sich sorgen und zwanghaft mit etwas beschäftigen sind Kennzeichen eines mentalen Missbrauchs. Hör auf damit.
- *Nähre deinen Verstand.* Beschaffe dir die Informationen, die du brauchst, um Probleme zu lösen und Entscheidungen zu treffen. Gib deinem Geist eine zumutbare Menge an Daten und lass ihn dann die Informationen durchgehen. Du wirst gute Antworten und Lösungen finden.
- *Füttere deinen Verstand mit gesunden Gedanken.* Gehe Aktivitäten nach, die dein Denken beflügeln und dir Auftrieb geben. Hör dir jeden Morgen eine geführte Meditation an. Lies ein inspirierendes Buch. Finde etwas, das dich sagen lässt »Ich kann« statt »Ich kann nicht«.
- *Erweiter deinen Horizont.* Viele von uns sind so beschäftigt mit ihren Problemen und den Problemen anderer, dass sie aufhören, die Nachrichten zu verfolgen, sich Dokumentarfilme anzusehen, Bücher zu lesen und Neues zu lernen. Entwickle Interesse an der Welt, die dich umgibt. Füttere deine

Neugier. Nimm an einem Online-Kurs zu einem Thema teil, das dich interessiert. Lerne etwas Neues.

- *Hör auf, schlecht über deinen Verstand zu sprechen.* Hör auf, dir so etwas zu sagen wie »Ich bin dumm«, »Ich kann keine guten Entscheidungen treffen« oder »Ich war noch nie gut darin, Dinge herauszufinden«. Es ist genauso leicht, etwas Gutes über dich zu sagen wie etwas Schlechtes. Du wirst irgendwann anfangen, das Positive zu glauben, und im Laufe der Zeit feststellen, dass es wahr ist. Ist das nicht toll?
- *Gebrauch deinen Verstand.* Triff Entscheidungen. Bilde dir eine Meinung. Bring sie zum Ausdruck. Durchdenke Dinge, aber mach dir keine Sorgen und beschäftige dich nicht zwanghaft mit ihnen. Wir müssen nicht zulassen, dass andere Entscheidungen für uns fällen, es sei denn, wir stehen unter Vormundschaft. Und selbst dann können wir immer noch denken und einiges selbst entscheiden. Andere für uns entscheiden zu lassen heißt, dass wir gerettet werden, was bedeutet, dass wir uns wie Opfer fühlen. Wir sind keine Opfer. Im Übrigen ist es nicht unsere Aufgabe, Entscheidungen für andere Erwachsene zu treffen. Wir können uns unseres Denkvermögens bemächtigen und andere die Verantwortung für ihr eigenes Denken übernehmen lassen. Wir werden mehr Vertrauen in uns selbst gewinnen, da wir uns besser fühlen und damit beginnen werden, Entscheidungen zu treffen, große und kleine. Die Menschen um uns herum werden sich entwickeln, weil sie Entscheidungen treffen und Fehler machen dürfen.

Verlass dich auf deinen Verstand und dein Denkvermögen. Mach dich mit deinem Verstand vertraut.

AKTIVITÄTEN

1. Gibt es jemanden, der für dich Entscheidungen trifft? Wie findest du das?
2. Hat eine wichtige Person in deinem Leben dir gesagt, du könntest nicht denken und keine guten Entscheidungen treffen? Schreib auf, was sie gesagt und wie es dich beeinträchtigt hat. Hast du angefangen, deine Fähigkeit, zu denken, zu entscheiden und zu wählen, abzuwerten?
3. Beginn damit, täglich etwas zu tun, das deinen Verstand nährt: Lerne ein Gedicht auswendig (oder schreibe eins), spiel Wordle, lies ein Kapitel in einem Buch.

16 Setz dir Ziele

Hab keine Angst vor dem Leben. Glaub daran, dass das Leben lebenswert ist, und dein Glaube wird helfen, es wahr werden zu lassen.
William James, »Is Life Worth Living?«

Das Erstaunlichste, das ich während meiner Abstinenz und der Genesung von meiner Co-Abhängigkeit entdeckt habe, ist der Zauber, der darin liegt, sich Ziele zu setzen und sich über seine Wünsche und Bestrebungen klar zu werden. Dinge geschehen. Dinge ändern sich. *Ich* ändere mich. Ich setze wichtige Projekte in die Tat um. Ich lerne neue Menschen kennen. Ich besuche interessante Orte. Ich stehe schwere Zeiten mit nur wenig Chaos durch. Probleme werden gelöst. Meine Bedürfnisse und Wünsche werden erfüllt. Träume werden wahr. Vielleicht nicht jeden Tag, aber an vielen Tagen.

Ich bin begeistert davon, mir Ziele zu setzen, und hoffe, meinen Enthusiasmus auf dich übertragen zu können. Es gibt nichts Besseres auf der Welt, als dorthin zu gehen, wo wir hinwollen, zu bekommen, was wir wollen, ein Problem zu lösen oder etwas zu tun, was wir schon immer tun wollten.

Viele von uns kennen dieses Vergnügen nicht. Auch für mich war es neu. Ich hatte jahrelang nicht darüber nachgedacht, was ich wollte und brauchte, wohin ich wollte oder was ich tun wollte. Das Leben musste ertragen werden. Ich glaubte nicht, dass ich Gutes verdiente. Ich glaubte nicht, dass sich das meiste Gute in Reichweite befand. Ich war nicht sonderlich interessiert an meinem Leben, außer an meiner Rolle als Anhängsel anderer Menschen. Ich dachte nicht darüber nach, mein eigenes Leben zu leben. Ich war zu sehr auf andere fokussiert, war zu sehr damit beschäftigt, zu reagieren, statt zu agieren.

Ich behaupte nicht, dass wir alle Ereignisse in unserem Leben kontrollieren können. Das können wir nicht. Wir haben bei vielem nicht das letzte Wort. Doch ich glaube, dass wir unserer höheren Macht vertrauen und unserer eigentlichen Bestimmung folgen sollten. Ich glaube, dass wir planen, um etwas bitten und einen Prozess in Gang setzen können.

»Ein Wunsch, den man in die Tat umsetzt, bringt *Stärke*«, schreibt David J. Schwartz in seinem Bestseller *Die Wunderwirkung großzügigen Denkens. Wie Sie wagen können, »groß« zu denken und zu handeln.* Sich seine Wünsche nicht zu erfüllen, nicht zu tun, was man am liebsten tun möchte, ebnet den Weg zur Mittelmäßigkeit. »Erfolg setzt voraus, daß man mit *ganzem Herzen* bei der Sache ist und sich voll einsetzt. Das kann man aber nur, wenn man etwas tut, woran man *wirklich* Freude hat.«[1]

Ziele geben uns eine Richtung vor und einen Sinn im Leben. Ich steige nicht in mein Auto, schalte die Zündung ein, fahre los und hoffe, irgendwohin zu gelangen. Ich entscheide, wohin ich fahren oder wo in etwa ich landen möchte, und steuere das Auto dann in diese Richtung. Genauso versuche ich auch, mein Leben zu leben. Manchmal geschieht etwas, und ich gelange aus verschiedenen Gründen nicht dorthin, wo ich hinwollte. Wenn ich meine Meinung ändere oder Probleme dazwischenkommen, die sich meiner Kontrolle entziehen, passiert es, dass ich etwas anderes tue als ursprünglich geplant. Der zeitliche Ablauf und die genauen Umstände können variieren. Das ist in Ordnung. Denn normalerweise lande ich an einem Ort, der besser für mich ist. Hier kommen Akzeptanz, Vertrauen, Glaube und Loslassen ins Spiel. Aber zumindest fahre ich nicht ziellos durchs Leben. Mehr von dem, was ich mir wünsche, geschieht. Ich mache mir weniger Sorgen darüber, wie ich meine Probleme lösen soll, weil ich sie in Ziele verwandelt habe. Und ich beginne, darüber nachzudenken, was *ich* will und brauche.

Ziele zu haben, macht Spaß. Ziele wecken Interesse und entfachen Begeisterung. Sie machen das Leben interessant und manchmal auch aufregend.

»Geben Sie Ihrem Wunsch nach, dann erlangen Sie Energie, Begeisterung, Schwung. Und sogar Ihre Gesundheit wird besser«, schreibt Schwartz.[2] »Der springende Punkt ist, dass Ihre Energie um ein Vielfaches zunimmt, wenn Sie sich ein Wunschziel setzen und beschließen, auf dieses Ziel hinzuarbeiten. Millionen Menschen könnten neue Energie finden, indem sie sich ein Ziel setzen und alles geben würden, was in ihren Kräften steht, um es zu erreichen. Ziele befreien von Langeweile. Ziele heilen sogar viele chronische Leiden.«[3]

Es ist wunderbar, sich Ziele zu setzen und seine Vorhaben dann schriftlich festzuhalten. Es setzt mächtige psychische, spirituelle und emotionale Kräfte frei. Uns wird bewusst, was wir tun müssen, um diese Ziele zu erreichen. Dinge werden uns gegeben. Dinge geschehen! Das Folgende ist ein weiterer Auszug aus *Die Wunderwirkung großzügigen Denkens:*

> Untersuchen wir die Kraft von Zielen ein bisschen gründlicher. Wenn Sie Ihren Wünschen nachgeben, wenn Sie sich von einem Ziel begeistern lassen und davon besessen sind, erhalten Sie soviel Schwung, physische Kraft und Energie, wie Sie brauchen, um Ihr Ziel zu erreichen. Darüber hinaus erhalten Sie noch etwas anderes, nicht weniger Wertvolles: eine »zielsichere Automatik«, die Sie auf direktem Weg zu Ihrem Ziel lenkt.
> Das Erstaunliche an einem voll Begeisterung angestrebten Ziel ist, daß es einen »auf Kurs« hält und gewissermaßen anzieht. Das ist kein leeres Gerede. Folgendes findet statt: Wenn Sie sich Ihrem Wunschziel hingeben, dringt dieses Ziel in Ihr Unterbe-

> wußtsein ein. Ihr Unterbewußtsein ist immer im Gleichgewicht. Ihr Bewußtsein ist dies nicht, außer es steht im Einklang mit dem, was in Ihrem Unterbewußtsein verankert ist. Ohne volle Mitarbeit des Unterbewußtseins ist der Mensch zögerlich, unsicher, unentschlossen. Wenn nun Ihr Ziel von Ihrem Unterbewußtsein aufgenommen worden ist, reagieren Sie automatisch richtig. Das Bewußtsein ist frei für klares, zielgerichtetes Denken.[4]

Was sind deine Ziele? Was wünschst du dir für dein Leben – diese Woche, diesen Monat, dieses Jahr, in den nächsten fünf Jahren? Welche Probleme möchtest du lösen? Welche materiellen Dinge würdest du gerne besitzen? Was möchtest du an dir selbst verändern? Welchen Beruf würdest du gern ausüben? Was möchtest du erreichen?

Und – warum wünschst du dir all diese Dinge? Überleg, was dich unbewusst motiviert, diese Ziele erreichen zu wollen. Wenn du dir Ziele steckst, dann stell sicher, dass deine Intentionen im Einklang mit deinen Werten stehen, denn deine Intentionen manifestieren sich ebenfalls als Teil deiner Vision. Und Vorsicht: Perfektionismus, Negativität oder der Wunsch zu kontrollieren können dein Bestreben sabotieren. Du erkennst den »Traum« vielleicht nicht, wenn er wahr wird, weil er nicht perfekt der Vorstellung entspricht, die du im Kopf hattest.

Prüfe die folgenden wichtigen Überlegungen zum Setzen eines Ziels und finde einen Weg, der für dich funktioniert:

- *Verwandle alles in ein Ziel/ein Vorhaben.* Wenn du ein Problem hast, kannst du dessen Lösung zu deinem Ziel machen. Du brauchst die Lösung noch nicht zu kennen. Dein Ziel besteht darin, das Problem zu lösen – die Lösung zu finden.
  - Wünschst du dir etwas? Einen neuen Pullover, ein neues Auto, längere Haare, Tickets für eine Show?

- Möchtest du irgendwohin reisen – in Europa, nach Südamerika, Asien?
- Wünschst du dir eine liebevolle, gesunde Beziehung?
- Gibt es etwas, das du schon immer tun wolltest – eine Ausbildung abschließen, mit dem Laufen beginnen, für ein bestimmtes Unternehmen arbeiten?
- Möchtest du dich irgendwie verändern – lernen, Nein zu sagen, eine bestimmte Entscheidung zu treffen, deine innere Wut loszuwerden?
- Möchtest du deine Beziehung zu deinen Kindern, zu bestimmten Freunden oder Verwandten verbessern?
- Möchtest du neue Beziehungen aufbauen, einen neuen Freund/eine neue Freundin finden, wieder anfangen, jemanden zu daten? Ist es Zeit, dich aus alten Beziehungen zu lösen, die dich nicht länger erfüllen?
- Möchtest du einen bestimmten Menschen oder Vorfall akzeptieren, jemandem vergeben? Möchtest du aufhören, dir Sorgen zu machen und zu kontrollieren? Möchtest du von deiner Co-Abhängigkeit genesen?

- *Wir können fast jeden Aspekt unseres Lebens erfolgreich in ein Ziel/ein Vorhaben verwandeln.* Wenn dich etwas beschäftigt, mach es zu deinem Ziel.
- *Schärf dein Bewusstsein für das, was du möchtest, brauchst und dir wünschst.* Wenn du dir nicht bewusst gemacht hast, was du möchtest, wirst du es vielleicht nicht einmal erkennen, wenn es vor dir steht. Hier handelt es sich um einen laufenden Prozess, der von deiner Neugier, deinem einzigartigen Selbst, deinen Gefühlen, deinem Weg durchs Leben und deiner Eigenwahrnehmung abhängt. Lerne zu erkennen und dich damit wohlzufühlen, wer du bist und was dich antreibt.
- *Hör auf, »sollte« zu sagen.* Unser Leben wird schon genug

von diesem »sollte« beherrscht; wir brauchen es nicht, wenn es um unsere Ziele geht. Mach es dir zum Ziel, 75 Prozent weniger »sollte« zu sagen.

- *Schränk dich nicht ein.* Schenke allem Beachtung: allem, was du möchtest und brauchst, allen Problemen, die du lösen möchtest, all deinen Wünschen und sogar einigen deiner Marotten.
- *Schreib deine Ziele auf.* Es hat eine enorme Wirkung, Ziele zu Papier zu bringen, statt sie nur im Kopf zu behalten. Es fokussiert und ordnet deine Probleme, macht sie konkret und greifbar.
- *Überlass deine Ziele einer höheren Macht.* Behalte deine Ziele immer im Blick, aber beschäftige dich nicht zwanghaft mit dem Wie, Wann, Ob und Was, wenn? Hast du deine Ziele aufgeschrieben, versuche, das Kontrollieren und Erzwingen zu unterlassen. Lass los.
- *Tu, was du kannst, eins nach dem anderen.* Tu an jedem Tag das, was dir passend und richtig erscheint, wozu du dich inspiriert fühlst, was deine Intuition dir sagt, was auf dich zukommt und getan werden muss. Tu es in aller Ruhe, vertraue dem Prozess. Du wirst wissen, wann die Zeit gekommen ist, etwas zu tun. Wenn es an der Zeit ist, dass etwas geschieht, wird es geschehen.
- *Setz dir regelmäßig und nach Bedarf Ziele.* Ich setze mir zu Beginn eines jeden Jahres Ziele und schreibe auch im Verlauf des Jahres immer wieder welche auf, wenn sie mir in den Sinn kommen. Ich nutze Ziele, um Krisenzeiten zu überstehen, Zeiten, in denen ich mich unsicher fühle. Dann schreibe ich alles auf, was ich täglich, wöchentlich oder monatlich erreichen möchte und muss.
- *Hak die Ziele ab, die du erreicht hast.* Ja, du wirst anfangen, deine Ziele zu erreichen, wirst bestimmte Dinge erreichen, die dir wichtig sind. Wenn das geschieht, kannst du das Ziel

abhaken, dich beglückwünschen und deiner höheren Macht danken. Du wirst Vertrauen in dich, in das Setzen von Zielen und in den Rhythmus des Lebens gewinnen. Du wirst erleben, dass Gutes geschieht. Du kannst dem Prozess vertrauen.

- *Stell ein Gleichgewicht her zwischen dem Erreichen von Zielen und dem Finden neuer Ziele.* Wir werden vielleicht immer eine Liste von Problemen haben, die wir in Ziele verwandeln müssen. Wir werden wahrscheinlich immer Wünsche und Bedürfnisse haben. Doch der Prozess des Zielesetzens muss Phasen der Ruhe mit einschließen, damit wir nicht zu ziel- und leistungsorientierten Workaholics werden. Lerne, dem Auf und Ab und der generellen Güte des Lebens zu vertrauen. Probleme tauchen auf. Probleme werden gelöst. Wünsche und Bedürfnisse rücken ins Bewusstsein. Wünsche und Bedürfnisse werden erfüllt. Träume werden geboren. Träume werden verwirklicht. Dinge geschehen. Gute Dinge geschehen. Dann tauchen neue Probleme auf. Aber all das ist in Ordnung.
- *Sei geduldig.* Vertrau auf das Timing des Universums. Streiche etwas, das für dich nach wie vor von Bedeutung ist, nicht von deiner Liste, nur weil du es entgegen deinen Erwartungen bis jetzt noch nicht erreicht oder bekommen hast. Manchmal dauert es Jahre, bis ich ein Ziel erreiche. Wenn ich mir am Anfang eines neuen Jahres Ziele setze und auf meine Liste schaue, denke ich zuweilen: *Oh, dieses Problem wird nie gelöst werden. Es steht seit Jahren auf meiner Liste.* Oder: *Dieser Traum wird nie wahr werden. Ich schreibe ihn jetzt seit vier Jahren immer wieder auf.* Oder: *Ich werde nie in der Lage sein, diesen Charakterfehler zu ändern.* Das ist nicht wahr. Es ist einfach noch nicht geschehen. Einem der besten Gedanken zum Thema Geduld bin ich in Dennis Wholeys Buch über Alkoholismus, *The Courage to Change*, begegnet: »Ich habe erkannt, dass Warten eine Kunst ist, dass man mit

Warten etwas erreichen kann. Warten kann sehr, sehr wirksam sein. Zeit ist etwas Wertvolles. Wenn du zwei Jahre warten kannst, kannst du manchmal etwas erreichen, das du heute nicht erreichen konntest, egal, wie hart du gearbeitet hast, wie viel Geld du darauf verschwendet hast, wie oft du mit dem Kopf gegen die Wand gerannt bist.«[5]

Dinge geschehen, wenn die Zeit reif dafür ist – wenn wir bereit sind, wenn das Universum bereit ist. Gib ab. Lass los.

Setz dir jetzt, heute, ein Ziel – im nachfolgenden Aufgaben-Abschnitt. Wenn du keine Ziele hast, dann wähle als erstes Ziel, dir »Ziele zu setzen«.

AKIVITÄTEN

1. Halte deine Ziele/Vorhaben auf einem Blatt Papier fest. Versuch, dir mindestens zehn Punkte zu überlegen, wie Wünsche, zu lösende Probleme und Dinge, die du an dir ändern möchtest. Schreib so viele auf, wie dir in den Sinn kommen.
2. Schau dir noch einmal die Checkliste mit den »Merkmalen der Co-Abhängigkeit« in Kapitel 4 an. Mach es dir zum Ziel, alle Merkmale zu ändern, die für dich ein Problem darstellen (vor allem die mit einer 2 versehenen).
   Denk daran: Unsere Aufgabe besteht allein darin, Ziele für uns selbst festzulegen. Geh deine Liste durch und stell sicher, dass keine Ziele daraufstehen, die für andere Menschen gedacht sind.

17 Kommunikation

Wenn Sie etwas tun, das richtig ist für Sie, reicht es aus, das einfach einmal auszusprechen – lehnen Sie es dann aber ab, weiter darüber zu diskutieren.
Toby Rice Drews, *Was tun, wenn der Partner trinkt?*[1]

Lies dir die folgenden Unterhaltungen durch. Möglicherweise identifizierst du dich mit dem fett gedruckten Dialog sowie den kursiv gesetzten Interpretationen, die die Absichten und Gedankenmuster der Co-Abhängigen erklären.

Danielle ruft Stacy an. Sie möchte, dass Stacy über das Wochenende ihre drei Kinder hütet, hat aber nicht vor, sie direkt darum zu bitten. Stattdessen beabsichtigt sie, sie so zu manipulieren, dass sie es selbst anbietet. Achte auf ihre Techniken.

Stacy: Hallo.
Danielle (murmelnd): Hi. (Seufzt.) Das Seufzen bedeutet: »Ich Arme. Ich bin so hilflos. Frag mich, was los ist. Rette mich.«
Stacy (hält einen Moment inne): Oh, hi, Danielle. Schön, dass du anrufst. Wie geht es dir? Während des Innehaltens dachte Stacy: »Oh, nein. Nicht sie schon wieder. Gott, was will sie dieses Mal?«
Danielle (seufzt wieder): Ach, eigentlich wie immer. Probleme, weißt du. In Wirklichkeit sagt Danielle: »Komm schon. Frag mich, was los ist.«
Stacy (hält wieder inne): Was ist los? Du klingst schrecklich. Dieses Mal dachte Stacy während des Innehaltens: »Ich werde sie nicht

fragen, was los ist. Ich lasse mich nicht in die Enge treiben. Ich weigere mich, sie zu fragen, was los ist.« Noch während sie dies dachte, wurde Stacy wütend, fühlte sich dann schuldig (Rettungsgefühle) und rettete Danielle schließlich, indem sie sie fragte, was los sei.

Danielle: Ach, mein Mann hat gerade erfahren, dass er dieses Wochenende beruflich verreisen muss, und er hat mich gebeten, mitzukommen. Ich würde ihn liebend gern begleiten. Du weißt ja, ich komme sonst nie raus. Aber ich weiß nicht, wer dann auf die Kinder aufpassen könnte. Ich habe nur ungern Nein gesagt, aber ich musste ihn enttäuschen. Jetzt fühlt er sich richtig schlecht. Ich hoffe, er ist nicht allzu böse auf mich. *(Seufzt.)* Na ja, so ist das eben. *(Seufzt wieder.) Danielle trägt dick auf, möchte, dass Stacy Mitleid mit ihr und ihrem Mann hat und sich schuldig fühlt. Sie wählt ihre Worte sorgfältig. Natürlich hat sie ihrem Mann gesagt, dass sie mitkommt. Sie hat ihm gesagt, sie werde Stacy bitten, auf die Kinder aufzupassen.*

Stacy (hält erneut inne): Also, ich muss mal sehen, ob ich dir vielleicht helfen kann. Während dieser Pause dachte Stacy: »Oh, nein. Nein, nein, nein. Ich hasse es, auf die Kinder aufzupassen. Sie passt nie auf meine auf. Ich will nicht. Aber wie könnte ich Nein sagen? Ich sollte anderen Menschen helfen. Und sie braucht mich so sehr. Gott, ich will nicht, dass sie wütend auf mich wird. Außerdem, wenn ich ihr nicht helfe, wer dann? Sie führt ein so jämmerliches Leben. Aber das ist das letzte Mal. Das allerletzte Mal.« Stacy empfand Wut, Mitleid, Schuld, fühlte sich wie eine Heilige und empfand dann wieder Wut. Beachte, wie sie Danielle herabwürdigte, indem sie sie als hilflos bezeichnete; beachte ihr großspuriges Verantwortungsgefühl (»Ich bin der einzige Mensch auf der Welt, der ihr helfen kann.«). Beachte auch, wie sie ihre Antwort formulierte. Sie hoffte, Danielle würde ihren mangelnden Enthusiasmus bemerken und sie retten, indem sie ihre Hilfe ablehnte.

Danielle: Würdest du das wirklich machen? Vielen, vielen Dank. Du bist die Größte. Ich hätte mir nie träumen lassen, dass du das wirklich für mich tust. *Danielle denkt: »Ha! Ich habe erreicht, was ich wollte.«*
Stacy: Kein Problem. Ich helfe dir doch gern. Stacy denkt: »Ich will das nicht tun. Warum passiert so was immer mir?«

Im nächsten Gespräch möchte Robert, dass seine Frau Sally seinem Chef eine SMS sendet und ihm mitteilt, dass Robert zu krank ist, um zur Arbeit zu kommen, ja, sogar zu krank, um eine SMS zu senden. (Tatsächlich war Robert in der Nacht zuvor bis drei Uhr auf Kneipentour.) Sein Alkoholismus verursacht zunehmend Probleme zu Hause und auf der Arbeit. Während des Gesprächs fühlt er sich schlecht, wird wütend, hat Schuldgefühle und ist verzweifelt. Sally geht es genauso.

Robert: Guten Morgen, Liebling. Wie geht's meiner Süßen heute? Robert denkt: »Verdammt, ich fühle mich schrecklich. Ich kann nicht zur Arbeit gehen. Ich kann dem Chef nicht gegenübertreten. Sie ist wütend. Ich sollte sie mit Aufmerksamkeit überhäufen und dazu bringen, ihm eine SMS für mich zu senden. Dann kann ich wieder ins Bett gehen. Noch besser, ich nehme noch schnell einen Drink.«
Sally (antwortet nach langem Schweigen in unfreundlichem, gequältem Ton): Es geht mir gut. (Sie starrt ihn mit eisigem Blick an.) In Wirklichkeit meint Sally: »Ich fühle mich verletzt. Ich bin wütend. Wie konntest du mir das antun? Du warst letzte Nacht wieder auf Sauftour. Du hast versprochen, das nicht mehr zu tun. Unser gemeinsames Leben geht den Bach runter, und dir ist es egal. Sieh dich nur an – du siehst furchtbar aus. Ich halte das nicht mehr aus!«
Robert: Liebling, ich fühle mich heute so krank. Ich glaube, ich kriege die Grippe. Ich kann nicht mal frühstücken. Schreibst du

meinem Chef? Sag ihm, dass ich im Bett liege und nicht mal den Kopf vom Kissen heben kann, um ihm zu schreiben. Dass ich morgen kommen werde, wenn es mir besser geht. Könntest du das für mich tun? Komm schon. Sei mein kleiner Schatz. Es geht mir so schlecht. *In Wirklichkeit meint Robert: »Ich bin hilflos, und ich brauche dich. Kümmer dich um mich und tu es jetzt. Ich weiß, dass du wütend auf mich bist, deshalb versuche ich, dich dazu zu bringen, Mitleid mit mir zu haben.«*

Sally: Ich glaube wirklich nicht, dass ich diejenige sein sollte, die deinem Chef schreibt. Was, wenn er Fragen hat, die ich nicht beantworten kann? Es wäre besser, wenn du das machst. Du weißt, was du sagen willst. *Sally denkt: »Ich hasse es, für ihn zu lügen. Aber wenn ich Nein sage, wird er wütend werden. Ich werde versuchen, mich noch hilfloser zu geben, als er es ist.«*

Robert: Was ist eigentlich los mit dir? Kannst du das nicht ein Mal für mich tun? Bist du wirklich so egoistisch? Ich weiß, dass du wütend auf mich bist. Du bist immer wütend auf mich. Okay. Dann schreib ihm nicht.

Sally: Schon gut, ich mache es ja. Aber bitte mich nie wieder darum. (Sally, die sich in die Enge getrieben fühlt, schreibt Roberts Chef.) Robert hat gut argumentiert. Er hat Sallys Schwachpunkte getroffen. Sie hat Angst davor, als egoistisch bezeichnet zu werden, weil sie es schrecklich fände, tatsächlich egoistisch zu sein. Sie fühlt sich schuldig, weil er recht hat – sie ist ständig wütend; sie fühlt sich dafür verantwortlich, dass Robert trinkt; und sie hat Angst, dass er seinen Job verlieren wird, weil das schon einmal passiert ist. Und wenn Robert sie das nächste Mal darum bittet, wird sie seinem Chef mit Sicherheit wieder eine SMS senden.

Nachdem Sally die SMS versendet hat, wird sie sehr wütend auf Robert und verfolgt ihn. Schließlich bedauert sie sich selbst und fühlt sich als Opfer. Sie hat auch weiterhin starke Schuldgefühle und denkt, dass ihre Gefühle und Reaktionen ein Anzeichen dafür sind, dass mit ihr etwas nicht stimmt, denn Robert wirkt so stark, während sie sich so schwach und unsicher fühlt.

Das folgende Gespräch führt ein Suchtberater mit einem Alkoholiker und dessen Frau, die an einer Multifamilientherapie teilnehmen. Die beiden scheinen das perfekte Paar zu sein. Es ist nicht das erste Mal, dass sie die Gruppe besuchen, doch das erste Mal, dass der Berater sich auf sie konzentriert.

Berater: Steven und Joanne, ich freue mich, dass Sie beide heute Abend hier sind. Wie geht es Ihnen?

Steven: Es geht uns gut. Alles bestens. Stimmt's, Liebling?

Joanne *(lächelt)*: Ja. Alles gut. *(Sie lacht nervös.)*

Berater: Joanne, Sie lachen, aber ich spüre, dass etwas nicht stimmt. Es ist in Ordnung, hier darüber zu sprechen. Es ist in Ordnung, über Ihre Gefühle zu sprechen, und es ist in Ordnung, über Ihre Probleme zu sprechen. Dazu ist die Gruppe da. Was verbirgt sich hinter Ihrem Lächeln?

Joanne *(fängt an zu weinen)*: Ich bin es so leid. Ich bin die Lügen so leid. Ich bin die Versprechen, die nie gehalten werden, so leid. Ich bin es so leid, Angst vor ihm zu haben. Ich bin das alles so leid.

Nachdem wir nun einigen Co-Abhängigen »gelauscht« haben, wollen wir über unsere eigenen Dialoge nachdenken. Viele von uns haben schlechte Kommunikationsfähigkeiten. Wir wählen unsere Worte sorgfältig, um zu manipulieren, es allen recht zu machen, zu kontrollieren, zu vertuschen und Schuldgefühle abzuschwächen. Unsere Kommunikation riecht nach unterdrückten Gefühlen, unterdrückten Gedanken, Hintergedanken, einem geringen Selbstwertgefühl und Scham. Wir lachen, wenn uns nach Weinen zumute ist, wir sagen, dass es uns gut geht, obwohl es nicht stimmt. Wir lassen zu, dass man uns schikaniert und fallen lässt. Manchmal reagieren wir unangemessen. Wir rechtfertigen, rationalisieren, kompensieren und reden um den heißen Brei herum.

Wir sind zögerlich. Wir piesacken und drohen und machen dann einen Rückzieher. Manchmal lügen wir. Oft sind wir feindselig. Wir entschuldigen uns ständig und deuten an, was wir wollen und brauchen.

Wir Co-Abhängigen sind unaufrichtig. Wir sagen nicht, was wir meinen, und meinen nicht, was wir sagen.[2]

Wir tun es nicht absichtlich. Wir tun es, weil wir gelernt haben, dass wir, um zu überleben, auf diese Weise kommunizieren müssen. Irgendwann haben wir – entweder in der Kindheit oder als Erwachsene – in unseren Familien gelernt, nicht über Probleme zu sprechen, unsere Gefühle zum Ausdruck zu bringen oder unsere Meinung zu äußern. Wir haben gelernt, nicht zu sagen, was wir wollen und brauchen, nie Nein zu sagen oder für uns selbst einzustehen. Ein alkoholsüchtiger Elternteil oder Ehepartner wird uns diese Regeln, die noch immer unser Leben beherrschen, nur allzu gern vermittelt haben.

Warum haben wir Angst davor, dass andere wissen, wer wir sind? Jeder von uns muss diese Frage beantworten. Laut John Powell ist der Grund folgender: Wer wir sind, ist alles, was wir haben, und wir haben Angst, zurückgewiesen zu werden.[3] Einige von uns haben vielleicht Angst, weil sie nicht genau wissen, wer sie sind und was sie sagen wollen. Viele von uns sind durch Familienregeln, die ihnen vorschrieben, nicht zu denken, zu fühlen oder aus der Reihe zu tanzen, daran gehindert worden. Manche mussten sich an diese Regeln halten, um sich zu schützen und den emotionalen und manchmal physischen Zorn ihrer Familien zu überleben. Ich glaube jedoch, dass die meisten von uns Angst haben, anderen zu sagen, wer sie sind, weil sie denken, dass sie so, wie sie sind, nicht in Ordnung sind.

Wir mögen und vertrauen uns selbst in der Regel nicht. Wir vertrauen unseren Gedanken und Gefühlen nicht. Vielleicht denken wir, unsere Meinungen seien unwichtig und wir hätten nicht das Recht, Nein zu sagen. Wir sind uns nicht sicher, was wir wollen und brauchen, und wenn wir es wissen, fühlen wir uns schuldig, Wünsche und Bedürfnisse zu haben, und wir sprechen ganz gewiss nicht offen darüber. Möglicherweise schämen wir uns, Probleme zu haben. Viele von uns haben nicht einmal Vertrauen in ihre Fähigkeit, Probleme richtig zu erkennen, und sind nur allzu bereit, einen Rückzieher zu machen, wenn jemand anderes darauf beharrt, dass das Problem nicht existiert.

Kommunikation ist nichts Geheimnisvolles. Unsere Worte spiegeln, wer wir sind: was wir denken, fühlen, schätzen, anerkennen, lieben, hassen, fürchten, uns wünschen, wie wir urteilen, was wir uns erhoffen, woran wir glauben und wozu wir uns verpflichten.[4] Wenn wir glauben, dass wir der Aufgabe, unser Leben zu leben, nicht gewachsen sind, spiegelt unsere Kommunikation dies wider. Wir werden davon ausgehen, dass andere alle Antworten haben, werden wütend, verletzt, verängstigt und bedürftig sein, uns schuldig fühlen und von anderen Menschen kontrolliert werden. Wir werden den Wunsch verspüren, andere zu kontrollieren, werden es anderen um jeden Preis recht machen wollen und Angst davor haben, abgelehnt und im Stich gelassen zu werden. Wir werden uns alles erhoffen, jedoch glauben, dass wir nichts verdienen und bekommen, es sei denn, wir erzwingen es und verschreiben uns weiterhin der Aufgabe, die Verantwortung für die Gefühle und Verhaltensweisen anderer zu übernehmen. Wir sind voller negativer Gefühle und Gedanken.

Kein Wunder, dass wir Kommunikationsprobleme haben.

Klar und offen zu kommunizieren ist nicht schwierig. Tatsächlich ist es sogar einfach. Und macht Spaß. Mach dir als Erstes klar, dass es in Ordnung ist, so zu sein, wie du bist; dass deine Gefühle und Gedanken in Ordnung sind, es in Ordnung ist, über deine Probleme zu sprechen und Nein zu sagen.

Wir *können* Nein sagen – wann immer wir möchten. Es ist leicht. Sag es jetzt. Zehnmal. Siehst du, wie leicht es ist? Andere Menschen können übrigens auch Nein sagen. Es macht die Sache leichter, wenn wir gleiche Rechte haben. Wir sind nicht weniger wert als alle anderen. Wann immer unsere Antwort Nein lautet, sollten wir unsere Aussage mit diesem Wort beginnen statt mit »Ich glaube nicht«, »Vielleicht« oder irgendetwas anderem Phrasenhaften.

Sag, was du meinst, und meine, was du sagst. Wenn du nicht weißt, was du meinst, schweige und denk darüber nach. Wenn deine Antwort »Ich weiß es nicht« lautet, dann sag »Ich weiß es nicht«. Lern, dich präzise auszudrücken. Hör auf, um den heißen Brei herumzureden. Komm auf den Punkt und belass es dann dabei.

Sprich über deine Probleme. Wir sind niemandem gegenüber illoyal, wenn wir preisgeben, wer wir sind und an welchen Problemen wir arbeiten. Vielmehr heucheln wir, wenn wir nicht sind, wie wir sind. Teil deine Geheimnisse mit Freunden, denen du vertraust und die sie nicht gegen dich verwenden. Du kannst richtige Entscheidungen treffen, mit wem du sprechen möchtest, wie viel du erzählen möchtest und wann die beste Zeit dafür ist.

Bring deine Gefühle offen, ehrlich und verantwortungsvoll zum Ausdruck. Lass andere das Gleiche tun. Eigne dir die Worte *Ich fühle* an. Lass andere diese Worte sagen, und wenn sie es tun, dann lerne zuzuhören, ohne sie beeinflussen zu wollen.

Wir können sagen, was wir denken. Lerne zu sagen: »Das denke ich.« Deine Meinungen können sich von denen anderer Menschen unterscheiden, und das heißt nicht, dass du unrecht hast.

Aber selbst wenn du unrecht hast, ist das in Ordnung.

Wir können sagen, was wir erwarten, ohne zu verlangen, dass andere sich unseren Bedürfnissen entsprechend ändern. Andere können sagen, was sie erwarten, und auch wir müssen uns nicht ihren Bedürfnissen entsprechend ändern – wenn wir das nicht wollen.

Wir können unsere Wünsche und Bedürfnisse äußern. Lerne zu sagen: »Das brauche ich von dir. Das wünsche ich mir von dir.«

Wir können die Wahrheit sagen. Zu lügen, wenn es darum geht, was wir denken, wie wir uns fühlen und was wir wollen, ist nicht gleichbedeutend mit höflich sein – es ist schlicht und ergreifend lügen.

Wir müssen uns durch das, was andere Menschen sagen, nicht kontrollieren lassen. Wir müssen nicht versuchen, sie mit Worten und Tricks zu kontrollieren. Wir müssen uns nicht manipulieren, die Schuld zuweisen oder zu etwas zwingen lassen. Wir können den Mund aufmachen und für uns selbst sorgen! Lerne, zu sagen: »Ich liebe dich, und ich liebe auch mich.«

Wir können uns weigern, mit jemandem über seine Krankheit oder seine verrückten Vorstellungen zu reden. Wenn es keinen Sinn ergibt, ergibt es keinen Sinn. Wir müssen unsere Zeit nicht damit vergeuden, den anderen davon zu überzeugen, dass das, was er sagt, keinen Sinn ergibt. Lerne zu sagen: »Darüber möchte ich nicht sprechen.«

Wir können in einem Gespräch Grenzen setzen und einhalten und für uns selbst einstehen, ohne grob oder aggressiv zu sein. Lerne zu sagen: »Bis hierher und nicht weiter. Ich werde das nicht dulden.« Und meine, was du sagst.

Wir können Mitgefühl und Besorgnis zeigen, ohne zu retten. Lerne zu sagen: »Es klingt, als hättest du ein Problem. Was brauchst du von mir?« Oder: »Es tut mir leid, dass du dieses Problem hast.« Belass es dann dabei. *Du musst das Problem nicht lösen.*

Wir können auch über unsere Gefühle und Probleme sprechen, ohne zu erwarten, dass andere uns retten. Wir können uns damit zufriedengeben, dass man uns zuhört. Mehr wollten wir wahrscheinlich ohnehin nie.

Eine verbreitete Klage, die ich höre, ist: »Niemand nimmt mich ernst!« Nimm dich selbst ernst. Verlier dabei nicht deinen Sinn für Humor, und mach dir keine Gedanken darüber, was andere tun oder nicht tun.

Lerne zu hören, was andere sagen und was sie nicht sagen.

Lerne, dir selbst zuzuhören, zu hören, in welchem Tonfall du mit anderen sprichst, welche Worte du wählst, wie du dich ausdrückst, *was* du sagst und wie es aufgenommen wird.

Lerne auch, mit dir im Einklang zu sein und dich auf dich selbst einzustimmen. Wir können keine enge Beziehung zu anderen haben und ehrlich mit ihnen sein, wenn wir keine enge Beziehung zu uns selbst haben und nicht ehrlich mit uns selbst sind. Stimmen deine Worte damit überein, wer du wirklich bist – mit deinem höheren Selbst?

Wir sprechen, um uns zu artikulieren. Wir sprechen, damit man uns zuhört. Wir sprechen, um uns und andere zu verstehen. Sprechen hilft uns, anderen etwas mitzuteilen. Manchmal sprechen wir, um Nähe und Intimität herzustellen. Vielleicht haben wir nicht immer etwas Weltbewegendes zu sagen, aber wir wünschen uns Kontakt mit anderen. Wir wollen die Kluft zwischen uns und anderen überbrücken. Wir wollen teilen und anderen nahe sein. Manchmal sprechen wir, um Spaß zu haben – um zu spielen, zu genießen, zu scherzen und zu unterhalten. Es gibt Zeiten, in denen wir sprechen, um uns durchzusetzen – um klarzumachen, dass wir uns nicht schikanieren oder missbrauchen lassen, dass wir uns selbst lieben und Entscheidungen in unserem Interesse getroffen haben. Und manchmal reden wir einfach nur.

Wir müssen Verantwortung für unsere Art zu kommunizieren übernehmen. Wir müssen uns selbst Grenzen setzen. Sorge dafür, dass deine Worte eine hohe Selbstachtung und Achtung vor anderen zum Ausdruck bringen. Sei ehrlich, direkt und offen. Sei freundlich und liebevoll, wenn es angebracht ist. Sei entschieden, wenn die Situation es erfordert. Bleib dir vor allem selbst treu, und sag, was du sagen musst.

Sag voller Liebe und Respekt die Wahrheit – was du denkst, fühlst und wahrnimmst –, und sie wird dich frei machen.

AKTIVITÄTEN

1. Werde dir nach und nach deiner Art zu sprechen und der Art anderer, mit dir zu sprechen, bewusst. Vielleicht nutzt du ein Notizbuch oder dein Handy, um diese Wortwechsel festzuhalten. Das wird dir helfen, darauf zu achten, wie du kommunizierst. Nimm wahr:
   - deinen Tonfall (Blaffst du jemanden ständig an oder antwortest ihm wütend, weil du ihm gegenüber ungelöste Gefühle hast?)
   - den Tonfall der anderen Person
   - deine Worte (Sagst du, was du sagen möchtest?)
   - deine Gefühle (Empfindest du nach einem Gespräch Angst? Hast du das Gefühl, manipuliert worden zu sein? Bist du unruhig?)
2. Nach schwierigen Gesprächen (auch via Chat) solltest du den Austausch näher betrachten. Warum verlief das Gespräch deiner Meinung nach so schlecht?
3. Mach es dir zur Gewohnheit, innezuhalten, bevor du sprichst, eine Nachricht oder eine E-Mail versendest oder etwas online postest. Reagierst du? Ist es nötig, zu sagen, was du sagen willst? Ist es nötig, es jetzt zu sagen? Kannst du dich auf freundlichere oder liebevollere Art äußern?

   Wir haben keinen Einfluss darauf, ob andere etwas wiedergutmachen oder nicht, haben aber die Kontrolle darüber, ob wir etwas wiedergutmachen. Ein »Es tut mir leid« kann viel bewirken. Übe, es zu sagen, wenn es angebracht ist.

18 Praktiziere ein Zwölf-Schritte-Programm

»Wie funktionieren die zwölf Schritte?«
»Sie funktionieren hervorragend, danke.«
Anonym

Ich verabscheue die Krankheit Alkoholismus. Drogenmissbrauch und andere Suchtkrankheiten zerstören Menschen – schöne, intelligente, sensible, kreative, liebevolle, fürsorgliche Menschen, die es nicht verdienen, zerstört zu werden. Diese Krankheiten töten die Liebe, machen Träume zunichte, verletzen Kinder und reißen Familien auseinander. Drogenmissbrauch lässt zerschlagene, gebrochene, verwirrte Opfer zurück. Manchmal verursacht der frühe Tod der kranken Person viel weniger Schmerz, als die elendige Krankheit es zu seinen Lebzeiten tat. Es ist eine entsetzliche, hinterlistige, rätselhafte, mächtige und tödliche Krankheit.

Ich liebe die zwölf Schritte uneingeschränkt. Ich habe großen Respekt vor allen Zwölf-Schritte-Programmen: dem Programm der Anonymen Alkoholiker für Menschen, die mit dem Trinken aufhören möchten; dem von Al-Anon für Menschen, die durch das Trinken anderer Personen beeinträchtigt werden; den jeweiligen Pendants für Kinder und Jugendliche; und von Narcotics Anonymous für Drogenabhängige. (Einige dieser Programme sind nicht nur für Alkoholiker, sondern auch für Menschen mit anderen Drogenmissbrauchsproblemen offen.)

Zu anderen Zwölf-Schritte-Programmen, die ich sehr schätze,

gehören: Nar-Anon für Menschen, die von der Sucht einer anderen Person beeinträchtigt werden; Overeaters Anonymous für Menschen mit Essstörungen; O-Anon für Menschen, die von der Essstörung eines anderen beeinträchtigt werden; Families Anonymous für Angehörige und Freunde von Süchtigen, die sich wegen deren Substanzabhängigkeit und/oder damit zusammenhängenden Verhaltensweisen Sorgen machen;[1] Erwachsene Kinder von Alkoholikern und Emotions Anonymous für Menschen, die emotional gesund werden möchten.

Und es gibt noch weitere gute Zwölf-Schritte-Programme: Anonyme Sexsüchtige für Menschen mit zwanghaftem Sexualverhalten; S-Anon für Menschen, die von der Sexsucht einer anderen Person beeinträchtigt werden; Anonyme Spieler für Menschen, die mit dem Spielen aufhören möchten; GamAnon für Menschen, die durch die Spielsucht einer anderen Person beeinträchtigt werden; Parents Anonymous für Eltern, die ihre Kinder misshandeln, vernachlässigen oder Angst haben, dies zu tun, oder für Heranwachsende, die aufgrund vergangenen oder gegenwärtigen Missbrauchs Probleme haben; und Anonyme Sexaholiker. Möglicherweise gibt es noch andere Programme, die ich entweder übersehen habe oder die erst nach Veröffentlichung dieses Buches entstanden sind.

Zwölf-Schritte-Programme sind nicht einfach nur Selbsthilfegruppen, die Menschen helfen, mit dem, wozu sie sich gezwungen fühlen, aufzuhören (dem Trinken, der trinkenden Person zu helfen und so weiter). Sie lehren Menschen, friedlich, glücklich und erfolgreich zu leben. Sie fördern die Genesung. Sie schenken ihren Mitgliedern Leben – oft ein reicheres, gesünderes Leben als dasjenige, das sie kannten, bevor sie ihr jeweiliges Problem entwickelten. Die zwölf Schritte sind eine Lebensweise.

In diesem Kapitel werde ich mich auf die Programme für diejenigen konzentrieren, die durch die Sucht eines anderen Menschen beeinträchtigt werden, weil dies ein Buch über Co-Abhängigkeit ist. Ich werde mich ausdrücklich auf das Al-Anon-Programm beziehen, weil dies ein Programm ist, das ich »praktiziere«. (Auf den Fachbegriff »ein Programm praktizieren« werde ich an späterer Stelle dieses Kapitels eingehen.) Mit ein wenig Kreativität deinerseits können die Informationen, die ich präsentiere, jedoch auf jedes andere der Zwölf-Schritte-Programme angewendet werden.

Die zwölf Schritte

Die zwölf Schritte sind das Herzstück der Zwölf-Schritte-Programme. In ihrer Grundform gehören sie zu verschiedenen Programmen. Doch alle Programme haben ihre Schritte in Anlehnung an die Schritte der Anonymen Alkoholiker entwickelt.

Die den Schritten folgenden Interpretationen sind meine persönliche Meinung und nicht bezogen auf oder empfohlen von irgendeinem der Zwölf-Schritte-Programme. Zu den Programmen gehören auch Traditionen, die deren Reinheit schützen, damit sie auch weiterhin wirksam funktionieren. Die elfte Tradition des Al-Anon-Programms lautet: »Unsere Öffentlichkeitsarbeit stützt sich mehr auf Anziehung als auf Werbung.«[2] Bitte glaub nicht, dass ich für dieses oder irgendein anderes Programm werbe. Ich sage nur, was ich denke, und ich schätze die zwölf Schritte einfach sehr.

1. »Wir gaben zu, dass wir dem Alkohol gegenüber machtlos sind – und unser Leben nicht mehr meistern konnten.« Dies ist ein wichtiger Schritt. Er muss als Allererstes gemacht werden. Deswegen ist er der erste Schritt. Unser Kampf, zu akzeptieren, was immer wir akzeptieren müssen – den Alkoholismus oder die Essstörung eines geliebten Menschen –, bringt uns an diesen Punkt. Mein Nichtwahrhabenwollen,

mein Verhandeln, meine Kontrollversuche, mein Retten, mein Zorn, meine Verletztheit, meine Trauer brachten mich dahin. Nicht nur einmal, sondern zweimal in meinem Leben hatte ich versucht, das Unmögliche zu tun. Ich hatte versucht, den Alkohol zu kontrollieren. Ich hatte mit dem Alkohol gekämpft, während ich ihn trank und abhängig war. Ich führte erneut einen Krieg gegen ihn, als Menschen, die ich liebte, Alkoholmissbrauch betrieben. Beide Male verlor ich. Wann werde ich lernen, nicht länger gegen Löwen zu kämpfen? Beide Male gewann der Alkohol die Kontrolle über mich. Es spielte keine Rolle, wie ihm das gelungen war. Er hatte gewonnen. Meine Gedanken, Gefühle, Verhaltensweisen – mein Leben – wurden durch den Alkohol und seine Auswirkungen auf das Leben eines anderen Menschen bestimmt. Andere kontrollierten mich, und sie selbst wurden vom Alkohol beherrscht. Nachdem ich das verstanden hatte, war es nicht schwer, zu sehen, wer der Boss war. Die Flasche war es. Als ich das erkannt hatte, wurde mir auch klar, dass ich nicht mehr in der Lage war, mein Leben zu meistern. Ich hatte die Kontrolle verloren – spirituell, emotional, mental und in Bezug auf mein Verhalten. Meine Beziehungen zu anderen Menschen ließen sich nicht mehr steuern. Dasselbe galt für meine berufliche Laufbahn. Ich war nicht einmal in der Lage, mein Zuhause sauber zu halten.

Wenn dieser Schritt nach Kapitulation klingt, dann liegt das daran, dass es sich genau darum handelt. Wir kapitulieren vor der Wahrheit. Wir sind machtlos gegenüber dem Alkohol und der Krankheit Alkoholismus. Wir sind machtlos gegenüber dem Trinken anderer Menschen und den Auswirkungen der Alkoholsucht auf ihr Leben. Wir sind machtlos gegenüber anderen Menschen – gegenüber dem, was sie tun, sagen, denken, fühlen oder nicht tun, nicht sagen, nicht denken und nicht fühlen. Wir haben versucht, das Unmögliche zu tun. Jetzt begreifen wir dies und treffen die rationale Entscheidung, nicht länger zu versuchen, was wir niemals schaffen können, egal, wie sehr wir uns anstrengen. Wir richten den Blick auf uns selbst – auf die Beeinträchtigungen, die wir erlitten haben, auf unsere Charaktereigenschaften, auf unseren Schmerz. Das klingt nach Hoffnungslosigkeit und Defätismus, ist es aber nicht. Vielmehr akzeptieren wir, was ist. Etwas, was wir nicht kontrollieren können, können wir auch nicht ändern, und es zu versuchen, wird uns verrückt machen. Dieser Schritt lässt uns demütig werden. Er ist auch die Brücke zum zweiten Schritt. Denn wenn wir uns der Machtlosigkeit ergeben, kommen wir in unsere Kraft – die Kraft, uns zu ändern und unser Leben zu leben. Wenn wir aufhören, das Unmögliche zu versuchen, können wir das Mögliche tun.

2. »Wir kamen zu dem Glauben, dass eine Macht, größer als wir selbst, uns unsere geistige Gesundheit wiedergeben kann.« Falls uns der erste Schritt verzweifeln ließ, bringt dieser Schritt Hoffnung. Ich zweifelte keine Minute lang daran, dass ich verrückt war, sobald ich aufhörte, mich mit den verrückten Menschen um mich herum zu vergleichen. Die Art, wie ich gelebt hatte, war verrückt. Die Art, wie ich mein Leben nicht gelebt hatte, war verrückt. Ich musste daran glauben, dass ich gesund werden konnte und dass sich der Schmerz, den ich empfand, irgendwie verringern ließ. Menschen, die so mitgenommen waren wie ich, bei Meetings zu sehen, mit ihnen zu sprechen, ihnen zuzuhören und zu erleben, dass sie trotz Gegebenheiten, die manchmal viel schlimmer waren als meine, ihren Frieden gefunden hatten, half mir, es *schließlich zu glauben*. Es gibt keinen Ersatz für das Visualisieren. Wie jemand einmal sagte: Sehen heißt glauben.

Und ja, dies ist ein spirituelles Programm. Wir sind spirituelle Wesen. Dieses Programm erfüllt unsere spirituellen Bedürfnisse. Wir sprechen hier nicht über Religion. Das Wort, das ich benutze, lautet *spirituell.* Wir entscheiden uns für eine Macht, die größer ist als wir, und arrangieren uns mit ihr.

3. »Wir fassten den Entschluss, unseren Willen und unser Leben der Fürsorge Gottes – wie wir Ihn verstehen – anzuvertrauen.« Ich hatte meinen Willen und mein Leben der Fürsorge des Alkohols und anderer Drogen anvertraut, hatte meinen Willen und mein Leben der Fürsorge anderer Menschen anvertraut. Ich hatte viele Jahre damit verbracht, dem Lauf der Dinge meinen eigenen Plan aufzuzwingen. Es war Zeit, mich der Kontrolle von allem und jedem (einschließlich meiner selbst) zu entziehen und in die Hände eines außergewöhnlich liebevollen Schöpfers zu geben. »Nimm es«, sagte ich. »Alles – wer ich bin, was mit mir geschehen ist, wohin ich gehen soll und wie ich dorthin gelangen werde.« Ich sagte es einmal. Und ich sage es nun jeden Tag. Manchmal sage ich es jede halbe Stunde. Dieser Schritt bedeutet nicht, ständig »sollte« und »müsste« zu sagen und in Sack und Asche zu gehen. Er impliziert keineswegs eine Fortsetzung des Märtyrertums. Das Spannende an diesem Schritt ist, dass er ein Ziel und einen Plan beinhaltet – einen großartigen, absolut wunderbaren, normalerweise angenehmen und wertvollen Plan, der unsere einzigartigen Bedürfnisse, Wünsche, Fähigkeiten, Talente und Gefühle berücksichtigt. Das war für mich eine gute Nachricht. Ich hatte gedacht, ich sei ein Fehler. Ich glaubte nicht, dass für mein Leben etwas Besonderes vorgesehen sei. Ich stolperte nur umher und versuchte, das Beste aus meinem Dasein zu machen, als ich Folgendes lernte: *Wir sind hier, um zu leben, solange wir am Leben sind, und für jeden von uns gibt es ein Leben, das es zu leben gilt.*

4. »Wir machten eine gründliche und furchtlose Inventur in unserem Inneren.« Wir wenden den Blick ab von anderen Menschen und betrachten uns selbst. Wir sehen, wie es um uns bestellt ist, wie sehr wir in Mitleidenschaft gezogen worden sind, was wir tun und welche Charaktereigenschaften wir haben, und wir halten auf einem Blatt Papier fest, was wir sehen. Wir betrachten uns furchtlos – nicht voller Selbsthass und Selbstvorwürfen, sondern aus einer Haltung der Liebe, Ehrlichkeit und Selbstsorge heraus. Wir erkennen vielleicht sogar, dass es ein echtes moralisches Problem gewesen ist, uns selbst zu hassen und nicht genug zu lieben. Wir spüren alle anderen Probleme auf, einschließlich unserer Schuldgefühle. Wir betrachten auch unsere guten Eigenschaften. Wir beleuchten unsere Wut und unseren Schmerz. Wir nehmen uns selbst und die Rolle in Augenschein, die wir und unsere Entscheidungen in unserem Leben gespielt haben. Dieser Schritt bietet uns auch die Möglichkeit, die Maßstäbe zu prüfen, an denen wir uns messen, jene zu wählen, die wir für angemessen halten, und den Rest zu ignorieren. Wir sind jetzt dabei, unsere berechtigten Schuldgefühle loszuwerden (die Schuldgefühle, die aufkommen, wenn wir gegen unseren eigenen Moralkodex verstoßen), uns von unberechtigten Schuldgefühlen zu befreien (der Unruhe und Angst, die sich einstellen, wenn wir zulassen, dass der Moralkodex anderer Menschen unser Verhalten diktiert und uns Schuldgefühle einflößt), uns selbst zu akzeptieren und uns auf den Weg zu Wachstum und Veränderung zu machen.
5. »Wir gaben gegenüber Gott, uns selbst und einem anderen Menschen unverhüllt unsere Fehler zu.« Es heißt, Eingeständnisse seien gut für die Seele. Es gibt nichts Besseres. Wir müssen uns nicht länger verstecken. Wir verraten bei diesem Schritt einer vertrauenswürdigen Person, die gut zu-

hören kann, unsere schlimmsten, beschämendsten Geheimnisse. Wir erzählen jemandem, wie verletzt und wütend wir sind. Jemand hört zu und schenkt uns seine Aufmerksamkeit. Uns wird verziehen. Wunden beginnen zu heilen. Wir vergeben. Dieser Schritt ist befreiend.

6. »Wir waren völlig bereit, all diese Charakterfehler von Gott beseitigen zu lassen.« Wir erkennen, dass einiges von dem, was wir getan haben, um uns zu schützen, sowohl uns als auch anderen geschadet hat. Wir beschließen, dass wir bereit sind, ein Risiko einzugehen und nicht länger an diesen überholten Überlebensstrategien und Einstellungen festzuhalten. Wir sind bereit, uns zu ändern und am Prozess der Veränderung mitzuwirken. Ich nutze diesen und den nächsten Schritt täglich, um mich von allen Fehlern zu befreien, die mir auffallen. Ich betrachte mein geringes Selbstwertgefühl als Fehler und wende diesen Schritt auch in dieser Hinsicht an.
7. »Demütig baten wir Ihn, unsere Fehler von uns zu nehmen.« Meiner Erfahrung nach ist demütig hier das Entscheidende.
8. »Wir machten eine Liste aller Personen, denen wir Schaden zugefügt hatten, und waren gewillt, ihn bei allen wiedergutzumachen.« Bereitschaft ist hier das Ausschlaggebende, wobei ich den Verdacht habe, dass sie unmittelbar mit Demut zusammenhängt. Vergiss nicht, dich selbst auf diese Liste zu setzen. Beachte die Aussage von Jael Greenleaf: »Der achte Schritt lautet nicht: ›Wir machten eine Liste von allen Personen, denen wir Schaden zugefügt hatten, und waren dann bereit, uns deswegen schuldig zu fühlen.‹«[3] Dies ist unsere Chance, uns um unsere berechtigten Schuldgefühle zu kümmern. Es ist ein wichtiger Schritt eines Programms, das uns unser Leben lang zur Verfügung stehen wird, damit wir uns von unseren Schuldgefühlen befreien können, wann immer sie ihr hässliches Gesicht zeigen.

9. »Wir machten bei diesen Menschen alles wieder gut – wo immer es möglich war –, es sei denn, wir hätten dadurch sie oder andere verletzt.« Dies ist ein einfacher Schritt eines einfachen Programms. Manchmal helfen uns die einfachsten Dinge, glücklich zu sein.
10. »Wir setzten die Inventur bei uns fort, und wenn wir unrecht hatten, gaben wir es sofort zu.« Wir halten den Blick auf uns gerichtet. Wir bewerten kontinuierlich und regelmäßig unser Verhalten. Wir werden uns darüber klar, was wir an uns mögen und was wir richtig gemacht haben. Dann beglückwünschen wir uns oder haben ein gutes Gefühl oder sind dankbar – oder alles zusammen. Wir ergründen, was uns an dem, was wir getan haben, nicht gefällt, und überlegen dann, wie wir es akzeptieren und damit umgehen können, ohne uns selbst dafür zu hassen. Nun der schwierige Teil: Wenn wir unrecht haben, sagen wir es. Wenn wir Schritt acht und neun praktiziert und uns von all unseren Schuldgefühlen befreit haben, werden wir wissen, wann wir sagen müssen: »Ich habe unrecht« und »Es tut mir leid«. Wenn wir Schuld empfinden, werden wir in der Lage sein, es zu bemerken. Fühlen wir uns jedoch nach wie vor die ganze Zeit über schuldig, kann es schwierig sein, zu erkennen, wann wir etwas falsch machen, weil wir von Schuldgefühlen verzehrt werden und nicht das Gefühl haben, wir hätten uns verändert. Es handelt sich dann einfach um eine weitere Schaufel Schuld, die auf einen bereits großen Haufen geworfen wird. Und die Moral von der Geschicht? Werde die Schuldgefühle los! Wenn sie sich wieder einschleichen, kümmere dich sofort darum.
11. »Wir strebten danach, durch Gebet und Meditation die bewusste Verbindung zu Gott – wie wir Ihn verstehen – zu verbessern. Wir baten Ihn nur, uns Seinen Willen für uns erkennen zu lassen, und um die Kraft, ihn auszuführen.«

Dieser Schritt wird uns, wenn wir ihn täglich und bei Bedarf nutzen, erfolgreich durch unser gesamtes Leben führen. Er erfordert, dass wir den Unterschied zwischen Grübelei und Meditation verstehen. Er erfordert auch, dass wir folgende Entscheidung treffen: Glauben wir oder glauben wir nicht, dass unsere höhere Macht/unser Schöpfer gütig ist und »weiß, wo wir leben«, wie ein Freund von mir sagt? Werde still. Lass los. Bete. Meditiere. Bitte um Führung. Bitte die Macht, zu tun, was du tun musst. Lass dann los und beobachte, was geschieht. Manchmal erlebst du Überraschungen. Lerne, dich dem Fluss des Lebens hinzugeben und dir selbst zu vertrauen. Und noch einmal: Lerne, dem Prozess zu vertrauen.

12. »Nachdem wir durch diese Schritte ein geistiges Erwachen erlebt hatten, versuchten wir, diese Botschaft an andere Co-Abhängige weiterzugeben und unser tägliches Leben nach diesen Grundsätzen auszurichten.« Wir werden geistig erwachen und lernen, uns geistig um uns zu kümmern. Dieses Programm wird uns befähigen, uns selbst und andere Menschen zu lieben, statt zu retten und gerettet zu werden. Die Botschaft weiterzugeben, bedeutet nicht, dass wir Evangelisten werden, sondern dass unser Leben ein Licht wird. Wir werden lernen zu leuchten. Wenn wir das Programm auf alle Bereiche unseres Lebens anwenden, wird es in all diesen Bereichen funktionieren.

Das Praktizieren des Programms

Nachdem wir uns nun mit den Schritten vertraut gemacht haben, wollen wir darüber sprechen, was »das Programm praktizieren« oder »die Schritte praktizieren« heißt. Überall auf der Welt treffen sich Menschen »anonym« an verschiedenen Orten – in Kirchen,

Heimen, Gemeindezentren und so weiter – oder virtuell. Sie treffen sich vielleicht einmal am Tag, zweimal pro Woche oder an sieben Abenden der Woche. Eine Anmeldung ist nicht nötig. Sie finden einfach heraus, wo sich eine bestimmte Gruppe trifft, die sich auf das Problem konzentriert, das sie quält. Beim Meeting müssen sie weder ihren Nachnamen nennen noch irgendetwas preisgeben, was sie identifizieren könnte, sie müssen gar nichts sagen, wenn sie nicht wollen. Sie müssen nichts bezahlen, können aber, wenn sie möchten, eine beliebige Summe für Kaffee und Raumkosten spenden. Sie müssen sich nicht anmelden, keine Karte ausfüllen und keine Fragen beantworten. Sie spazieren einfach herein und nehmen Platz. Das nennt man: zu einem Meeting gehen. Es ist ein wesentlicher Teil beim Praktizieren des Programms.

Eine schöne Sache an den Meetings ist, dass die Teilnehmer einfach sein können, wie sie sind. Sie müssen nicht so tun, als hätten sie ein bestimmtes Problem nicht, denn alle Anwesenden haben das gleiche Problem.

Die Art der Meetings variiert von Gruppe zu Gruppe. Manche Gruppen sitzen um einen Tisch herum, und wer möchte, spricht über seine Gefühle oder Probleme. Einige Meetings sind sogenannte Sprecher-Meetings, in denen sich einer der Teilnehmer vor die Gruppe stellt und über einen Schritt oder eine Erfahrung spricht. In manchen Gruppen sind die Schritte das Thema, und die Teilnehmer stellen einfach ihre Stühle im Kreis auf und bekommen alle die Gelegenheit, etwas zu dem Schritt zu sagen, der an diesem Tag besprochen wird. Es gibt viele Meeting-Variationen. Die Teilnehmer lernen bei den Meetings die Schritte kennen und erfahren, was diese den anderen Teilnehmern bedeuten. Sie hören auch Slogans. Zu den Al-Anon- und AA-Slogans gehören eingängige Sprüche wie: »Loslassen und es Gott überlassen«, »Immer sachte« und »Ein Schritt nach dem anderen«. Diese Sprüche sind zu Slogans geworden, weil sie wahr sind. Und selbst wenn die Menschen es irgendwann leid sind, die Slogans zu sagen und zu hören, wiederholen sie sie doch immer wieder und hören sie sich an, einfach weil sie wahr sind und weil sie ihnen helfen, sich besser zu fühlen. Nach dem Meeting bleiben die Teilnehmer normalerweise noch und plaudern oder gehen in ein Restaurant und trinken Wasser oder Kaffee. Mit den Schritten und Slogans vertraut zu werden, von den Erfahrungen anderer zu hören, von den eigenen Erfahrungen zu berichten und Gemeinschaft zu erleben – all dies gehört zum Praktizieren des Programms.

Bei den Meetings werden Bücher, Broschüren und Literatur zum Selbstkostenpreis verkauft. Die Bücher enthalten Informationen zu den Problemen, die in der jeweiligen Gruppe verbreitet sind. Einige Gruppen verkaufen Meditationsbücher mit Vorschlägen dafür, wie man den Tag bewältigt. Die Literatur und die Bücher mit den täglichen Meditationen zu lesen, ist ebenfalls Teil des Programms.

Während ihres Alltags denken die Teilnehmer über die Schritte und Slogans nach. Sie versuchen herauszufinden, inwiefern diese sie betreffen, was sie fühlen, was sie tun und was in ihrem Leben los ist. Sie tun dies regelmäßig und jedes Mal, wenn ein Problem auftaucht. Manchmal rufen sie eine Freundin oder einen Freund an, die oder den sie bei dem Meeting kennengelernt haben, und besprechen mit ihr oder ihm ein Problem. Bei der Freundschaft kann es sich um eine offiziell arrangierte Beziehung zwischen den Teilnehmern und »einem Sponsor/einer Sponsorin« handeln, jemanden, dessen Genesung sie zu schätzen wissen und respektieren. Manchmal tun sie die Dinge, die einer der zwölf Schritte ihnen empfiehlt, wie zum Beispiel schriftlich Inventur zu machen, eine Liste der Menschen zu erstellen, denen sie wehgetan haben, oder Wiedergutmachung zu leisten. Wenn die Betreffenden genügend über die zwölf Schritte nachdenken und sie oft genug praktizieren, können diese schließlich zu Gewohnheiten werden – zu einer gewohnten Art des Denkens, des Verhaltens und des Umgangs mit Situationen –, so wie es auch bei Merkmalen der Co-Abhängigkeit der Fall ist. Wenn die Schritte zur Gewohnheit werden, wird das Programm zu einer Lebensweise. Das nennt man »Praktizieren der Schritte und des Programms«.

Das ist die ganze Kunst, ein Programm zu praktizieren. Die Betreffenden machen kein Examen, um dann mit Schwierigerem weiterzumachen – sie beschränken sich auf das Wesentliche. Zwölf-Schritte-Programme funktionieren, weil sie einfach und grundlegend sind.

Ich bin begeistert von so einfachen Dingen wie dem Besuchen von Meetings und dem Praktizieren der zwölf Schritte. Ich kann versuchen, es zu erklären, doch Worte vermitteln nur einen Bruchteil dessen, was hier von Bedeutung ist. Wenn wir zu diesen Meetings gehen und ein Programm praktizieren, geschieht etwas. Wir finden nach und nach zu innerer Ruhe, und Heilung setzt ein. Wir beginnen, uns zu ändern und uns besser zu fühlen. Die Schritte sind etwas, woran wir arbeiten, aber sie machen auch etwas mit uns. Die Meetings haben etwas Magisches.

Wir müssen nie etwas tun, wozu wir nicht in der Lage sind, was wir abstoßend finden oder nicht tun wollen. Wenn es an der Zeit ist, etwas Bestimmtes zu tun oder zu ändern, werden wir es wissen und es von selbst tun wollen. Unser Handeln wird sich richtig und angemessen anfühlen. Das Gleiche gilt auch für unser Leben. Heilung – Wachstum – wird zu einem natürlichen Prozess. Die zwölf Schritte nehmen uns ganz gefangen und sind ein Rezept für unseren natürlichen Heilungsprozess.[4] Wenn wir sie bloß lesen, wirken sie vielleicht nicht sonderlich beeindruckend, aber wenn wir sie praktizieren, geschieht etwas. Ihre Kraft kommt zum Vorschein. Wir werden dies vielleicht erst verstehen, wenn wir es selbst erleben.

Die beste Beschreibung der zwölf Schritte, die ich je gehört habe, ist die Geschichte vom »unsichtbaren Boot«, die ein Mann bei einem Meeting erzählte. Dieser Mann sprach über die Anonymen Alkoholiker, doch seine Geschichte trifft auch auf Al-Anon und andere Gruppen zu. Ich habe seinen Text ganz leicht dahingehend geändert, dass er zu Al-Anon passt, was der Kernaussage jedoch keinen Abbruch tut:

Stell dir vor, wir würden an einem Strand stehen. Weit draußen im Wasser liegt eine Insel namens Gelassenheit, auf der Frieden und Glück herrschen und man frei ist von der Verzweiflung, die mit der Alkoholsucht und anderen Problemen einhergeht. Wir wollen unbedingt zu dieser Insel gelangen, müssen jedoch einen Weg finden, über das Wasser zu kommen – diese gewaltige Entfernung zurückzulegen zwischen uns und unserem Ziel.

Wir haben zwei Möglichkeiten. Im Wasser befindet sich ein Ozeandampfer, der sehr nobel und einladend aussieht. Sein Name lautet *Behandlung*, Therapie. Davor, am Strand, sitzt eine Gruppe seltsam aussehender Menschen. Sie scheinen ein Boot zu rudern, doch wir können weder das Boot noch die Ruder sehen. Wir sehen nur diese glücklichen Menschen, die am Strand sitzen und mit unsichtbaren Rudern ein unsichtbares Boot rudern. Das unsichtbare Boot trägt den Namen Al-Anon (oder AA oder den eines anderen Zwölf-Schritte-Programms). Der Ozeandampfer hupt, fordert uns auf, zur Behandlungs- und Therapiekreuzfahrt an Bord zu kommen. Wir können die Menschen an Bord sehen: Sie sind glücklich und winken uns zu. Dann sind da diese albernen Leute, die uns zurufen, dass wir zu ihnen in ihr unsichtbares Boot kommen sollen. Würden wir uns für den Dampfer oder für das unsichtbare Boot entscheiden? Natürlich gehen wir an Bord des Ozeandampfers, des luxuriösen Kreuzfahrtschiffs. Und schon sind wir unterwegs zur Insel der Gelassenheit.

Das Problem ist, dass der Ozeandampfer ungefähr auf halber Strecke anhält, wendet und wieder zurück zum Strand fährt, von dem wir gestartet sind. Dann befiehlt der Kapitän allen, das Schiff zu verlassen. Als wir fragen, warum, antwortet er: »Unsere

Kreuzfahrt geht nur bis dorthin. Die einzige Möglichkeit, je zur Insel der Gelassenheit zu gelangen, ist die, in das unsichtbare (Al-Anon genannte) Boot einzusteigen.«

Wir zucken mit den Achseln und gehen hinüber zu den Menschen in diesem unsichtbaren Boot. »Steigt ein!«, rufen sie.

»Wir können kein Boot sehen, in das wir einsteigen könnten!«, rufen wir zurück.

»Steigt trotzdem ein«, fordern sie uns auf. Also steigen wir ein, und schon bald sagen sie: »Nehmt euch ein Ruder und fangt an zu rudern (die Schritte zu praktizieren).«

»Wir sehen keine Ruder«, erwidern wir.

»Nehmt sie trotzdem und fangt an zu rudern!«, sagen sie. Also greifen wir nach unsichtbaren Rudern und beginnen zu rudern. Und schon bald sehen wir das Boot. Kurz danach sehen wir auch die Ruder. Und plötzlich sind wir so glücklich, das Boot zusammen mit den albernen Leuten zu rudern, dass es uns ganz egal ist, ob wir je auf die andere Seite gelangen.[5]

Das ist das Magische an den Zwölf-Schritte-Programmen – sie funktionieren. Ich will hier keineswegs unterstellen oder behaupten, dass es nicht hilfreich ist, sich einer Behandlung und Therapie zu unterziehen. Es ist hilfreich. Für viele ist eine Behandlung oder Therapie genau das, was sie brauchen, um zu ihrer Reise aufzubrechen. Aber diese Fahrt endet, und wenn wir suchtkrank sind oder jemanden mit einer Suchtkrankheit lieben, entdecken wir vielleicht, dass wir zu den glücklichen Menschen in das unsichtbare Boot steigen müssen.

Am Ende dieses Kapitels findest du Fragebögen, die dir helfen sollen, herauszufinden, ob du eine Kandidatin/ein Kandidat für Al-Anon oder Alateen (die Gemeinschaft von jugendlichen Angehörigen und Freunden von Alkoholikern) bist. Außerdem gibt es einen Fragebogen von Erwachsene Kinder von Alkoholikern (EKA). Bitte beachte, dass die »Anon«- und EKA-Gruppen nicht für Menschen mit einem Alkoholproblem sind, sondern für diejenigen, die durch das Problem von jemand anderem beeinträchtigt werden. Oft wird dies missverstanden. Überdies glauben viele substanzabhängige Menschen, die zu AA-Meetings gehen, dass sie auch zu Al-Anon oder EKA-Meetings gehen müssen, um sich mit ihrer Co-Abhängigkeit auseinanderzusetzen. Wenn du glaubst, dass du für eines der Zwölf-Schritte-Programme infrage kommst – wenn du auch nur den Verdacht hast, ein Problem zu haben, das für eine der zu Beginn dieses Kapitels vorgestellten Gruppen typisch ist –, dann such dir eine Gruppe und geh zu den Meetings. Es wird dir helfen, dich besser zu fühlen.

Ich weiß, dass es nicht leicht ist, zu den Meetings zu gehen, sich einer Gruppe von Fremden vorzustellen und seine Probleme vor aller Welt darzulegen. Ich weiß, dass viele von uns wahrscheinlich nicht begreifen, inwiefern es überhaupt helfen soll, zu Meetings zu gehen – vor allem, wenn nicht sie selbst, sondern jemand anderes das Problem hat. Aber es wird helfen. Ich war so wütend, als ich begann, zu Al-Anon-Meetings zu gehen. Ich praktizierte bereits ein Programm wegen meiner Alkoholsucht. Ich wollte und brauchte nicht noch ein Programm oder noch ein Problem in meinem Leben, an dem ich arbeiten musste. Außerdem fand ich, dass ich bereits genug getan hatte, um den Alkoholikern in meinem Leben zu helfen. Warum sollte ich zu Meetings gehen müssen? Die Alkoholiker waren diejenigen, die Hilfe brauchten. Bei meinem ersten Meeting kam eine gut gelaunte Frau auf mich zu, sprach ein paar Minuten mit mir, lächelte und sagte: »Hast du aber Glück! Du bist eine Zweifach-Gewinnerin. Du darfst beide Programme praktizieren.« Am liebsten hätte ich sie erwürgt. Jetzt kann ich ihr nur zustimmen. Ich habe Glück. Ich bin eine Zweifach-Gewinnerin.

Manche von uns zögern vielleicht, zu Meetings zu gehen, weil sie das Gefühl haben, bereits genug für die *anderen Menschen* in ihrem Leben getan zu haben. Nun, sie haben recht. Wahrscheinlich haben sie genug getan. Genau deswegen ist es wichtig, zu den Meetings zu gehen, denn das tun wir für uns selbst.

Andere wollen vielleicht nur dorthin gehen, um den *anderen Menschen* zu helfen, und sind dann enttäuscht, dass man von ihnen erwartet, an sich selbst zu arbeiten. Auch das ist in Ordnung. Gesundheit erzeugt Gesundheit. Wenn wir beginnen, an uns selbst zu arbeiten, färbt unsere Gesundheit vielleicht auf die anderen Menschen ab, so wie ihre Krankheit auf uns abgefärbt hat.

Einige von uns schämen sich vielleicht, zu den Meetings zu gehen. Bei den ersten Meetings, die ich besuchte, saß ich nur da und weinte und fühlte mich sehr unbehaglich. Doch ausnahmsweise einmal war es gut zu weinen: Meine Tränen waren Tränen der Heilung. Ich musste dasitzen und weinen. Als ich damit aufhörte und mich umschaute, sah ich, dass auch andere Menschen weinten. Al-Anon ist ein geschützter Ort, an dem wir sein können, wie wir sind. Die Menschen dort verstehen schon. Das wirst auch du tun.

Ich habe die gängigsten mir bekannten Einwände gegen die Teilnahme an Meetings angesprochen. Es mag noch weitere geben, doch wenn du die Kriterien für eine Mitgliedschaft in einem Programm erfüllst, geh trotzdem hin. Die zwölf Schritte sind ein Geschenk für Menschen mit einer Suchtkrankheit und für diejenigen, die Suchtkranke lieben. Wenn du das Gefühl hast, verrückt zu sein, und nur auf Menschen und Dinge reagierst, geh hin. Wenn dir die erste Gruppe nicht gefällt, such dir ein anderes Meeting und geh dorthin. Jede Gruppe hat ihren eigenen Charakter. Geh zu verschiedenen Gruppen, bis du eine findest, in der du dich wohlfühlst.

Wie oft müssen wir zu diesen Meetings gehen? Diese Frage können nur wir selbst uns beantworten. Bei einer Suchtkrankheit wirst du wahrscheinlich den größten Teil deines Lebens oder sogar dein Leben lang an Zwölf-Schritte-Meetings teilnehmen.

Geht es um Co-Abhängigkeits-Meetings, dann nimm so oft teil wie nötig. Unsere Neigung zu Co-Abhängigkeit kann ein Leben lang fortbestehen. Geh, wann immer sie zu einem Problem wird, egal ob es den anderen Menschen in deinem Leben besser geht oder nicht.

Geh, bis du dankbar dafür bist, dorthin gehen zu können.

Geh, bis du das Boot und die Ruder siehst und glücklich wirst.

Geh, bis der Zauber wirkt. Und mach dir keine Sorgen – wenn du lange genug hingehst, wird er wirken.

AKTIVITÄTEN

1. Geh die beiden folgenden Fragebögen durch oder lies die zwölf Schritte der Anonymen Alkoholiker.
2. Wenn du für eins der in diesem Kapitel vorgestellten Zwölf-Schritte-Programme infrage kommst, dann suche online nach einem Meeting. Finde heraus, wo und wann die Meetings stattfinden, und geh hin. Wenn du die Kriterien für mehr als ein Programm erfüllst, dann wähle dasjenige, das dir am meisten zusagt.

Ist Al-Anon etwas für dich?

Millionen von Menschen werden durch den übermäßigen Alkohol- oder Drogenkonsum von jemandem, der ihnen nahesteht, beeinträchtigt. Die folgenden zwanzig Fragen sollen dir helfen zu entscheiden, ob Al-Anon hilfreich für dich sein könnte.

1.	Machst du dir Sorgen darüber, wie viel jemand, der dir nahesteht, trinkt?	Ja	Nein
2.	Gerätst du durch das Trinken eines Angehörigen in finanzielle Nöte?	Ja	Nein
3.	Lügst du, um das Trinken dieses Menschen zu vertuschen?	Ja	Nein
4.	Hast du das Gefühl, dass deinem Angehörigen das Trinken wichtiger ist als du selbst?	Ja	Nein
5.	Meinst du, dass die ebenfalls trinkenden Freunde des Trinkers am übermäßigen Trinken schuld sind?	Ja	Nein
6.	Muss mit dem Essen oft auf den Trinker gewartet werden?	Ja	Nein
7.	Sprichst du Drohungen aus wie: »Wenn du nicht aufhörst zu trinken, verlasse ich dich«?	Ja	Nein

8.	Achtest du beim Begrüßungskuss heimlich auf den Atem des anderen?	Ja	Nein
9.	Scheust du Auseinandersetzungen, aus Angst, du könntest erneut eine Trinkphase auslösen?	Ja	Nein
10.	Bist du durch das Verhalten eines Trinkers schon einmal verletzt oder in eine peinliche Lage gebracht worden?	Ja	Nein
11.	Hast du den Eindruck, dass jeder Urlaub durch das Trinken verdorben wird?	Ja	Nein
12.	Hast du schon einmal daran gedacht, wegen des Verhaltens im Rausch die Polizei zu rufen?	Ja	Nein
13.	Ertappst du dich manchmal bei der Suche nach versteckten Flaschen?	Ja	Nein
14.	Glaubst du, dein Angehöriger würde aufhören zu trinken, wenn er dich wirklich lieben würde?	Ja	Nein
15.	Hast du schon einmal Einladungen abgelehnt, weil du Angst hattest oder dich geschämt hast?	Ja	Nein
16.	Hast du manchmal Schuldgefühle bei dem Gedanken, was du alles unternimmst, um den Trinker zu kontrollieren?	Ja	Nein

17.	Glaubst du, dass deine übrigen Probleme gelöst wären, wenn das Trinken aufhören würde?	Ja	Nein
18.	Hast du schon einmal damit gedroht, dir etwas anzutun, nur um zu hören: »Es tut mir leid« oder »Ich liebe dich«?	Ja	Nein
19.	Hast du schon einmal andere Menschen (Kinder, Eltern, Kollegen, Mitarbeiter usw.) ungerecht behandelt, aus Ärger darüber, dass jemand in deiner Umgebung zu viel trinkt?	Ja	Nein
20.	Hast du das Gefühl, dass keiner deine Probleme versteht?	Ja	Nein

Hast du drei oder mehr Fragen mit Ja beantwortet? Dann kann Al-Anon oder Alateen dir vielleicht helfen.[6]

Ist Erwachsene Kinder von Alkoholikern etwas für dich?

Bist du ein erwachsenes Kind eines Alkoholikers?

1.	Erinnerst du dich an jemanden, der getrunken hat oder Drogen genommen hat oder sonst ein Verhalten gezeigt hat, das du jetzt als dysfunktional betrachtest?	Ja	Nein
2.	Hast du es vermieden, Freunde mit nach Hause zu bringen, weil dort getrunken wurde oder es ein anderes dysfunktionales Verhalten gab?	Ja	Nein
3.	Hast du es vermieden, Freunde mit nach Hause zu bringen, weil dort getrunken wurde oder es ein anderes dysfunktionales Verhalten gab?	Ja	Nein
4.	Hast du es vermieden, Freunde mit nach Hause zu bringen, weil dort getrunken wurde oder es ein anderes dysfunktionales Verhalten gab?	Ja	Nein
5.	Hat sich ein Elternteil für das Trinken oder andere Verhaltensweisen des anderen entschuldigt?	Ja	Nein
6.	Haben sich deine Eltern so sehr aufeinander konzentriert, dass sie dich zu ignorieren schienen?	Ja	Nein

7.	Haben sich deine Eltern oder Verwandten ständig gestritten?	Ja	Nein
8.	Wurdest du in Streitereien oder Meinungsverschiedenheiten hineingezogen und gebeten, Stellung für einen Elternteil oder Verwandten zu beziehen?	Ja	Nein
9.	Hast du versucht, deine Geschwister vor Alkoholkonsum oder anderem Verhalten in der Familie zu schützen?	Ja	Nein
10.	Fühlst du dich als Erwachsener unreif? Hast du das Gefühl, ein Kind zu sein?	Ja	Nein
11.	Glaubst du als Erwachsener, dass du wie ein Kind behandelt wirst, wenn du mit deinen Eltern zusammen bist? Lebst du weiterhin eine Kindheitsrolle aus bei deinen Eltern?	Ja	Nein
12.	Glaubst du, dass es in deiner Verantwortung liegt, dich um die Gefühle und Sorgen der Eltern zu kümmern? Erwarten andere Verwandte von dir, dass du ihre Probleme löst?	Ja	Nein
13.	Fürchtest du Autoritätspersonen und wütende Menschen?	Ja	Nein
14.	Suchst du ständig nach Anerkennung und Lob, hast aber Schwierigkeiten, ein Kompliment anzunehmen, wenn du eines bekommst?	Ja	Nein

15. Siehst du die meisten Formen der persönlichen Kritik als Attacke?	Ja	Nein
16. Überlastest du dich und fühlst dich dann wütend, wenn andere das, was du tust, nicht zu schätzen wissen?	Ja	Nein
17. Denkst du, dass du dafür verantwortlich bist, wie eine andere Person sich fühlt oder verhält?	Ja	Nein
18. Hast du Schwierigkeiten, Gefühle zu erkennen?	Ja	Nein
19. Suchst du im Außen nach Liebe und Geborgenheit?	Ja	Nein
20. Beschäftigst du dich mit den Problemen anderer? Fühlst du dich lebendiger, wenn es eine Krise gibt?	Ja	Nein
21. Setzt du Sex mit Intimität gleich?	Ja	Nein
22. Verwechselst du Liebe und Mitleid?	Ja	Nein
23. Hast du dich in einer Beziehung mit einer zwanghaften oder gefährlichen Person wiedergefunden und dich gefragt, wie du da hineingeraten bist?	Ja	Nein
24. Urteilst du gnadenlos über dich selbst und fragst dich, was normal ist?	Ja	Nein

25. Benimmst du dich in der Öffentlichkeit auf die eine Art und zu Hause auf eine andere? Ja Nein

26. Glaubst du, dass deine Eltern ein Problem mit Alkohol oder Drogen hatten? Ja Nein

27. Denkst du, dass du durch das Trinken oder andere dysfunktionale Verhaltensweisen deiner Eltern oder deiner Familie beeinflusst wurdest? Ja Nein

Wenn du auf drei oder mehr Fragen mit »Ja« geantwortet hast, könntest du unter den Auswirkungen des Aufwachsens in einer alkoholkranken oder dysfunktionalen Familie leiden.[7] Ich lade dich herzlich ein, an einem EKA-Meeting in deiner Nähe teilzunehmen, um mehr zu erfahren.

Die zwölf Schritte der AA

1. Wir gaben zu, dass wir dem Alkohol gegenüber machtlos sind – und unser Leben nicht mehr meistern konnten.

2. Wir kamen zu dem Glauben, dass eine Macht, größer als wir selbst, uns unsere geistige Gesundheit wiedergeben kann.

3. Wir fassten den Entschluss, unseren Willen und unser Leben der Sorge Gottes – wie wir Ihn verstanden – anzuvertrauen.

4. Wir machten eine gründliche und furchtlose Inventur in unserem Inneren.

5. Wir gaben Gott, uns selbst und einem anderen Menschen gegenüber unverhüllt unsere Fehler zu.

6. Wir waren völlig bereit, all diese Charakterfehler von Gott beseitigen zu lassen.

7. Demütig baten wir Ihn, unsere Mängel von uns zu nehmen.

8. Wir machten eine Liste aller Personen, denen wir Schaden zugefügt hatten, und wurden willig, ihn bei allen wiedergutzumachen.

9. Wir machten bei diesen Menschen alles wieder gut – wo immer es möglich war –, es sei denn, wir hätten dadurch sie oder andere verletzt.

10. Wir setzten die Inventur bei uns fort, und wenn wir unrecht hatten, gaben wir es sofort zu.

11. Wir suchten durch Gebet und Besinnung die bewusste Verbindung zu Gott – wie wir Ihn verstanden – zu vertiefen. Wir baten Ihn nur, uns Seinen Willen erkennbar werden zu lassen und uns die Kraft zu geben, ihn auszuführen.

12. Nachdem wir durch diese Schritte ein spirituelles Erwachen erlebt hatten, versuchten wir, diese Botschaft an Alkoholiker weiterzugeben und unser tägliches Leben nach diesen Grundsätzen auszurichten.[8]

19 Dies und das

Für mich selbst zu sorgen ist eine gewaltige Aufgabe.
Kein Wunder, dass ich mich so lange davor gedrückt habe.
Anonym

In diesem Kapitel werden verschiedene, bisher unbehandelte Aspekte der Co-Abhängigkeit und Selbstfürsorge betrachtet.

Drama-Süchtige

Seltsamerweise können Probleme süchtig machen, und viele Co-Abhängige werden zu Drama-Süchtigen. Wenn wir lange genug mit Leid, Krisen und Aufruhr leben, können die Angst und Stimulation, die diese Probleme verursachen, zu einer tröstlichen emotionalen Erfahrung werden. Im zweiten Band von *Getting them Sober* bezeichnet Toby Rice Drews diese Gefühle als »genussvolles Leid«.[1] Nach einer Weile sind wir so daran gewöhnt, dass unsere Emotionen stets mit Problemen und Krisen verknüpft sind, dass wir uns ständig mit Problemen befassen, die uns nichts angehen. Wir erzeugen vielleicht sogar Dramen oder bauschen Schwierigkeiten auf, um uns zu stimulieren. Das ist vor allem der Fall, wenn wir unser eigenes Leben und unsere eigenen Gefühle vernachlässigt haben. Wenn wir ein Problem haben, fühlen wir uns lebendig. Ist das Problem gelöst, fühlen wir uns möglicherweise leer und energielos. In einer Krise zu stecken, wird zu etwas Angenehmem und bewahrt uns vor einer eintönigen Existenz. Es ist vergleichbar damit, süchtig nach Soaps zu werden, nur dass sich die täglichen Krisen in unserem eigenen Leben und dem Leben unserer Freunde und Familie abspielen. »Wird Ginny John verlassen?« »Können wir Michaels Job retten?« »Was wird Jennifer tun?«

Nachdem wir losgelassen und damit begonnen haben, uns um unsere eigenen Angelegenheiten zu kümmern, und es in unserem Leben endlich ruhig wird, sehnen wir uns vielleicht gelegentlich nach ein bisschen Aufregung. Wir sind an so viel Aufruhr gewöhnt, dass uns die Ruhe zunächst langweilig erscheinen mag. Doch wir werden uns an sie gewöhnen. Wenn wir unser Leben gestalten, uns Ziele setzen und etwas zu tun finden, was uns interessiert, wird die Ruhe angenehm werden – angenehmer als das Chaos. Wir werden das genussvolle Leid nicht länger brauchen oder herbeisehnen.

Wir müssen erkennen lernen, wann wir nach genussvollem Leid suchen. Du musst keine Probleme erschaffen, dich nicht mit den Problemen anderer beschäftigen. Finde kreative Möglichkeiten, um die Lücke zu füllen, die das fehlende Drama hinterlässt – Hobbys, Freizeit, Arbeit. Geh ins Kino oder schreib ein Drehbuch. Fang an, Sport zu treiben. Ich habe in meiner Lebensmitte mit dem Fallschirmspringen, dem Bergsteigen und mit Aikido, einer defensiven Kampfkunst, begonnen. Hab Spaß mit dem Schreiben von Dramen, verdien Geld damit, aber halt das genussvolle Leid aus deinem Leben raus.

Erwartungen

Erwartungen können ein verwirrendes Thema sein. Die meisten von uns haben Erwartungen. Wir machen uns auf einer bestimmten Bewusstseinsebene gewisse Vorstellungen davon, wie etwas hoffentlich ausgehen wird oder andere sich unserem Wunsch gemäß verhalten sollten. Besser ist es jedoch, auf Erwartungen zu verzichten, anderen unsere Erwartungen nicht aufzuzwingen und den Ausgang von Ereignissen nicht kontrollieren zu wollen, weil das Probleme verursacht und normalerweise ohnehin nicht möglich ist. Wo also sollen wir hin mit unseren Erwartungen?

Einige Menschen streben danach, alle Erwartungen aufzugeben und von Augenblick zu Augenblick zu leben. Das ist bewundernswert. Doch ich glaube, das Entscheidende ist, die Verantwortung für unsere Erwartungen zu übernehmen. Hole deine Erwartungen ans Licht. Prüfe sie. Sprich über sie. Wenn sie andere Menschen betreffen, dann sprich mit ihnen. Finde heraus, ob sie ähnliche Erwartungen haben. Schau, ob die Erwartungen realistisch sind. So ist es zum Beispiel sinnlos, von ungesunden Menschen gesundes Verhalten zu erwarten. Lass dann los. Sieh, wie die Dinge laufen. Lass sie geschehen, ohne etwas zu forcieren. Wenn wir ständig enttäuscht sind, haben wir vielleicht ein Problem – mit uns, einer anderen Person oder einer Situation.

Es ist in Ordnung, Erwartungen zu haben. Manchmal geben sie uns echte Hinweise darauf, was wir wollen, brauchen, uns erhoffen und fürchten. Wir haben das Recht, Gutes und angemessenes Verhalten zu erwarten. Wir werden wahrscheinlich mehr davon bekommen, wenn wir diese Dinge stets erwarten. Wenn wir diese Erwartungen haben, werden wir auch erkennen, wenn sie nicht erfüllt werden. Doch wir müssen uns bewusst machen, dass es sich nur um Erwartungen handelt. Sie gehören zu unserem Leben, aber wir können nicht immer beeinflussen, ob sie erfüllt werden. Wie ein Al-Anon-Mitglied sagte: »Erwartungen führen zu vorhersehbaren Ressentiments.« Sorge dafür, dass deine Erwartungen realistisch sind. Lass nicht zu, dass sie mit der Wirklichkeit in Konflikt geraten oder dir die schönen Dinge verleiden.

Angst vor Nähe

Die meisten Menschen wollen und brauchen Liebe und haben den Wunsch und das Bedürfnis, anderen nahe zu sein. Doch Angst vor Nähe ist eine ebenso starke Kraft und wetteifert mit unserem Bedürfnis nach Liebe.

Bei einigen von uns bezwingt die Angst vor Nähe den Wunsch nach ihr. Es fühlt sich ungefährlicher an, allein oder in Beziehungen zu sein, in denen wir »nicht emotional involviert« sind, als emotional verletzlich zu sein, Nähe zuzulassen und jemanden zu lieben. Das verstehe ich. Trotz der vielen Bedürfnisse und Wünsche, die unerfüllt bleiben, wenn wir nicht lieben, mag das Nichtlieben sich sicherer anfühlen. Denn wir riskieren dann nicht die Ungewissheit und Verletzlichkeit, die Nähe mit sich bringt. Wir riskieren nicht den Schmerz, zu lieben – und bei vielen von uns hat Liebe sehr viel Schmerz verursacht. Wir riskieren nicht, in Beziehungen gefangen zu sein, die nicht funktionieren. Wir riskieren nicht, emotional aufrichtig zu sein und möglicherweise abgelehnt zu werden, wenn wir unsere Gefühle zeigen. Wir riskieren nicht, verlassen zu werden. Wir gehen keinerlei Risiken ein und meiden das Unbehagen, das mit dem Knüpfen von Beziehungen einhergeht. Wenn wir Menschen nicht nahekommen, wissen wir wenigstens, was wir zu erwarten haben: nichts. Das Leugnen von Gefühlen der Liebe schützt uns vor der durch die Liebe erzeugten Angst. Liebe und Nähe rufen oft ein Gefühl des Kontrollverlusts hervor. Sie fordern unsere tiefsten Ängste davor heraus, wer wir sind, ob es in Ordnung ist, wir selbst zu sein, wer andere sind und ob das in Ordnung ist. Zu lieben und Nähe zuzulassen – sich auf andere einzulassen – sind die größten Risiken, die ein Mensch eingehen kann. Beziehungen erfordern Ehrlichkeit, Spontaneität, Verletzlichkeit, Vertrauen, Verantwortung, Selbstakzeptanz und das Akzeptieren anderer – also viel Arbeit. Zu lieben bringt Freude und Wärme, erfordert aber auch die Bereitschaft, verletzt zu werden und sich zurückgewiesen zu fühlen.

Viele von uns haben gelernt, vor Nähe davonzulaufen, statt die damit verbundenen Risiken einzugehen. Wir laufen vor der Liebe davon oder verhindern Nähe auf vielfache Weise. Wir stoßen Menschen weg oder verletzen sie, damit sie nicht unsere Nähe suchen. Wir tun in Gedanken absurde Dinge, um uns auszureden, dass wir uns Nähe wünschen. Wir finden an jedem, den wir kennenlernen, etwas auszusetzen, lehnen Menschen ab, bevor sie die Chance haben, uns abzulehnen, tragen Masken und geben vor, anders zu sein, als wir es tatsächlich sind. Wir verteilen unsere Energie und unsere Gefühle auf so viele verschiedene Beziehungen, dass wir niemandem zu nahe kommen und nicht zu verletzlich werden. Wir geben uns mit künstlichen Beziehungen zufrieden, in denen keine Nähe von uns erwartet oder erbeten wird, und spielen Rollen, statt wir selbst zu sein. Und wir ziehen uns in unseren bestehenden Beziehungen emotional zurück. Wie eine meiner Freundinnen sagt: »Wir haben alle ein Paar Laufschuhe in unserem Wandschrank.«

Wir laufen aus vielerlei Gründen vor Nähe davon. Einige von uns haben vielleicht nie gelernt, Beziehungen zu initiieren, und wissen nicht, wie sie in bestehenden Beziehungen Nähe herstellen sollen. Nähe war in unseren Familien nicht ungefährlich, wurde nicht vermittelt oder war nicht erlaubt. Bei vielen wurden Kümmern und Drogen zu einem Ersatz für Nähe.

Einige von uns haben gelernt, vor Beziehungen davonzulaufen, die nicht gut für sie sind. Bei anderen ist das Meiden von Nähe und Intimität möglicherweise zu einer destruktiven Gewohnheit geworden, die sie daran hindert, die Liebe und Nähe zu bekommen, die sie brauchen und sich eigentlich so sehr wünschen.

Es ist in Ordnung, Angst vor Nähe zu haben, doch es ist genauso in Ordnung, zuzulassen, Menschen zu lieben und uns ihnen nahe zu fühlen. Wir können gute Entscheidungen dazu treffen, wen wir lieben und wann wir dies tun. Es ist in Ordnung, wenn wir uns in der Gesellschaft anderer so geben, wie wir sind. Geh dieses Risiko ein. Wir können uns vertrauen. Wir können das Unbehagen und die Ungewissheit durchstehen, Beziehungen zu knüpfen. Wir können Menschen finden, denen zu vertrauen ungefährlich ist, können uns öffnen, ehrlich werden und sein, wer wir sind. Wir können sogar damit umgehen, uns von Zeit zu Zeit verletzt und zurückgewiesen zu fühlen. Wir können lieben, ohne uns selbst zu verlieren oder unsere Grenzen aufzugeben. Wir können gleichzeitig lieben und denken, weil wir lernen, uns selbst zu vertrauen. Wir können lernen, wann es ungefährlich ist, anderen Menschen zu vertrauen. Wir können unsere Laufschuhe ausziehen.

Finanzielle Verantwortung

Einige von uns werden von anderen Menschen finanziell abhängig. Manchmal ist das aufgrund einer Übereinkunft der Fall. So bleibt zum Beispiel einer der Partner zu Hause und kümmert sich um die Kinder, während der andere arbeitet und das Geld verdient. Manchmal aber hat es nichts mit einer Vereinbarung zu tun. Manche von uns sind so sehr zum Opfer geworden, dass sie glauben, sie könnten finanziell nicht für sich selbst sorgen. Viele von uns waren einmal dazu in der Lage, gaben jedoch auf, als sich die Alkoholsucht oder andere Suchtkrankheiten bei einem geliebten Menschen verschlimmerten.

Mitunter sehen sich Co-Abhängige gezwungen, die finanzielle Verantwortung für andere Erwachsene zu übernehmen. Ich erlebe oft, dass ein Co-Abhängiger zwei oder drei Jobs hat, während der Partner keinen Cent nach Hause bringt.

Keines von beidem ist wünschenswert. Jeder Mensch ist sowohl finanziell als auch in jeder anderen Hinsicht für sich selbst verantwortlich. Die finanzielle Verantwortung für sich selbst zu übernehmen ist eine Geisteshaltung. Es bedeutet, genau herauszufinden, worin unsere Verantwortlichkeiten bestehen, und uns dann um diese Verantwortlichkeiten zu kümmern. Es bedeutet auch, zuzulassen – ja sogar darauf zu bestehen –, dass andere Menschen die finanzielle Verantwortung für sich selbst übernehmen. Das schließt mit ein, dass wir uns mit allen Bereichen unserer Finanzen vertraut machen und entscheiden, wer welche Aufgabe übernimmt. Welche Rechnungen müssen wann bezahlt werden? Wann sind die Steuern fällig? Wie viel Geld muss für wie lange reichen? Leisten wir mehr oder weniger als unseren angemessenen Beitrag? Fühlen wir uns finanziell verantwortlich für uns selbst? Übernehmen die Menschen um uns herum die finanzielle Verantwortung für sich, oder übernehmen wir diese für sie?

Sich um Geld zu kümmern, ist Teil des Lebens. Geld zu verdienen, Rechnungen zu bezahlen und sich finanziell verantwortlich zu fühlen, gehört zur Selbstfürsorge.

Finanziell von jemandem abhängig zu sein, kann zu emotionaler Abhängigkeit führen und andersherum.[2] Die finanzielle Verantwortung für uns selbst zu übernehmen – wie auch immer wir das schaffen mögen –, kann uns helfen, unabhängig zu werden.

Vergebung

Suchterkrankungen bringen es mit sich, dass viele gute Dinge verdreht und verzerrt werden, einschließlich des Prinzips der Vergebung. Wir verzeihen wiederholt denselben Menschen dieselben Dinge. Wir hören Versprechen, glauben Lügen und versuchen, noch mehr zu verzeihen. Manche von uns haben vielleicht den Punkt erreicht, nicht mehr verzeihen zu können. Andere wollen vielleicht nicht mehr verzeihen, weil es dazu führen kann, dass sie noch weiter verletzt werden, und weil sie nicht noch mehr

Schmerz aushalten können. Das Vergeben wendet sich gegen sie und wird zu einer schmerzvollen Erfahrung.

Einige von uns versuchen vielleicht aufrichtig zu verzeihen, andere denken eventuell, sie hätten vergeben, doch der Schmerz und die Wut bleiben.

Manche von uns können mit dem, was sie verzeihen müssen, nicht Schritt halten; die Probleme entstehen so schnell, dass es kaum möglich ist, den Überblick zu behalten. Bevor sie den Schmerz registrieren und sagen können: »Ich verzeihe«, passiert schon wieder etwas Scheußliches.

Dann fühlen sie sich schuldig, weil jemand fragt: »Warum kannst du nicht einfach vergeben und vergessen?« Menschen, die über Suchtkrankheiten wenig wissen, fragen dies oft. Bei vielen von uns ist das Problem nicht das Vergessen. Verzeihen und Vergessen nähren das Leugnen. Wir müssen darüber nachdenken, uns daran erinnern, verstehen und gute Entscheidungen treffen, was wir vergeben, was vergessen werden kann und was nach wie vor ein Problem darstellt. Und einer Person zu vergeben, heißt nicht, dass wir uns weiterhin von ihr verletzen lassen müssen. Ein Alkoholiker braucht keine Vergebung. Er braucht eine Behandlung. Wir müssen dem Alkoholiker nicht vergeben, zumindest nicht zu Beginn. Wir müssen einen Schritt zurücktreten, damit er nicht länger auf uns herumtrampeln kann.

Ich will damit nicht sagen, dass wir eine unversöhnliche Haltung einnehmen sollen. Wir alle brauchen Vergebung. Groll und Wut schaden uns und helfen auch der anderen Person nicht. Zu verzeihen ist wunderbar. Es sorgt für einen Neuanfang, räumt Schuldgefühle aus, bringt Frieden und Harmonie und erkennt unser aller Menschlichkeit an, akzeptiert sie und sagt: »Es ist in Ordnung. Ich liebe dich trotzdem.« Wir müssen freundlich und liebevoll zu uns selbst sein und Nachsicht mit uns üben, bevor wir anderen verzeihen können. Wir müssen darüber nachdenken, wie, warum und wann wir jemandem verzeihen.

Vergebung ist eng mit dem Prozess des Annehmens im Rahmen des Trauerprozesses verbunden. Wir können jemandem sein Handeln nicht verzeihen, wenn wir es nicht voll und ganz akzeptiert haben. Es hat wenig Sinn, einem Alkoholiker zu verzeihen, dass er auf Sauftour gegangen ist, wenn wir nicht akzeptiert haben, dass er die Krankheit namens Alkoholismus hat. Die Art von Vergebung, die wir einem Alkoholiker oft zuteilwerden lassen, um seine Gewissensbisse am »Morgen danach« zu lindern, kann ihm ironischerweise helfen, mit dem Trinken weiterzumachen.

Vergebung erfolgt mit der Zeit – in ihrer eigenen Zeit –, wenn wir danach streben, für uns selbst zu sorgen. Lass nicht zu, dass andere dieses Prinzip gegen dich verwenden und dich dazu drängen, zu vergeben. Die Vergebung sollte auf Grundlage von guten Entscheidungen, einem hohen Selbstwertgefühl und Achtsamkeit erfolgen. Wenn wir für uns selbst sorgen, werden wir uns darüber im Klaren sein, wem wir verzeihen wollen und wann es Zeit ist, dies zu tun.

Und wo wir gerade dabei sind: Vergiss nicht, dir selbst zu vergeben.

Das Froschsyndrom

In Co-Abhängigkeits-Gruppen kursiert folgende Anekdote: »Hast du von der Frau gehört, die einen Frosch geküsst hat? Sie hoffte, er würde sich in einen Prinzen verwandeln. Das tat er nicht. Aber sie verwandelte sich in einen Frosch.«

Viele Co-Abhängige, egal welchen Geschlechts oder welcher sexuellen Vorliebe, küssen gern Frösche. Sie sehen so viel Gutes in ihnen. Manche von uns fühlen sich sogar chronisch von ihnen angezogen, nachdem sie genug von ihnen geküsst haben. Alkoholiker und Menschen mit anderen Suchterkrankungen sind attraktiv. Sie strahlen Kraft, Energie und Charme aus. Sie versprechen dir die Welt. Es spielt keine Rolle, dass sie uns Schmerz und Leid zufügen. Ihre Worte klingen so gut.

Wenn wir uns nicht mit den Merkmalen unserer Co-Abhängigkeit auseinandersetzen, werden wir uns höchstwahrscheinlich weiterhin von Fröschen angezogen fühlen und sie küssen. Und selbst wenn wir uns mit diesen Merkmalen auseinandersetzen, üben die Frösche vielleicht weiterhin eine gewisse Anziehung auf uns aus. Doch wir können lernen, nicht mit ihnen in den Teich zu springen.

Spaß

Spaß geht nicht Hand in Hand mit der Co-Abhängigkeit. Es ist schwierig, Spaß zu haben, wenn wir uns selbst hassen, und es ist schwierig, das Leben zu genießen, wenn kein Geld für Essen da ist, weil der Alkoholiker alles versoffen hat. Es ist fast unmöglich, Spaß zu haben, wenn wir voller unterdrückter Emotionen und Schuldgefühle, krank vor Sorge und völlig verzweifelt sind, wenn wir uns selbst oder jemand anderen streng kontrollieren oder uns Gedanken darüber machen, was andere über uns denken. Die meisten Menschen denken jedoch nicht über uns nach; sie machen sich Sorgen um sich selbst und darum, was wir über sie denken.

Wir Co-Abhängigen müssen lernen, zu spielen und Spaß zu haben. Dafür zu sorgen und es uns zu erlauben, ist ein wichtiger Teil der Selbstsorge. Es hilft uns, gesund zu bleiben und besser zu arbeiten. Es sorgt für ein Gleichgewicht im Leben. Wir verdienen es, Spaß zu haben, es ist ein normaler Teil des Lebens und heißt, sich die Zeit zu nehmen, das Leben zu feiern.

Plane Spaß in deinen Tagesablauf ein. Lerne zu erkennen, wann du spielen musst und was du gerne tust. Wenn nötig, kannst du »lernen, Spaß zu haben« zu einem sofortigen Ziel machen. Beginne, Dinge nur für dich selbst zu tun, einfach weil du sie tun möchtest. Das mag sich zunächst unangenehm anfühlen, doch dieses Gefühl wird sich nach einer Weile legen. Du wirst Spaß daran haben.

Lass los und genieße das Leben. Wir können etwas finden, das wir gerne tun, und uns dann erlauben, es zu genießen. Wir können lernen, uns zu entspannen und nicht nur Freude bei unseren Freizeitaktivitäten zu empfinden, sondern auch bei dem, was wir Tag für Tag tun. Das Märtyrertum kann unsere Fähigkeit, uns gut zu fühlen, noch lange nachdem der Süchtige aus unserem Leben verschwunden ist, beeinträchtigen. Leiden kann zur Gewohnheit werden, doch wir können uns auch angewöhnen, das Leben zu genießen und gut zu uns selbst zu sein. Versuche es.

Grenzen

Co-Abhängige, so heißt es, haben Probleme damit, sich abzugrenzen. Dem stimme ich zu. Die meisten von uns haben keine Grenzen.

Grenzen sagen: »So weit werde ich gehen. Das werde ich für dich tun oder nicht tun. Das werde ich nicht dulden.«

Die meisten von uns haben sich in Beziehungen zunächst abgegrenzt. Sie hatten bestimmte Erwartungen und Vorstellungen davon, was sie dulden oder nicht dulden würden. Doch Drogenabhängige und andere Suchtkranke lachen über Grenzen. Sie loten unsere Grenzen nicht nur aus, sondern übertreten sie völlig schamlos. Jedes Mal, wenn sie dies tun, geben wir nach. Wir verschieben unsere Grenzen und lassen der Krankheit immer mehr Raum, bis wir Dinge tolerieren und tun, die wir nie tolerieren und tun wollten.[3] Später kann sich der Prozess der »erhöhten Toleranz« von Fehlverhalten umkehren. Plötzlich werden wir dann selbst gegenüber den menschlichsten Verhaltensweisen völlig intolerant. Am Anfang entschuldigen wir das Fehlverhalten einer Person; am Ende entschuldigen wir gar nichts mehr.

Oft dulden wir zunächst nicht nur anormale, ungesunde und unangemessene Verhaltensweisen, wir gehen sogar noch einen Schritt weiter: Wir reden uns ein, diese Verhaltensweisen seien normal und wir hätten sie verdient. Wir gewöhnen uns vielleicht so sehr daran, beschimpft und respektlos behandelt zu werden, dass wir nicht einmal merken, wenn es geschieht. Doch tief in unserem Inneren wissen wir es. Unser Selbst weiß es und wird es uns sagen, wenn wir ihm zuhören. Manchmal kann es schwieriger für uns sein, mit subtileren Problemen wie einem trockenen Alkoholiker, der an keinem Genesungsprogramm teilnimmt, zu leben als mit offensichtlicheren Problemen. Wir spüren, dass etwas nicht stimmt. Wir haben das Gefühl, verrückt zu sein, wissen aber nicht, warum, weil wir das Problem nicht benennen können.

Wir brauchen Grenzen. Wir müssen dem, was wir anderen antun und für andere tun, Grenzen setzen. Wir müssen dem, was wir andere uns antun oder für uns tun lassen, Grenzen setzen. Die Menschen, zu denen wir eine Beziehung haben, müssen wissen, dass wir Grenzen haben. Es hilft ihnen und uns. Das heißt nicht, dass wir Tyrannen werden sollen. Ich warne auch vor absoluter Inflexibilität, doch wir können unsere Grenzen erkennen. Wenn wir uns entwickeln und verändern, wollen wir vielleicht auch unsere Grenzen ändern. Hier einige Beispiele von Grenzen, die typisch für genesende Co-Abhängige sind:

- Ich werde es niemandem erlauben, mich physisch oder verbal zu misshandeln.
- Ich werde Lügen weder wissentlich glauben noch sie bekräftigen.
- Ich werde in meinem Zuhause keinen Drogenmissbrauch dulden.
- Ich werde in meinem Zuhause kein kriminelles Verhalten dulden.
- Ich werde andere nicht vor den Folgen ihres Drogenmiss-

brauchs oder anderer unverantwortlicher Verhaltensweisen retten.

- Ich werde nicht den Drogenmissbrauch oder unverantwortliche Verhaltensweisen anderer Menschen finanzieren.
- Ich werde nicht lügen, um dich oder mich vor deiner Sucht zu schützen.
- Wenn du verrücktspielen willst, ist das deine Sache, aber ich lasse nicht zu, dass du es in meiner Gegenwart tust. Entweder du gehst, oder ich werde gehen.
- Du kannst dir den Spaß, den Tag, dein Leben verderben – das ist deine Sache –, aber ich werde nicht zulassen, dass du mir den Spaß, den Tag oder mein Leben verdirbst.

Manchmal ist es nötig, bestimmte Grenzen in einer bestimmten Beziehung zu setzen, wie zum Beispiel: »Ich werde nicht mehr auf Alanas Kinder aufpassen, weil Alana mich ausnutzt.«

Setze Grenzen, aber sorge dafür, dass es *deine* Grenzen sind. Die Dinge, die du leid bist, nicht ausstehen kannst und derentwegen du Drohungen aussprichst, sind vielleicht Hinweise auf einige der Grenzen, die du setzen musst. Sie können auch Hinweise auf etwas sein, was du ändern musst. Vergiss nicht: Mein, was du sagst, und sag, was du meinst.

Andere Menschen werden vielleicht wütend auf uns, wenn wir Grenzen setzen, weil sie uns dann nicht mehr ausnutzen können. Sie werden versuchen, uns Schuldgefühle zu vermitteln, damit wir unsere Grenze wieder aufheben und zum alten System zurückkehren, uns von ihnen ausnutzen oder misshandeln zu lassen. Fühl dich nicht schuldig und lenk nicht ein. Wir können an unseren Grenzen festhalten und sie durchsetzen. Sei konsequent. Wir werden wahrscheinlich in Bezug auf jede Grenze, die wir setzen, mehr als einmal getestet werden. Die Menschen tun das, um zu sehen, ob wir es ernst meinen, besonders wenn es in der Vergangenheit nicht so war. Als Co-Abhängige haben wir viele leere Drohungen von uns gegeben. Wir haben unsere Glaubwürdigkeit verloren und uns dann gewundert, warum andere uns nicht ernst genommen haben. Sag ihnen, wo deine Grenzen liegen – einmal, in aller Ruhe. Achte auf deine Toleranzgrenze, damit das Pendel nicht zu stark zum einen oder anderen Extrem ausschlägt.

Einige Co-Abhängige, vor allem jene, die sich in späteren Phasen einer Beziehung mit einem Suchtkranken befinden, haben vielleicht Schwierigkeiten, Grenzen zu setzen und durchzusetzen. Grenzen zu setzen erfordert Zeit und Überlegung, und sie durchzusetzen sogar noch mehr Energie und Entschlossenheit.

Wir setzen keine Grenzen, um andere zu kontrollieren, sondern um Verantwortung für uns selbst zu übernehmen. Oft müssen wir Grenzen in Bezug auf unsere eigenen Verhaltensweisen setzen und nicht nur auf die anderer. Selbstliebe wie auch die Liebe zu anderen, einschließlich unserer Kinder, erfordert Disziplin. Gibt es irgendwelche Bereiche in unserem Leben, irgendwelche Verhaltensweisen, die wir akzeptieren und mit denen wir uns beschäftigen müssen und die das Setzen von Grenzen nötig machen?

Grenzen zu setzen und durchzusetzen bedeutet *viel* Arbeit, ist jedoch unerlässlich und jedes bisschen Zeit, Energie und Überlegung wert. Letztlich werden wir dadurch mehr Zeit und Energie haben.

Wo liegen unsere Grenzen? Welche Grenzen müssen wir ziehen?

Körperliche Selbstfürsorge

In den aufreibenden Phasen der Co-Abhängigkeit vernachlässigen wir manchmal unsere Gesundheit und Körperpflege. Schau in den Spiegel, und wenn dir das, was du siehst, nicht gefällt, dann ändere es. Wenn du es nicht ändern kannst, dann hör auf, dich selbst zu hassen, und akzeptiere es.

Selbstfürsorge ist wichtig. Bewegung trägt maßgeblich zu einem Gefühl des Wohlbefindens bei. Wenn du krank bist, geh zum Arzt. Wenn du abnehmen musst oder irgendetwas anderes ändern musst, finde heraus, wie du besser und liebevoller für dich sorgen kannst. Je weniger wir uns um unseren Körper kümmern, desto schlechter werden wir uns fühlen.

Wichtig für unseren Körper ist es auch, dass wir uns um unser emotionales Selbst kümmern. Denn wenn wir uns lange genug weigern, für uns selbst zu sorgen, wird er rebellieren und krank werden und uns und die Menschen um uns herum zwingen, uns die nötige Pflege zukommen zu lassen. Es ist leichter, für uns zu sorgen, bevor wir krank werden.

Professionelle Hilfe

Wir müssen uns professionelle Hilfe suchen, wenn:

- wir deprimiert sind und an Selbstmord denken
- wir intervenieren und einen Alkoholiker oder anderen (sucht)kranken Menschen zur Rede stellen wollen
- wir zum Opfer physischen oder sexuellen Missbrauchs geworden sind
- wir selbst jemanden physisch oder sexuell missbraucht haben
- wir Probleme mit Alkohol oder anderen Drogen haben
- wir offenbar nicht in der Lage sind, unsere Probleme allein zu lösen oder uns allein »zu befreien«
- wir glauben, aus irgendeinem anderen Grund von professioneller Hilfe profitieren zu können

Wir müssen uns selbst vertrauen, wenn wir zu Fachleuten gehen, und auf unsere Gefühle achten. Wenn wir uns mit der Institution oder der Person, mit der wir arbeiten, nicht wohlfühlen, wenn wir mit der Richtung, die die Beratung nimmt, nicht einverstanden sind oder wir der Hilfe, die wir erhalten (oder nicht erhalten), in irgendeiner Weise nicht trauen, sollten wir uns an jemand anderen wenden. Vielleicht empfinden wir Widerstand gegen eine Veränderung, das ist normal. Doch möglich ist auch, dass die Person, mit der wir arbeiten, nicht die richtige für uns ist. Nicht alle Fachleute sind in der Lage, mit jedem Menschen gut zu arbeiten.

Wenn du Hilfe suchst und die, die du gefunden hast, dir nicht passend erscheint, dann such andere Hilfe. Du musst wegen niemandem auf deine Fähigkeit zu denken, zu fühlen und gute Entscheidungen zu treffen verzichten – auch nicht wegen eines Doktortitels.

Wir können uns die bestmögliche Hilfe holen.

Vertrauen

Menschen mit Co-Abhängigkeits-Problemen sind sich oft nicht sicher, wem sie vertrauen können und wann. »Heather ist seit zwei Wochen wegen ihrer Alkoholsucht in Behandlung. Sie hat mich 129-mal angelogen. Jetzt ist sie wütend auf mich, weil ich sage, dass ich ihr nicht vertraue. Was soll ich tun?«

Aussagen wie diese höre ich immer wieder. Meine Antwort lautet gewöhnlich: Es gibt einen Unterschied zwischen Vertrauen und Dummheit. Natürlich vertraust du Heather nicht. Hör auf, dich zu zwingen, jemandem zu vertrauen, dem du einfach nicht vertraust.

Den folgenden Satz habe ich in diesem Buch bereits wiederholt und werde es hier noch einmal tun: *Wir können uns selbst vertrauen.* Wir können darauf vertrauen, dass wir gute Entscheidungen in Hinblick darauf treffen werden, wer unser Vertrauen verdient. Viele von uns haben in puncto Vertrauen falsche Entscheidungen getroffen. Es ist nicht klug, darauf zu vertrauen, dass ein Alkoholiker nie wieder trinkt, wenn er wegen seiner Alkoholsucht nicht behandelt wurde. Es ist nicht einmal klug, darauf zu vertrauen, dass ein Alkoholiker nie wieder trinkt, wenn er behandelt *wurde* – es gibt keine Garantien für menschliches Verhalten. Doch wir können darauf vertrauen, dass Menschen sind, wer sie sind. Wir können lernen, sie klar zu sehen.

Finde heraus, ob die Worte einer Person mit ihrem Verhalten übereinstimmen. Entspricht das, was sie sagt, dem, was sie *tut*? Wie eine Frau einmal meinte: »Er sieht richtig gut aus, aber er benimmt sich kein bisschen besser.«

Wenn wir auf uns selbst und die Botschaften, die wir von der Welt erhalten, achten, werden wir wissen, wem wir vertrauen können, wann und warum. Vielleicht stellen wir fest, dass wir schon immer wussten, wem wir vertrauen können, aber einfach nicht auf unsere innere Stimme gehört haben.

Sex

Eine Co-Abhängige erzählt mir, dass ihre Ehe gerade in die Brüche gehe, im selben Atemzug fragt sie, ob es normal sei, sexuelle Probleme zu haben, wenn alles so schlecht läuft.

Ja, es ist normal, sexuelle Probleme zu haben. Viele Menschen haben Probleme mit Sex, auch viele Co-Abhängige. Abhängigkeit und Suchterkrankungen beeinträchtigen jegliche Intimität.[4] Manchmal ist der Verlust des körperlichen Ausdrucks von Liebe der letzte und endgültige Verlust, den wir erleiden – der Schlag, der uns sagt, dass das Problem nicht verschwinden wird, egal, wie lange wir die Augen davor verschließen.

Manchmal hat die drogenabhängige Person das Problem. Sie wird impotent oder verliert das sexuelle Verlangen. Dies kann sowohl vor als auch nach der Genesung der Fall sein. Oft hat jedoch auch die co-abhängige Person sexuelle Probleme. Im Schlafzimmer kann sich eine Vielzahl von Schwierigkeiten ergeben. Wir sind vielleicht nicht in der Lage, zum Orgasmus zu kommen, haben Angst vor Kontrollverlust oder kein Vertrauen in unser Gegenüber. Wir ziehen uns emotional zurück, sind nicht bereit, uns verletzlich zu machen, oder haben kein Verlangen mehr nach unserem Gegeüber. Vielleicht empfinden wir ihm gegenüber sogar Abscheu, oder aber unsere Bedürfnisse werden nicht erfüllt, weil wir nicht darum bitten. Die Beziehung wird wahrscheinlich im Bett nicht viel besser sein, als sie außerhalb des Schlafzimmers ist. Wenn wir in der Küche die Kümmerer sind, werden wir dies wahrscheinlich auch im Schlafzimmer sein. Wenn wir vor dem Sex wütend und verletzt sind, werden wir vermutlich auch danach noch wütend und verletzt sein. Wenn wir nicht in der Beziehung sein wollen, werden wir auch keinen Sex mit dieser Person haben wollen. Die sexuelle Beziehung wird die Gesamtatmosphäre der Beziehung widerspiegeln.

Sexuelle Probleme können sich einschleichen. Eine Weile lang kann Sex die Rettung einer in Schwierigkeiten steckenden Beziehung sein. Er kann eine Möglichkeit darstellen, sich nach einem Streit zu versöhnen. Miteinander zu sprechen scheint die Wogen zu glätten, und körperliche Intimität macht alles besser. Doch wenn ein bestimmter Punkt erreicht ist, glättet Sprechen vielleicht nicht mehr die Wogen. Es vernebelt vielmehr alles, und Sex macht nichts mehr besser, sondern kann sogar alles verschlimmern.

Für manche wird Sex eventuell zu einem rein klinischen Akt, der ihnen ungefähr dieselbe emotionale Befriedigung verschafft wie Zähneputzen. Für andere kann er zu einem Akt der Demütigung und Erniedrigung werden: zu einer weiteren lästigen Pflicht, etwas, was wir tun sollten, aber nicht tun wollen. Er wird zu einem weiteren Bereich, der nicht funktioniert, der uns Schuldgefühle macht und dazu führt, dass wir uns schämen, über den wir uns etwas vorzulügen versuchen und der uns überlegen lässt: *Was stimmt nicht mit mir?*

Ich bin keine Sexualtherapeutin. Ich habe keine Heilmethoden oder technischen Ratschläge zu bieten – nur meinen gesunden Menschenverstand. Ich glaube, Selbstsorge bedeutet, dass wir im Schlafzimmer dieselben Grundsätze walten lassen sollten wie in jedem anderen Bereich unseres Lebens. Zuerst müssen wir aufhören, uns Vorwürfe zu machen und uns selbst zu hassen. Als Nächstes werden wir ehrlich zu uns selbst. Wir hören auf, wegzulaufen, uns zu verstecken und zu leugnen. Wir fragen uns behutsam, was wir fühlen und denken, und vertrauen dann unseren Antworten. Wir hören uns voller Respekt zu. Wir quälen und bestrafen uns nicht. Wir verstehen, dass unser Problem eine normale Reaktion auf das System ist, in dem wir leben. Natürlich haben wir das Problem – es ist Teil des Prozesses. Es wäre anormal, wenn uns nicht das Vertrauen fehlen würde, wir keine anderen negativen Gefühle hätten, wir keine Abscheu empfinden und uns nicht zurückziehen würden.

Nachdem wir die Dinge geklärt haben und ehrlich zu uns selbst geworden sind, ist es Zeit, ehrlich zu unserem Partner/unserer Partnerin zu werden. Wir müssen ihm oder ihr sagen, was wir denken, fühlen und von ihm oder ihr brauchen. Wir können Möglichkeiten erkunden, verhandeln und, wenn angebracht, Kompromisse schließen. Wenn es uns nicht gelingt, unsere Probleme selbst zu lösen, können wir uns professionelle Hilfe holen.

Manche von uns haben vielleicht Trost in Affären gesucht. Wir müssen uns selbst vergeben und herausfinden, was wir tun sollten, um für uns selbst zu sorgen. Praktiziere den vierten und fünften Schritt; sprich mit einem Berater. Versuche zu verstehen, dass es sich bei dem, was du getan hast, um übliche Reaktionen auf die Probleme in deinem Leben handelt.

Einige von uns probieren vielleicht, mithilfe einer Reihe unbefriedigender sexueller Beziehungen vor ihren Problemen davonzulaufen. Dies kommt oft während der Phase des Nichtwahrhabenwollens vor, in der sich Zwangsverhalten einstellt. Wir müssen damit nicht weitermachen. Wir können unsere Probleme auf andere Weise lösen, uns vergeben und damit aufhören, uns wehzutun.

Einige von uns suchen vielleicht nach Liebe und bekommen stattdessen Sex. Sollte dies bei dir der Fall sein, dann ergründe, was du brauchst und wie du deinen Bedürfnissen am besten gerecht werden kannst.

Manche von uns müssen vielleicht damit anfangen, um das zu bitten, was sie brauchen, andere lernen, Nein zu sagen. Wieder andere versuchen eventuell, die Rückkehr der Liebe in eine tote Beziehung zu erzwingen, indem sie sexuelles Vergnügen vortäuschen. Diese Technik funktioniert nicht unbedingt. Sex ist nicht Liebe; Sex ist Sex. Durch ihn entsteht keine Liebe, wenn vorher keine Liebe da war. Sex ist eine Möglichkeit, der bereits vorhandenen Liebe Ausdruck zu verleihen.

Manche von uns haben vielleicht aufgegeben und entschieden, dass Sex nicht so wichtig ist. Ich glaube, dass Sex wichtig ist. Er ist nicht das Wichtigste in meinem Leben, aber ein wichtiger Teil davon.

Sex ist eine mächtige Kraft, eine Quelle der Intimität und des Vergnügens. Wir können für uns selbst sorgen, wenn unser Sexualleben nicht so funktioniert, wie wir es gern hätten. Wir sind für unser sexuelles Verhalten verantwortlich – für unser Vergnügen im Bett oder für sein Fehlen. Wir könnten uns fragen: Was verrät unser Sexleben uns über unsere Beziehung?

20 Beruhige dich selbst

Glück ist nichts Vorgefertigtes.
Es entspringt deinem eigenen Handeln.
Dalai Lama

Es war die Weihnachtswoche des Jahres 1990, und Joey, die Freundin meiner Tochter, brachte unserer Familie ein Geschenk.

Beim Überreichen fiel Joeys Geschenk – eine Schneekugel mit einer Mutter, ihrer kleinen Tochter und ihrem kleinen Sohn darin – zu Boden und zerbrach in tausend Stücke. Es fühlte sich beklemmend, ja, leicht unheilvoll an, wie Missgeschicke es eben tun.

Keiner von uns konnte die Tragödie erahnen, deren Vorbote dieses Missgeschick war. An seinem zwölften Geburtstag kam mein Sohn Shane bei einem Unfall auf den Skihängen von Afton Alps, zehn Minuten von unserem Haus in Minnesota entfernt, ums Leben. Seine Schwester und Joey waren bei ihm. So wie die Schneekugel es getan hatte, zerfiel nun unsere Familie in Stücke.

Unumkehrbar.

Viele von uns mussten erleben, wie ihre Welt zerbrach. Dieses Zerbrechen ist vielleicht nicht immer so unmittelbar spürbar gewesen, wie es beim Tod eines geliebten Menschen der Fall ist, aber die Traumaspuren – die Risse und psychischen Bruchlinien – sind dennoch da.

In *Lead me Home*, einem Netflix-Dokumentarbericht über Obdachlosigkeit an der Westküste der USA, kümmerten sich Menschen, die die Obdachlosen betreuten, um eine Mutter, die mit ihren beiden kleinen Kindern in einem Zeltlager lebte.

»Das ist eine Extremsituation«, meinte einer der Helfer. »Wir müssen dafür sorgen, dass ihr irgendwo unterkommt.«

»Wisst ihr, das ist seltsam«, erwiderte die Frau. »Man gerät schrittweise in eine Extremsituation, die einem dann gar nicht so … *extrem* erscheint.«[1]

Zu einer derartigen Verharmlosung kann es kommen, wenn eine Situation uns völlig überwältigt. Wenn wir zum Beispiel entdecken, dass die Person unserer Träume an Alkoholismus erkrankt ist. Oder wenn wir in eine Familie hineingeboren werden, in der Missbrauch stattfindet oder Alkohol- oder Drogenmissbrauch betrieben wird. Wir registrieren vielleicht nicht bewusst, dass unser Leben traumatisch oder psychisch verheerend ist, wenn wir Tag für Tag mit denselben Verhaltensweisen und Traumata leben. Um damit fertigzuwerden und das Gleichgewicht zu bewahren, internalisieren, normalisieren, leugnen und ignorieren wir das Ganze oft. Wir entwickeln unser eigenes Repertoire an psychischen Tics, selbstverletzenden Verhaltensweisen und anderen Mustern, die uns abhängig machen oder Ausdruck von Selbsthass sind, und wir gelangen zu der Überzeugung, dass wir nicht liebenswert sind, nicht genügen und aus irgendeinem Grund diesen Schlamassel irgendwie verdienen. Derweil blubbern Angst, Unruhe und Traumata unter der Oberfläche vor sich hin, höhlen unser Fundament aus und führen möglicherweise zu Krankheiten – Kopfschmerzen, Bauchschmerzen oder Schlimmerem. Selbst wenn unser Bewusstsein es vergisst beziehungsweise leugnet, »merkt der Körper es sich«, wie Bessel van der Kolk in seinem Bestseller über Traumata erklärt.[2]

Panik/Panikattacken, Angstattacken, Traumata, die posttraumatische Belastungsstörung (PTBS), die komplexe posttraumatische Belastungsstörung (kPTBS), die soziale Angststörung, Phobien, Zwangsstörungen (OCD), Trennungsangst, Bindungsstörungen, Dissoziationen – sie alle sind Ableger und enge Verwandte von Angst und Traumata, die seit 1621, als Robert Burton *Die Anatomie der Melancholie* verfasste, kategorisiert, identifiziert und benannt worden sind.

Laut dem National Institute of Mental Health sind Angststörungen in den USA das derzeit häufigste mentale Gesundheitsproblem (obwohl menschliche Reaktionen auf Angst und Traumata universell sind),[3] doch nur etwa ein Drittel der Betroffenen sucht und findet Lösungen.[4] Furcht, Angst, Panik und Traumata haben sich den Weg in das Herz, den Verstand, die Seele und den Körper der Menschen, in die Kultur und das Bewusstsein gebahnt und sind ein wichtiger Teil von vielen unserer Geschichten geworden.

Ich spreche hier nicht von einer gelegentlichen schlaflosen Nacht, von Alltagssorgen oder dem Grübeln vor großen Entscheidungen. Dieses Kapitel handelt von lähmender Angst und lähmenden Traumata und davon, wie man sich aus ihrem Griff befreien kann.

»Ich wusste nicht, dass ich verwundet war«, sagte ein Leidender. »Ich bin beim Gehen einfach nur gehumpelt.«

»Angst? Ich habe sie, so weit ich zurückdenken kann, hatte sie, noch bevor ich wusste, was es war«, sagte Leah, eine 19-jährige Studienanfängerin. »Sie verkrüppelt. Lähmt.«

Diese kluge, kreative junge Frau, die in eine liebevolle, unterstützende Familie hineingeboren wurde, hat so viel Angst, dass es ihre Familie chronisch unruhig macht, obwohl Leah die Angst so wie viele von uns verbirgt, außer vor den Menschen, denen sie am meisten vertraut.

»Ich glaube, ein Großteil rührt von FOMO [fear of missing out] her, der Angst, etwas zu verpassen. Ich werde getriggert durch Beziehungen, das gesellschaftliche Umfeld und Freunde. Und die sozialen Medien, auch wenn ich sie nicht mehr viel nutze«, erklärte Leah. »Ich gehe zur Therapie, habe es mit Meditieren versucht, und gelegentlich nehme ich Tabletten. Das College, das ich besuche, liegt mitten in der Natur. Dort spazieren zu gehen hilft. Auch Sport hilft ein bisschen.«

Am meisten Erleichterung erfährt Leah, wenn sie sich ganz in ein Kunstprojekt vertiefen kann und ihre Angst in den Hintergrund tritt. Leah liebt es, zu zeichnen.

»Es nervt mich, wenn ich den ganzen Tag lang Seminare habe und voller Angst, deprimiert, hoffnungslos bin, weil ich mich nicht in der Lage fühle, den Tag durchzustehen. Doch wenn ich keine Seminare oder Pläne habe, stört mich die Angst nicht so sehr, weil ich Kunst und Hausaufgaben als Ventil nutze, um die Angst vorübergehend zu mindern.«

Ohne diese positiven Ventile bringt sie nicht viel zustande. »So wie die meisten meiner Kommilitonen und Kommilitoninnen bin ich nicht daran interessiert, zu heiraten und eine Familie zu gründen«, erzählte sie. »Wir versuchen herauszufinden, wie wir die Welt zu einem besseren, sichereren Ort machen können.«

An manchen Tag versinkt sie wie viele Menschen mit Angst- oder Traumafolgestörungen ganz in ihrer Angst – ist gelähmt, erstarrt und wird überwältigt von einem Ansturm angstvoller Gedanken und Gefühle.

»Wenn ich dann mein Handy in die Hand nehme und anfange zu scrollen – mich abzulenken versuche –, wird es schlimmer«, sagte Leah. »Und wenn ich mal einen guten Tag habe, denke ich sofort: *Oh, das wird nicht lange anhalten*. Dann werde ich noch ängstlicher.«

»Angst ist etwas Reales«, erklärte der amerikanische Singer-Songwriter Adam Lambert. »Sie ist eine Bestie.«[5]

Auch Traumata und PTBS sind Bestien, obwohl sie sich anders manifestieren können als ihre Verwandten, die Angst und die Panik.

Geoff, inzwischen Mitte vierzig, beschrieb seine Familie und seine Kindheit als idyllisch.

»Meine Eltern liebten und vergötterten einander und uns.«

Geoff hat zwei ältere Geschwister. »Ich war gerade in die Pubertät gekommen und ziemlich sicher, dass ich schwul war«, sagte Geoff. »Ich hatte begonnen, mit meiner Mutter darüber zu sprechen, als sie krank wurde, man bei ihr eine Fehldiagnose stellte und sie plötzlich an Darmkrebs starb.«

Geoffs Schneekugel zerbrach.

»Ich hatte das Gefühl, die Kontrolle zu verlieren«, sagte Geoff und verlor sie tatsächlich nach und nach (wie so viele von uns, weil Kontrolle eine Illusion ist).

Geoff begann, all seine Energie in Dinge zu stecken, die er kontrollieren konnte. In der Schule in New York wurde er der perfekte Schüler, ein Streber. Am College war er noch nicht alkoholabhängig, weil er all seine Energie darauf verwendete, während der Woche fleißig zu lernen und am Wochenende ausgiebig zu feiern. »Ich war ein Komatrinker, doch bis ich dreißig wurde, war Milch mein Lieblingsdrink zum Abendessen.«

Am 11. September 2001 verlor Geoff Freunde und wurde, wie viele Menschen, von einer Welle des kulturellen Traumas übermannt, die in vielen Psychen Bruchlinien hinterließ. Er meldete sich freiwillig, an den Wochenenden die Arbeiter am Ground Zero zu versorgen, und besuchte Feuerwehrleute und andere im Krankenhaus. Da er nicht schlafen konnte, verschrieb ein Arzt ihm Alprazolam, ein Benzodiazepin, mit dem Panik und Angst behandelt werden, und Zolpidem zum Schlafen. Geoff war damals erst zweiundzwanzig. Er nahm ein Alprazolam und war, soweit er sich zurückerinnern konnte, zum ersten Mal entspannt und ruhig. »Ich konnte mich auf jeweils einen Gedanken konzentrieren«, erzählte Geoff. »Ich hatte die Ruhe weg.«

Er nahm ein Zolpidem und konnte endlich schlafen.

Während der nächsten zehn Jahre behielt er das Komasaufen an den Wochenenden bei und nahm jeden Abend Alprazolam und Zolpidem. Zwei Sommer lang arbeitete er als Praktikant im Büro von Bürgermeister Giuliani (»Etwas, worauf ich stolz war«, so Geoff) und erhielt dann das Angebot, für das Fremdenverkehrsamt des Staates New York zu arbeiten und zu helfen, New York wieder zu einem Reiseziel für Touristen zu machen.

Nach ein paar Jahren war es Zeit für eine Veränderung. Geoff beschloss, nach Los Angeles zu ziehen und Karriere im Unterhaltungsbusiness zu machen. Doch am Abend der ersten großen Premiere eines Films, an dem er mitgearbeitet hatte, erhielt er einen dringenden Anruf. Sein Bruder Frankie war stark blutend auf dem Fußboden seiner Wohnung gefunden worden. Er hatte sich mit fünf Messerstichen selbst verletzt.

»Er ist mein Bruder, und ich liebe ihn«, sagte Geoff. »Ich flog an die Ostküste, brachte ihn ins Krankenhaus und sorgte dafür, dass es ihm gut ging. Nachdem Mom gestorben war, fing Frank an, viel zu essen. Als er begann, sich selbst zu verletzen, brachte er 181 Kilogramm auf die Waage und sagte sich, dass er nur glücklich sein könne, wenn er das Gewicht wieder verlor. Rückblickend weiß ich, dass er auch Alkoholiker war. Und meine Schwester auch – obwohl unsere Eltern es nicht waren. Sie waren ganz normal, alte Schule, wenn es ums Trinken ging. Gelegentlich tranken Mom und Dad einen Cocktail oder ein Glas Wein, während wir uns alle die Nachrichten mit Dan Rather ansahen. Bei besonderen Gelegenheiten wie ihrem Hochzeitstag gingen sie aus und kamen ein bisschen beschwipst nach Hause. Das war alles! Doch seit Moms Tod waren meine beiden älteren Geschwister zu starken Alkoholikern geworden.«

Frankie fing gleich nach seiner Entlassung aus dem Krankenhaus wieder mit dem Trinken an. Und Geoff war auf dem besten Weg, ebenfalls Alkoholiker zu werden.

Etwa um diese Zeit ernannte Geoffs Dad, der sich Sorgen um die psychische Gesundheit seiner beiden älteren Kinder machte, Geoff zu seinem Vorsorgebevollmächtigten. Während seine Geschwister sich weiterhin sinnlos betranken, kehrte Geoff nach Los Angeles und zu seiner Gewohnheit zurück, sich am Wochenende volllaufen zu lassen und abends Alprazolam und Zolpidem zu nehmen.

Im Jahr 2010 wurde bei Geoffs Vater Lungenkrebs im Endstadium diagnostiziert. Als dessen Vorsorgebevollmächtigter war es an Geoff, es ihm zu sagen. Geoff hörte auf zu trinken und flog an die Ostküste, um sich um seinen Vater zu kümmern. »Ich hatte ihn eine ganze Weile nicht besucht«, sagte Geoff. »Er war so glücklich, freute sich sehr, mich zu sehen. Er wusste nicht, warum ich da war, hatte überhaupt keine Ahnung … bis ich es ihm sagte.«

Seinem Vater blieb nicht mehr viel Zeit, doch er wünschte sich ein letztes Weihnachtsfest mit seinen Kindern. »Es war sein Lieblingsfest und das unserer Familie«, erzählte Geoff. »Wir feierten es ganz traditionell, so wie wir es immer getan hatten. Zwei Tage nach Weihnachten fuhren wir alle zusammen in die Stadt zu einem Musical und einem fantastischen Abendessen – eine unserer Lieblings-Feiertagstraditionen. Auf dem Nachhauseweg bemerkte ich, dass mein Dad seine Entscheidung traf: Er war jetzt bereit zu gehen.«

Drei Wochen später starb Geoffs Vater.

Nach der Beerdigung blieb Geoff und räumte, von Erinnerungen überwältigt, das Haus seines Vaters leer. Als er wieder abreiste, nahm er die restlichen Medikamente mit, die man seinem Vater im Hospiz verabreicht hatte (außer den Fentanylpflastern). »Gott sei Dank habe ich nie Opiate genommen«, sagte er. Im darauffolgenden Frühjahr, 2011, trank Geoff zwei Monate lang bis zum Umfallen. Zum ersten Mal erkannte er das Ausmaß seines Problems und ließ sich wegen eines Nervenzusammenbruchs ins Krankenhaus einweisen. Das Krankenhauspersonal, das sich vergewissert hatte, dass er sich nicht selbst verletzte, ließ ihn ausruhen – und verschrieb ihm dann noch mehr Alprazolam und Schlaftabletten, um seine Angst und Trauer zu behandeln.

Nach seiner Entlassung nahm Geoff seine alten Gewohnheiten wieder auf. Schon bald trank er täglich eine 1,75-Liter-Flasche Wodka. Er trank, um die verschriebenen Tagesdosen an Medikamenten herunterzuspülen, zu denen nun gehörten: Alprazolam,

Clonazepam (ein weiteres Benzodiazepin gegen Angststörungen), Lorazepam (noch ein Benzodiazepin gegen Angststörungen), Zolpidem (ein Schlafmittel) und Eszopiclon (auch ein Schlafmittel). Am Ende eines achtwöchigen Exzesses wurde Geoff bei einer Veranstaltung schlagartig klar: *Ich habe genug Alkohol und Beruhigungsmittel geschluckt, um ein Pferd umzubringen oder zumindest ruhigzustellen, und ich stehe immer noch aufrecht – und habe immer noch Angst. Was immer ich da tue, es funktioniert nicht.*

Es war das Jahr 2015, vier Jahre nachdem er wegen eines Nervenzusammenbruchs ins Krankenhaus gegangen und mit weiteren Beruhigungsmitteln nach Hause geschickt worden war. Da er sich nicht sicher war, was er tun sollte, aber wusste, dass etwas geschehen musste, bat er seinen Bruder um Hilfe.

Frankie versuchte nach wie vor abzunehmen. »Er war und ist ein totaler Narzisst«, sagte Geoff. »Wir hatten uns nie nahegestanden. Er war wütend auf mich, weil ich durchtrainiert bin und er nicht. Und weil ich mich geoutet hatte und er nicht.« Doch sein Bruder hatte eine große Leistung vollbracht: Er hatte im Jahr zuvor mit dem Trinken aufgehört. Geoff erklärte ihm, so gut er konnte, was er durchmachte, und am Jahrestag des 11. September kam Frankie nach L. A., um seinem Bruder zu helfen.

Manchmal können traumatische Ereignisse eine unerwartete Wirkung haben und der Auslöser für eine Heilung sein. Dieses Mal passierte Folgendes.

Frankie brachte Geoff wieder in das Krankenhaus, das ihm 2011 nicht weitergeholfen hatte, denn es war aufgrund seiner vielen Ressourcen eines der besten Krankenhäuser in L. A. Die Brüder warteten, während die Ärzte noch einmal Geoffs Fall und die Medikamente, die er nahm, begutachteten, um schließlich weitere Beruhigungs- und Schlafmittel vorzuschlagen.

»Mein Bruder war vor vier Jahren hier, und die Mittel, die Sie ihm damals verschrieben haben, haben ihm nicht geholfen«, sagte Frankie. »Wenn Sie jetzt keine Maßnahmen ergreifen, die ihm helfen und von denen er wirklich profitiert, *Werde! Ich! Sie! Verklagen!*«

»Ich liebe meinen Bruder, aber er war nie ein großer Bruder, ein Beschützer, gewesen«, sagte Geoff. »Bis zu diesem Moment. Ich hatte es nicht einmal erlebt, dass er für sich selbst eingestanden war.«

Sie verließen das Krankenhaus und fanden ein Behandlungszentrum in Pasadena. Nach acht Tagen Entzug und achtundzwanzig Tagen stationärer Behandlung hörte Geoff auf zu trinken und Pillen zu schlucken. Abgesehen davon, dass er Zeit in der Natur verbringt, spazieren geht und Sport treibt, nutzt Geoff nun die zwölf Schritte, eine Gesprächstherapie und die Meditationsapp Calm, um seine Angst und seine Traumasymptome zu lindern. Er trinkt inzwischen seit sieben Jahren keinen Alkohol mehr, lebt sein Leben, kann mit seiner Angst umgehen und setzt sich mit seiner Co-Abhängigkeit auseinander.

»Die Sache mit meinem Bruder und die anschließende Behandlung haben mir wirklich das Herz geöffnet«, sagte Geoff. »Meine Beziehung zu Frankie verbesserte sich. Wir fingen an, über wichtige Dinge zu reden.« Die beiden hatten so viel Vertrauen aufgebaut, dass Frankie sich ihm gegenüber outete.

Geoff befasst sich auch mit der Co-Abhängigkeit von seiner Schwester, die sich nun ebenfalls endlich in Behandlung begeben hat, und setzt ihr Grenzen. »Ich kann sie nun loslassen«, sagte Geoff. »Egal, was passiert, ich habe mein Bestes getan.«

Er lernt, dass er nichts kontrollieren kann außer sich selbst und seine Reaktionen auf das Leben. »Wenn ich an einem Tag zwei Menschen anbrülle, liegt das nicht an ihnen«, erklärte er. »Es liegt an mir. Öffne dich den Menschen. Wenn du Hilfe brauchst, bitte darum. Die Menschen werden sich ebenfalls öffnen, und sie werden dir helfen, wenn sie können. Mein Herz ist offen. Ich habe jetzt Mitgefühl mit anderen und mir selbst. Und ich lerne, Grenzen zu setzen.«

Sein Weg und seine Erfahrungen haben ihm geholfen, sein Leben besser zu gestalten. Er weiß, dass es Teil seiner Zukunft sein wird, sich um sein Trauma, seine Angst, seine Alkoholsucht und seine Co-Abhängigkeit zu kümmern, doch das stört ihn nicht. »Ich mag mich jetzt, und ich mag die Menschen, denen ich in der Therapie und im Leben begegne. Sie bereichern mein Leben und helfen mir, es zu ändern.«

Geoff ist auch zu einer neuen Wertschätzung seiner Vergangenheit gelangt. »Ich sehe, welch eine gesegnete und ziemlich ungewöhnliche Kindheit ich dank so liebevoller, großartiger Eltern hatte. Dass ich sehr geliebt wurde. Viele Menschen, denen ich begegne, haben eine grauenvolle, traumatische Kindheit hinter sich. In mancher Hinsicht waren der Verlust von Mom und später von Dad aufgrund dieser idyllischen Kindheit umso verheerender. Doch der Segen waren all die Geschenke, die sie mir machten: der feste Glauben an mich selbst, der Glauben, dass ich liebenswert bin, die große Bedeutung von Freundlichkeit und von Werten, nach denen man leben sollte. Ich sehe, welche Seltenheit das ist. Meine Eltern zu haben war ein sehr großes Geschenk, auch wenn es mir das Herz zerriss, als ich sie verlor.«

Die 52-jährige Isabella (Izzy) ist seit zweiundzwanzig Jahren verheiratet. Sie und ihr Mann haben zwei Töchter, die beide das College besuchen. Izzys Co-Abhängigkeit betrifft die Beziehung zu ihrer Tochter Leah, die, wie zuvor beschrieben, unter extremer Angst leidet. Außerdem erlitt Izzy vor sieben Jahren ein Trauma, als bei ihr Brustkrebs diagnostiziert wurde. Ihre Krankheit kann durchaus auch der Auslöser für Leahs Angst gewesen sein. »Meine ältere Tochter reagiert auf dramatische Art und Weise, kommt dann darüber hinweg und lebt ihr Leben weiter«, sagte Izzy. »Leah frisst alles in sich hinein. Man weiß nie, was bei ihr los ist.«

Als Izzy ihre Diagnose bekam, stand sie Todesängste aus. »Ich hatte wahnsinnige Angst. Ich erfuhr, dass ich eine beidseitige

Mastektomie, eine Chemotherapie, eine Strahlentherapie und dann eine Wiederherstellungsoperation würde durchstehen müssen«, erzählte sie. »Ich habe etliche Freundinnen, die Brustkrebsüberlebende sind, viele von ihnen hatten die Diagnose vor mir bekommen. Zu sehen, dass es ihnen gut ging und dass sie ihr Leben lebten, machte mir Mut, dass auch bei mir alles gut werden würde.«

Izzy stellte alle möglichen Recherchen an, was sie tun könnte, um diese Zeit zu überstehen. »Als Erstes stieg ich auf eine pflanzenbasierte Ernährung um. Dann begann ich, täglich zu meditieren, jeden Morgen dreieinhalb bis fünf Kilometer zu walken, regeneratives Yoga zu machen und wöchentlich zur Akupunktur zu gehen. All das half.« Sich ihrer selbst bewusst zu sein und gut für sich zu sorgen hilft ihr auch bei ihrer Co-Abhängigkeit von Leah.

Izzy arbeitet als Managerin des Unternehmens, dessen Teilhaber sie und ihr Mann sind. »Die Pandemie hat mir keine Angst gemacht«, sagte sie. »Die Wiedereröffnung mit zu wenig Personal – und all die Verrückten, mit denen ich es bei der Arbeit zu tun habe – hingegen schon.«

Eine nun gesunde, lebendige Izzy bemerkte: »Ich sage mir immer wieder, dass alles gut gehen wird und dass ich nur über die Gegenwart und nicht über die Zukunft nachdenken muss. Und das Meditieren hilft nach wie vor!«

Ob wir in ein Trauma hineingeboren werden oder uns später im Leben ein Trauma oder eine Angststörung ereilt (oder beides) – ob wir als Kinder oder aber erst später in idyllischen Verhältnissen leben, die dann irgendwann zerbrechen –, der gemeinsame Nenner ist ein Kontrollverlust. Wir können eine Situation, die uns bereits Schaden zugefügt hat oder droht, dies zu tun, nicht kontrollieren. Wir sind überfordert, oft festgefahren, fühlen uns von Kräften beherrscht, die wir nicht kontrollieren können, und wissen nicht, wie wir uns befreien sollen.

Trauer ist nicht gleich Trauma und auch nicht gleichbedeutend mit Co-Abhängigkeit. Doch Traumata und Trauer können Co-Abhängigkeit, andere Abhängigkeiten und eine Vielzahl von Dysfunktionen auslösen oder verschlimmern. Trauer, die mit Traumata, Angst und PTBS einhergeht, kann ein emotionales, geistiges und manchmal physisches Durcheinander erzeugen. Egal, wer oder was dazu beigetragen hat oder beiträgt, es ist ausnahmslos *unsere Aufgabe und Verantwortung*, dieses Durcheinander auf unserem Weg zum Wohlbefinden zu beseitigen.

»Ich habe gelernt, dass mein Leben eine Reise durch zunehmend herausfordernde Ereignisse ist, denen ich mich stellen muss«, sagte Joseph Teralis Arison. Der 1952 geborene Teralis hat einen einzigartigen Background in östlicher Philosophie, Yoga und Metaphysik. 1982 erwarb er eine Lizenz als Akupunkteur sowie als Körper- und Massagetherapeut und verbindet nun, nach jahrelangem Studium im Ausland, Kunst und Praxis des mystischen Heilens.

Obwohl sie sich nie persönlich kennengelernt haben, war Paramahansa Yogananda, so Teralis, sein erster Guru und derjenige, der ihn dazu brachte, seinem spirituellen Weg zu folgen.

»Er begann, mir in meinen Träumen zu erscheinen«, erzählte Teralis. »Bei jeder Begegnung im Traum beruhigte er mich zuerst und sagte mir dann – wobei er auf einen unbestimmten, aber einladenden Ort deutete –, dass ich diesen oft besuchen müsse, um die Richtung, die Heilung und den Trost zu finden, die ich so dringend brauchte und mein Leben lang brauchen würde.«

Nach wiederholten Träumen, in denen Yogi Paramahansa dieselbe Botschaft verkündete, ging Teralis ein Licht auf. »Ich erkannte, dass es nicht darum ging, einen physischen Ort aufzusuchen«, erklärte Teralis. »Er sprach über regelmäßige Besuche dieses heiligen Ortes *in meinem Inneren*, um mich neu auszurichten, zu heilen und Orientierung zu finden.«

Der Yogi sagte ihm, er solle meditieren.

So wie Alprazolam kann Meditieren helfen, uns ruhig zu fühlen, uns nicht aus der Fassung bringen zu lassen und uns jeweils auf einen Gedanken konzentrieren zu können. Im Unterschied zu Alprazolam gibt es jedoch keine unerwünschten oder zunehmend negativen Nebenwirkungen. Wenn es ein Geschenk gäbe, das ich jedem Kind, jedem inhaftierten Erwachsenen, jedem Veteranen, jedem Menschen geben könnte, wäre es das Geschenk, meditieren und diesen Ort besuchen zu lernen. Stell dir vor, du würdest in einer Welt nur mit ruhigen, friedliebenden, unbeirrbaren Menschen leben.

Es gibt viele unterschiedliche Meditationstechniken. Ich spreche hier nicht davon, täglich einen Meditationstext zu lesen, obwohl das helfen kann, uns zu erden und zu beruhigen. Ich schlage eine ernsthafte, engagierte Meditationspraxis vor, die unseren Geist, unseren Körper, unsere Seele und unsere Emotionen täglich neu ausrichtet, eine Praxis, die uns stabilisiert und unsere inneren Uhren neu einstellt, vor allem die Uhren derer, die Opfer von Panik, Angst, Traumata oder PTBS sind.

Allein durch Denken können wir nicht aus Panik, Traumata, PTBS und extremen Angstattacken herausfinden. Wir können uns nicht aus diesen Zuständen befreien, indem wir uns kritisieren, quälen oder schikanieren. Doch das Meditieren macht es möglich. Es gibt viele Arten zu meditieren und viele Apps und Bücher, die uns anleiten. Geoff meditierte zunächst eine Minute pro Tag (mithilfe einer App), ging dann zu zwei Minuten über, schließlich zu drei Minuten und so weiter. Es gibt auch viele gute YouTube-Meditationsvideos.

Einige Gurus und Lehrer der östlichen Meditation schlagen vor, den Blick fest auf eine Blume oder eine schöne Landschaft zu richten, bis wir einen erhöhten Bewusstseinszustand erlangt haben und ruhig geworden sind. Leider bin ich dafür zu stark traumatisiert. In die Natur einzutauchen hilft mir zwar, ruhig zu bleiben, doch wenn ich mich in einem Zustand intensiver Angst befinde, nervt es mich, eine Rose zu betrachten und darauf zu warten, ruhig zu werden.

Erst als ich Kurse in Transzendentaler Meditation (TM) besuchte, entdeckte ich eine Meditationstechnik, die mein Trauma bezwang und mich an diesen heiligen Ort brachte. Jedes Mal. Die TM arbeitet mit Mantren. Mir gab man eins auf Aramäisch, das für meinen unruhigen Geist keinen Sinn ergibt. Dieses Mantra in Gedanken immer wieder aufzusagen, während ich mich in einer Meditationspose befinde, ermöglicht es mir aber, mich zu entspannen und neu einzustellen. Ich begann, zweimal täglich zwanzig Minuten lang zu meditieren, und es dauerte nicht lange, bis ich wusste, wann die zwanzig Minuten vorbei waren, da ich spüren konnte – ja, *wusste* –, dass ich mich neu eingestellt und neu orientiert hatte.

Meditieren hat meine PTBS-Symptome verringert. Meditieren irritiert mich nicht und fördert ein beständiges Gefühl der Ruhe, das es mir ermöglicht, mich durch nichts beirren zu lassen. Falls ich trotzdem nervös werde, bringt eine Meditationssitzung mich nach Hause – in meinen Körper und zu meiner Seele.

Was für mich funktioniert, muss nicht für dich funktionieren. Der Punkt ist: Wir können alle eine Meditationstechnik finden, die für uns funktioniert. Angst und Traumata entfremden uns von unserem Körper. Meditieren bringt uns zurück nach Hause – zu unserem höchsten Selbst.

Angst, Traumata und PTBS sind kontraintuitiv. Manchmal brüllen sie uns an (oder empfehlen uns dringend), wir sollten etwas tun, einfach irgendetwas – selbst wenn es falsch ist –, um den Druck zu verringern. Oft handeln wir dann impulsiv und richten nur noch mehr Unheil in unserem Leben an.

Im Folgenden stelle ich einige Ideen und Tools vor, die keine schädlichen negativen Folgen (und keine weiteren Traumata) nach sich ziehen. Befasse dich mit den Ideen, erforsche sie und spiele mit denjenigen, die dir zusagen. Finde heraus, was dich beruhigt, tröstet und dir hilft, an diesen heiligen Ort zurückzukehren und dort zu bleiben, egal, was um dich herum geschieht. Glücklicherweise ähnelt die hilfreichste Methode bei Traumata, Angststörungen und PTBS der Methode zur Behandlung co-abhängiger Verhaltensweisen: extreme Dosen der Selbstliebe, die täglich und bei Bedarf verabreicht werden.

1. *Gewöhne dich daran, »Ich weiß nicht« zu sagen.* Mit Ungewissheit zu leben, kann Druck und Anspannung erzeugen – wenn wir dies zulassen. Das Gleiche gilt, wenn wir in einer Abwehrhaltung leben. Persönliche Macht erwächst in hohem Maße daraus, dass wir Unsicherheit akzeptieren. Wir können nicht alles *wissen* – nicht wirklich. Wir haben vielleicht hin und wieder Ahnungen, aber wir werden wissen, wenn wir es wissen, oder? Uns zu erlauben, mit Ungewissheit zu leben, hat den Vorteil, dass das Leben dann oft magischer und spontaner wird, weil wir nicht versuchen, alles zu kontrollieren, damit es mit dem übereinstimmt, wie es unserer Meinung nach sein sollte. Wir werden offener für die täglichen kleinen Wunder. Uns an das Nichtwissen zu gewöhnen, hilft uns, das Leben zu entdecken, ihm zu vertrauen und daran zu glauben.
2. *Mach langsamer; überspring keine Schritte.* Wird Angst nicht unterbrochen, kann sie uns dazu veranlassen, verfrühte, überstürzte Schritte zu unternehmen. Wenn wir überfordert sind, versuchen wir vielleicht, alles auf einmal zu tun, und fühlen uns danach wie gelähmt. Oder wir versuchen, durch die Angst »hindurchzugehen«, und zwingen uns dazu, die Ziellinie zu erreichen, obwohl wir das, was wir tun, nicht gut machen, weil wir nicht von einem Ort der Ruhe aus handeln. Erzwungenes Handeln hat meist zur Folge, dass etwas zerbricht – oft in uns. Wenn du vor Angst zitterst, dann be-

handle zuerst die Angst. Mach dann den nächsten Schritt. So funktioniert es besser.

3. *Lerne innezuhalten, bevor du sprichst, handelst oder eine Entscheidung triffst.* Reflexartige Reaktionen und Erwiderungen funktionieren normalerweise nicht. Sie erzeugen mehr Anspannung und mehr Trauma und Drama. Traumata sind nicht die Quelle unserer besten Reaktionen und Erwiderungen. Strebe danach, von einem Ort der Ruhe aus zu sprechen und zu handeln.
4. *Meine Ja, wenn du Ja sagst, und Nein, wenn du Nein sagst.* Dies zu tun verringert unsere Angst und vereinfacht das Leben. Es verleiht uns Kraft und verbindet uns mit unserem höchsten Selbst. Als Teralis ein Kind war, schlug seine Mutter ihn – oft ins Gesicht. Als sie eines Tages die Hand ausstreckte, um es wieder zu tun, wehrte er ihren Angriff ab. »Hör auf damit«, sagte er. »Ich mag das nicht.« Sie schlug ihn nie wieder. Keine Grenzen zu haben, erzeugt mehr Stress und Angst. Klare Grenzen helfen. Achte auf dich selbst – darauf, was du magst und nicht magst. Auf diese Weise findest du heraus, was wirklich zählt, wohin du dich entwickelst und wie du dein Leben gestalten möchtest.
5. *Triff zielgerechte Entscheidungen.* Triff Entscheidungen, die in der Zukunft nicht noch mehr Probleme – und mehr Angst und Stress – erzeugen. Achte auf Warnhinweise. Wenn wir etwas tun, das uns schaden könnte oder schaden wird, wir aber nicht damit aufhören können, sollten wir um Hilfe bitten und Schadensreduzierung betreiben, bis wir in der Lage sind, das Verhalten abzulegen.
6. *Versuch nicht mehr als nötig, etwas zu leugnen.* Leugnen erzeugt Angst, auch wenn es vorübergehend Erleichterung bringen kann. Wenn ich weiß, dass ich vor etwas davonlaufe, versuche ich, das Tempo zu drosseln und mich dann bewusst

dafür zu öffnen, die Wahrheit zu sehen und mich ihr zu stellen.

7. *Erde dich in deinem Körper und deinem Leben.* Bei Traumata, Panik und Angst dreht sich oft alles um hektische Kampf-oder-Flucht-Versuche, die uns triggern, unserem Körper, unserem Leben und unseren Gefühlen zu entkommen. Wenn wir nicht entkommen können, greifen wir zur Taktik der Dissoziation. Getrennt von unserer Seele, unseren Emotionen, unserem Körper – unserer Innenwelt – zu leben, hat ein unausgeglichenes Leben, sprunghaftes Verhalten und potenzielles künftiges Drama zur Folge. Wir können die Orientierung verlieren. Einfache erdende Verhaltensweisen sind zum Beispiel die Bauchatmung und die von der East-Central-Minnesota-Adult-Mental-Health- Initiative empfohlene 333-Regel bei Angst: (1) Nenne drei Dinge, die du sehen kannst, (2) nenne drei Dinge, die du hören kannst, und (3) bewege drei Körperteile, bis du sie spüren kannst (Hand, Arm, Fuß, Bein – egal, welcher Körperteil). Wir sind in jedem Moment genau dort, wo wir sein müssen. Wir verpassen nichts.
8. *Spür deine Gefühle.* »Ich rannte vor meinen Gefühlen davon, als seien sie ein großes, geiferndes Monster, von dem ich gejagt wurde«, erzählte mir einmal eine Frau. Unsere Gefühle sind keine Monster. Und wir können nicht vor ihnen davonlaufen, sie sind in uns, sind ein Teil von uns, bis wir sie spüren. Nachdem wir einen tiefen Verlust oder ein Trauma erlitten haben, glauben wir vielleicht, dass uns jeder zusätzliche Schmerz oder Verlust völlig zugrunde richten wird. Vielleicht haben wir aber auch das Gefühl, unbezwingbar zu sein, wenn es um emotionalen Schmerz geht, und uns »kleine Dinge« nicht eingestehen zu müssen. Keine dieser beiden Haltungen ist hilfreich. Der Mittelweg ist der, unsere Gefühle zur Kenntnis zu nehmen und zu akzeptieren, es bedarf keiner großen Inszenierung. Wenn nötig, können wir uns selbst

trösten. Sobald wir ruhig sind, werden wir wissen, ob wir etwas tun müssen und was das sein sollte (aber denk daran: Nicht alle Emotionen erfordern ein Follow-up). Wir brauchen keine Angst vor unseren Gefühlen zu haben. Dieser Reflex kann eine Reaktion auf die Überlebensstrategie sein, die wir uns in unserer Kindheit angeeignet haben: *Fühle nicht.* Wir müssen nur eins tun: Unsere Gefühle anerkennen und uns erlauben, sie zu fühlen.

9. *Unterstütze dich mit hilfreichen, freundlichen Selbstgesprächen.* Die Stimme in unserem Kopf, die sich meldet, während wir unseren Alltag bestreiten, ist oft die Stimme der kritischsten, negativsten, die schlechtesten Urteile fällenden, gemeinsten und am heftigsten schimpfenden Person, mit der wir es in unseren prägenden Jahren zu tun hatten. Werde dir deiner Selbstgespräche bewusst, sprich liebevoll und freundlich mit dir, während du dich selbst in die Pflicht nimmst. Gelegentlich liebevoll »du Arme/Armer« zu sagen, um dich selbst zu trösten, kann auch nicht schaden.
10. *Lerne, nicht immer sofort zu handeln, es sei denn, es geht um einen echten Notfall.* Ein Kennzeichen der Angst ist es, etwas *jetzt* wissen zu wollen, zu wollen, dass etwas *jetzt* getan wird, etwas *jetzt* vorbei ist – was auch immer es sein mag, was wir unserer Ansicht nach tun sollten. Manchmal geht es darum, eine Beziehung zu knüpfen, manchmal darum, eine Beziehung zu beenden. Hab es nicht so eilig damit. Das plötzliche, abrupte Ende einer Beziehung – einer Freundschaft, einer Liebesbeziehung oder einer anderweitig von Liebe geprägten Beziehung – oder das Hinwerfen eines Jobs kann ein Trauma erzeugen. (Die Ausnahme: Wenn du missbraucht wirst, musst du schnell handeln, doch es ist wichtig, dies schnell *und ruhig* zu tun.)
11. *Hör auf, dich zu produzieren.* Ich spreche hier über die sozialen Medien. Wenn wir wissen, dass wir beobachtet wer-

den, verhalten wir uns anders. Streb stattdessen nach Ruhe und persönlicher Integrität. Sei du selbst.

12. *Bau dir ein Leben in der realen Welt auf – dieses kann viel lohnender sein als ein Leben im Äther.* Freunde dich mit jemandem im »echten Leben« an, nicht online. Geh nach draußen – um einen Spaziergang zu machen, zu laufen oder manchmal auch einfach nur dazusitzen und zu beobachten. Die Natur kann Wunder wirken, wenn es darum geht, ein angeschlagenes Nervensystem zu beruhigen und zu heilen. Es macht einen spürbaren Unterschied, ob wir auf einen Bildschirmschoner schauen und eine prachtvolle Landschaft sehen oder tatsächlich in der Natur sind. Tank so viel frische Luft und Sonne, wie du kannst. Wenn möglich, besorg dir eine Zimmerpflanze und leg dir ein Haustier zu. Menschen mit PTBS profitieren enorm von Assistenztieren. Beobachte, wie Lebewesen in der realen Welt leben und reagieren, und lass dich auf sie ein. Beobachte, wie sich das Leben fortwährend ändert, normalerweise langsam und schrittweise. Telefone und Computer sind Tools, und wir sollten unser Leben nicht von ihnen bestimmen lassen.
13. *Beweg dich so viel wie möglich.* Sport treiben funktioniert. Es hilft, aufgestaute Energie loszuwerden; baut Stress ab. Es ist etwas, worauf wir uns vielleicht abhängig von unserem Alter, unserer Gesundheit und unserem körperlichen Zustand einlassen müssen. Aber wir brauchen uns dabei nicht zu quälen. Wähle etwas, das dir Spaß macht. Geh spazieren (am besten draußen, aber ein Laufband kann auch funktionieren). Krafttraining, Kardiotraining, Yoga (Hot Yoga und normales Yoga) – es gibt eine große Auswahl an körperlichen Aktivitäten. Mein Lieblingstraining, das ich täglich absolviere, sind die fünf Tibeter, fünf Yogaübungen in einer bestimmten Reihenfolge, die zu Beginn ein- bis dreimal und später bis zu 21-mal im eigenen Tempo wiederholt werden.

Die meisten meiner Freunde sind Spaziergänger, einige fahren Fahrrad. Meine Nachbarin, die Anfang sechzig ist und seit über dreißig Jahren mit multipler Sklerose lebt, vermietet über Airbnb, geht spazieren, fährt Fahrrad, taucht, kocht, bastelt und führt viele Reparaturen selbst durch. Sie inspiriert mich dazu, mich zu bewegen. Vor Kurzem hat sie sich den Fußknöchel gebrochen, musste zweimal operiert werden und war einen Monat lang ans Bett in ihrer Garagenwohnung gefesselt. »Ich muss dankbar sein«, sagte sie. »Wenigstens können sie dafür sorgen, dass alles wieder in Ordnung kommt!«

14. *Mach oft sauber.* Wir müssen sowohl unser Wohnumfeld als auch unser emotionales Inneres sauber halten. Zu viel Kram behindert uns, egal, ob es sich um angestaubtes Zeug handelt, das wir aussortieren müssen, oder um Groll-, Wut- oder Unversöhnlichkeitsgefühle, an denen wir festhalten.
15. *Sorg dafür, dass du dich so sicher wie möglich fühlst.* Wenn Traumata, Angst, PTBS und Stress das Gehirn kapern – und der Kampf-oder-Flucht-Mechanismus wie eine Sirene heult, die nur wir selbst hören können –, kann es sehr schwierig sein, zu unterscheiden, ob die Bedrohung real oder eine Reaktion auf Vergangenes ist. Als Kinder waren wir vielleicht gezwungen, mit gefährlichen Menschen zusammenzuleben. Als Erwachsene sind wir ihnen vielleicht zu Hause oder am Arbeitsplatz begegnet. Wir müssen nicht auf alle Mikroexpressionen der Menschen um uns herum reagieren, das ist für niemanden hilfreich. Wen hast du gerne um dich? (Und vergiss nicht: Die Tatsache, dass wir jemanden oder etwas mögen, bedeutet nicht, dass sie gut für uns sind.) Wer ist ungefährlich? Wen willst du hineinlassen? Das musst du jetzt entscheiden.
16. *Sei bewusst hilfsbereit.* Sei hilfsbereit, wenn du es sein möchtest und es sich richtig anfühlt. Nutze deine Intuition, folge

deiner Seele. Hilfsbereitschaft, Liebe und Freundlichkeit haben nichts mit Co-Abhängigkeit zu tun. Sie tun anderen gut und helfen, unsere Seele zu heilen.

17. *Sei flexibel und bereit, so oft wie nötig von vorn zu beginnen.* GOGI, Getting Out by Going in (rauskommen durch hineingehen), bezieht sich darauf, aus jedwedem Gefängnis, in dem wir uns befinden, rauszukommen, indem wir hineingehen. Das gemeinnützige Unternehmen GOGI wurde von Coach Mara Leigh Taylor gegründet, um Inhaftierten zu helfen, unabhängig von ihrer Umgebung oder ihrer Situation ein Gefühl innerer Freiheit zu erzeugen. Zu den Tools, die sie und die Inhaftierten entwickelten, gehören: Körper-Tools (Boss meines Gehirns, Bauchatmung und Fünf-Sekunden-Lichtschalter – ein Tool, bei dem es darum geht, fünf Gründe zu finden, um in verschiedenen Situationen die bestmögliche, zielgerechte Entscheidung zu treffen); Wahl-Tools (positive Gedanken, positive Worte, positives Handeln); Fortentwicklungs-Tools (Verantwortung übernehmen, Loslassen, Vergeben) und Gestaltungs-Tools (Was-wenn, Realitätscheck, ultimative Freiheit) – eine hilfreiche Mischung leichter, praktischer Lebensweisheiten für alle, die neu anfangen wollen. Mehr dazu kannst du unter www.gettingoutbygoingin.org erfahren.
18. *Treib dich nicht selbst in den Wahnsinn.* Der Fachbegriff Gaslighting, der inzwischen Eingang in die Umgangssprache gefunden hat, bezieht sich darauf, womit sich die meisten von uns, die einen Alkoholiker oder anderen Suchtkranken geliebt haben, auseinandersetzen mussten, als sie erkannten, dass sie nicht verrückt waren. Wir haben Co-Abhängigkeits-Probleme und reagieren auf eine dysfunktionale Situation. Schluck nicht, was man dir sagt. Wir haben keine Kontrolle darüber, ob jemand versucht, uns gezielt zu verunsichern. Doch wir können entscheiden, ob wir das negative Gerede

über uns akzeptieren, ihm zustimmen, es verinnerlichen oder nicht. Falls du dieses Gerede, das Angst und Wut auslöst, teilweise geglaubt hast, dann befrei dich davon, fühl deine Gefühle und verbinde dich wieder mit dir selbst. Am anfälligsten für das Gaslighting sind wir in der Regel, wenn es ein Machtungleichgewicht gibt oder die Person, die uns gezielt verunsichert, etwas hat, was wir haben möchten oder nicht verlieren wollen. Es ist nicht hilfreich, uns zu schelten und anzuzweifeln, uns bereitwillig in die unterlegene Rolle zu begeben oder in ihr zu verharren; es funktioniert nicht, jemand anderen mehr zu lieben als uns selbst.

19. *Glaub nicht alles leichtfertig.* Glaub nicht alles, was irgendjemand sagt, einschließlich du selbst, denn das hinterlässt einen bitteren Geschmack im Mund und in der Seele und schürt Angst. Nimm dir Zeit. Schau dir die Person oder Organisation genau an. Glaube etwas nicht einfach nur, weil jemand sagt, es sei real und wahr. Du entscheidest. Wenn wir uns unverbunden fühlen, frustriert oder ängstlich sind, werden wir am ehesten jemandem oder etwas zum Opfer fallen – was nicht daran liegen muss, dass die andere Person oder Organisation versucht, uns zu manipulieren (obwohl sie das manchmal tun). Jeder von uns kann sich zuweilen von sich selbst getrennt fühlen. Andere versuchen vielleicht, uns etwas zu verkaufen. Wir brauchen nicht in die Defensive zu gehen. Wir müssen nur achtsam sein.
20. *Nein, der Zweck heiligt nicht die Mittel.* Wir alle sind für unsere eigenen Verhaltensweisen und unsere Entscheidungen verantwortlich. Manchmal machen wir uns vielleicht etwas vor oder geben unsere eigenen Werte auf. Weißt du, was du wertschätzt? Ehrlichkeit, Zufriedenheit, Freundlichkeit? Integrität? Oder viele »Likes«? Das Wichtigste am Ende eines jeden Tages ist, dass wir uns selbst mögen und unser Leben genießen. Ich habe entdeckt, dass das Wort *Absicht*

hilfreicher ist als das Wort *Ziel*, obwohl wir beide Wörter benutzen können. *Absicht* lässt mehr Raum für die Freiheit des Geistes, für Kreativität und Alltagswunder. *Absicht* verbannt die Kontrolle auf den Rücksitz (oder in den Kofferraum) – wo sie hingehört.

21. *Dich selbst bedingungslos zu lieben und zu akzeptieren ist von größter Bedeutung und der Schlüssel zur Genesung von Angst und Co-Abhängigkeit.* Als ich 1973 wegen meiner Substanzabhängigkeit in Behandlung war, ging es in einem der Einführungsvorträge um Arbeit und Liebe. Einmal pro Woche bläute uns der Vortragende ein, dass Arbeit und Liebe letztlich dasselbe seien (was ich also etwa 33-mal hörte, weil ich acht Monate in der Klinik verbrachte), es aber eine Weile dauere, bis wir verstehen würden, was dies bedeute. Er hatte recht. Gib niemals deine Seele und Selbstliebe für irgendeine Beziehung oder einen Job auf. Bring dein wunderschönes Selbst in alles ein, was du tust, und in jede Interaktion mit Menschen und anderen Lebewesen. Auf diese Weise erschaffst du dir ein wunderschönes Leben.
22. *Begreife, dass du ein menschliches Wesen und kein Markenartikel bist.* Wir besitzen vielleicht Markenartikel, aber wir sind keiner. Wir sind Menschen. Subjekte, keine Objekte – Subjekte mit einer Seele.
23. *Denk daran, dass nicht jeder Moment, jede Handlung und jede Interaktion ein entscheidender, den Weltuntergang bedeutender, lebensverändernder und prägender Moment sein muss (und es normalerweise auch nicht ist).* Jeder Moment zählt, genau wie jede Phase unserer Entwicklung. Tauche in die Natur ein und sieh, welch großartige Arbeit sie leistet – langsam, Schritt für Schritt, zu gegebener Zeit. Wir können zulassen, dass auch wir uns auf diese Weise – ganzheitlich, ohne Panik, geduldig, voller Liebe – entwickeln und diese Entwicklung wertschätzen.

24. *Lache mindestens einmal am Tag. Am besten öfter.*
25. *Steh zu dir selbst.* Greif dich nicht selbst an. Wenn du am dringendsten Trost, Liebe, Vergebung, Akzeptanz oder ein offenes Ohr brauchst, dann fang nicht an, dich zu verurteilen und dir Vorwürfe zu machen. Sei nicht abweisend dir selbst gegenüber; beschimpf dich nicht. Tröste dich so, wie du ein kleines Kind trösten würdest – zärtlich, liebevoll, gütig. Schelte dich nicht, denn das ist nicht tröstlich. Niemand ist perfekt, und was heißt überhaupt »perfekt«? Menschen tun Wunderbares und manchmal Schreckliches, und dann aufgrund der Lehren, die sie aus Letzterem gezogen haben, noch mehr Wunderbares. Manchmal verlieren wir den Kontakt zu uns selbst und kommen vom Kurs ab. Dann lernen wir daraus, kommen wieder auf den richtigen Weg und schauen nach vorn. Gestehe dir all die Lektionen und Erfahrungen zu. Hör auf, übertrieben wachsam zu sein. Es ist nicht unsere Aufgabe, ein menschlicher Lügendetektor zu sein und sicherzustellen, dass jeder uns jedes Mal, wenn er spricht, die ganze Wahrheit sagt. Unsere Aufgabe besteht vielmehr darin, uns und andere nicht zu hintergehen. Nutze die Superkräfte, die du durch deine traumatischen Erfahrungen gewonnen hast, und genieße die Liebe, die du auf deinem Weg gibst und bekommst. Sorge dafür, dass dein Leben so erfüllt ist wie möglich, und erschaffe dir dieses Leben nach und nach – einen Tag, einen Moment, eine Intention, ein Gefühl, eine neue Überzeugung nach der anderen. Hör auf, dich nach dem schlimmsten Augenblick deines Lebens zu beurteilen, dich täglich an ihn zu erinnern und dich selbst zu verachten. Es ist auch nicht hilfreich, andere Menschen auf der Grundlage der schlimmsten Momente ihres Lebens zu beurteilen. Doch wir können sie und uns selbst zur Rechenschaft ziehen. Menschen ändern sich ständig. Das Leben ändert sich ständig (obwohl es uns manchmal langweilig erscheinen mag). Ent-

> wickle mehr Mitgefühl für andere. Aber entwickle auch jede Menge davon für dich selbst und bring es dir bei Bedarf großzügig entgegen. Unsere Fehler helfen, Herausforderungen und oft die lehrreichsten Erfahrungen für uns zu schaffen. Das Leben formt uns so, wie der Wind einen Baum formt. Von all dem Schaden, den ein Trauma anrichtet, von all dem, was es uns nehmen kann und nimmt – ein immanentes Gefühl der Sicherheit, einen vertrauensvollen Geist, ein empfängliches Herz –, ist vielleicht der größte Schaden der, den es in unserem Inneren in Bezug auf unser Vertrauen ins Leben und in uns selbst verursacht. Als Folge eines traumatischen Ereignisses sind wir vielleicht davon überzeugt, dass wir nicht liebenswert sind, dass mit uns etwas nicht stimmt, dass wir es verdient haben, dass unsere Welt zerbrochen ist. Egal, was das Trauma dir sagt, du kannst dir sagen, dass du genug bist. Du bist der anstehenden Aufgabe gewachsen; du kannst dich Tag für Tag dem Leben stellen. Du bist liebenswert und absolut in der Lage, Liebe zu geben und zu empfangen. Vielleicht bedeutet Perfektion, zu sein, wie wir sind – nicht, wie wir in diesem einen Moment sind, in dem wir willkürlich entscheiden, dass wir es geschafft haben, sondern in allen Momenten auf unserem Weg.

Ob deine Lebenskugel in einem einzigen Moment zerbricht oder Bruchlinien bekommt und langsam entzweigeht, ein Trauma bedeutet nicht das Ende, sondern es ist der Beginn eines Wandels. Der Zweck des Zerbrechens ist nicht der, zerbrochen zu bleiben. Wir können zulassen, dass wir einem Wandel unterzogen werden und bei diesem Wandel sogar eine aktive Rolle spielen.

Der Wandel beginnt damit, dass wir unsere persönliche Welt – unser eigenes Leben und unser Umfeld – besser und sicherer machen. Wir sind die Pfleger, Kümmerer, Empathiker und Nährer, richtig? Es ist nicht so, als wüssten wir nicht, wie Kümmern funktioniert, wir müssen einfach nur lernen, uns um uns selbst zu kümmern. Also los: Sorge dafür, dass du es warm und gemütlich hast.

Lass dann dein Licht leuchten.

AKTIVITÄTEN

1. Viele co-abhängige Verhaltensweisen haben ihre Wurzeln in Angst und Traumata. Mach dich mit deinem Trauma, deiner Angst, deiner Panik oder deiner PTBS vertraut. Führ ein spezielles Trauma-Tagebuch. Plane, es über einen längeren Zeitraum zu führen. Behalt dich wohlwollend im Auge. Wenn die Angstbestie uns im Griff hat, wird sie uns zu wenig hilfreichen Dingen wie zum Beispiel Doomscrolling oder Schlimmerem treiben. Was tust du, um dich abzulenken oder von dir selbst abzuspalten? Wie fühlst du dich, wenn du dich ablenkst? Wie fühlst du dich danach? Was triggert dich? Wie verängstigt fühlst du dich in Gegenwart der Menschen in deinem Leben? Bei wem fühlst du dich sicher? Wer macht dich nervös? Welche Situationen triggern impulsives oder zwanghaftes Verhalten? Mach dir Notizen. Bei dieser Aufgabe geht es darum, sich Dinge bewusst zu machen. Du brauchst nichts zu tun, schau einfach in dich hinein. Wirf einen Blick unter die Haube. Lerne deine Angst kennen.
2. Beobachte deinen Genesungsprozess und nimm ihn auch zur Kenntnis. Du wirst schrittweise genesen, aber es ist wichtig, die Verbesserungen und Veränderungen wahrzunehmen. Überprüf den Prozess regelmäßig.
3. Such dir Hilfe, falls du in irgendeinem Bereich stecken bleibst oder kein Land mehr siehst. Es gibt viele kostenlose psychosoziale Unterstützungsprogramme.
4. Die folgenden Genesungsslogans nutze ich, wenn ich große Angst habe. Ich habe sie nicht kreiert, es gibt sie schon seit vielen Jahren in Genesungskreisen. Fühle dich frei, sie ebenfalls zu nutzen oder deine eigene Liste zu erstellen.

»Was wir bekämpfen, bleibt.«

»Nach und nach.«

»Wir müssen es nicht mögen, wir müssen es einfach nur akzeptieren.«

»Immer sachte.«

»Ein Schritt nach dem anderen.«

»Meine Seele kann ihren Frieden finden.«

»Gott, gib mir die Gelassenheit,/ Dinge hinzunehmen, die ich nicht ändern kann,/ den Mut, Dinge zu ändern, die ich ändern kann,/ und die Weisheit, das eine vom anderen zu unterscheiden.«

21 Lerne, wieder zu leben und zu lieben

Wenigstens laufe ich jetzt nicht mehr herum
und steuere aktiv auf meinen eigenen Untergang zu.
Anonym

Ursprünglich hatte ich vor, das Material für dieses Kapitel aufzuteilen: »Lerne, wieder zu leben« und »Lerne, wieder zu lieben«. Doch dann kam ich zu dem Schluss, dass es nicht sinnvoll wäre, Leben und Lieben getrennt zu behandeln. Denn das Problem, auf das viele Co-Abhängige stoßen, ist, zu lernen, beides gleichzeitig zu tun. In diesem Kapitel geht es nicht nur um Liebesbeziehungen, sondern um all unsere engen Beziehungen – zu Freundinnen, der Familie, Kindern, Kollegen.

Laut Earnie Larsen und anderen sind die beiden tiefsten Wünsche der meisten Menschen folgende: (1) zu lieben und geliebt zu werden sowie (2) zu glauben, dass sie wertvoll sind, und zu wissen, dass jemand anderes das ebenfalls glaubt.[1]

Die meisten von uns haben auf einer bestimmten Bewusstseinsebene versucht, diesen Bedürfnissen gerecht zu werden. Einige von uns haben sie, um sich selbst zu schützen, vielleicht verdrängt oder unterdrückt. Doch egal, ob wir unsere Bedürfnisse anerkennen oder sie unterdrücken, sie sind da. Uns selbst und unsere Wünsche zu verstehen, ist sehr aufschlussreich. Wir müssen lernen, diese Wünsche und Bedürfnisse auf eine Weise zu *erfüllen*, die weder uns noch andere verletzt und die es uns ermöglicht, das Leben in höchstem Maße zu genießen.

Für viele von uns bedeutet das, Dinge anders machen zu müssen, weil ihre Art, ihre Bedürfnisse befriedigen zu wollen, nicht funktioniert hat. Wir haben über einige Möglichkeiten gesprochen, die dabei helfen werden: loslassen, andere Menschen nicht länger retten wollen, die Objekte unserer Aufmerksamkeit nicht kontrollieren, Direktheit, uns selbst Beachtung schenken und unabhängig werden. Ich glaube, dass die Liebe anders sein wird, wenn wir gesünder werden, dass sie besser sein wird, vielleicht besser als je zuvor, wenn wir uns öffnen und es zulassen.

Liebe muss nicht mehr so wehtun wie zuvor. Und wir müssen uns auf keinen Fall von ihr zerstören lassen. Wie eine Frau sagte: »Ich bin es satt, dem Schmerz und dem Leid verfallen zu sein. Und ich bin es satt, miterleben zu müssen, dass Menschen ihre unverarbeiteten Angelegenheiten in meinem Leben in Ordnung bringen!« Wir müssen nicht in Beziehungen bleiben, die uns unglücklich machen.

Wir können lernen, den Unterschied zwischen den Beziehungen, die funktionieren, und denen, die nicht funktionieren, zu erkennen. Wir können uns aus destruktiven Beziehungen verabschieden und die guten Beziehungen genießen. Wir können neue Verhaltensweisen erlernen, die uns dazu verhelfen, dass unsere guten Beziehungen noch besser funktionieren.

Ich glaube, dass das Universum bestimmte Menschen in unser Leben treten lässt. Doch wir sind für unsere Entscheidungen und unser Verhalten verantwortlich, wenn wir diese Beziehungen initiieren, aufrechterhalten und/oder beenden. Wir wollen und brauchen Liebe, aber wir brauchen keine destruktive Liebe. Und wir sind nicht mehr verzweifelt. Wenn wir uns dessen bewusst sind, wird unsere Botschaft deutlich sein.

Ich glaube, dass unser Berufsleben anders und besser sein kann. Wir können lernen, bei der Arbeit für uns und unsere Bedürfnisse zu sorgen. Und wenn andere Menschen und ihre Angelegenheiten uns nicht mehr so stark in Anspruch nehmen, wenn wir glauben, dass wir wichtig sind, sind wir frei, uns unsere eigenen Ziele zu stecken und unsere Träume zu verwirklichen. Wir sind fähig, eine Vision für unser Leben zu entwickeln und für uns selbst einzutreten. Das ist aufregend, weil Gutes geschehen kann, geschieht und geschehen wird, wenn wir es zulassen und glauben, es zu verdienen. Das Gute wird wahrscheinlich nicht ganz ohne Kampf und Schmerz geschehen, doch zumindest werden wir kämpfen und uns um etwas Lohnenswertes bemühen, statt einfach nur zu leiden.

Es ist in Ordnung, erfolgreiche Liebesbeziehungen zu haben und alle Aspekte des Lebens zu genießen. Wir werden vielleicht hin und wieder kämpfen, uns wehren und den Kopf in den Sand stecken wollen. Auch das ist in Ordnung. So fühlt sich Wachstum an. Wenn es sich zu angenehm, zu natürlich, zu leicht anfühlt, entwickeln wir uns nicht und ändern nichts. Wir handeln so wie immer, und wir empfinden es als sehr angenehm, weil es vertraut ist.

Zu lernen, wieder zu leben und zu lieben, bedeutet, ein Gleichgewicht zu finden: lieben zu lernen und gleichzeitig unser eigenes Leben zu leben; lieben zu lernen, ohne emotional abhängig von den Objekten unserer Zuneigung zu werden; und andere lieben zu lernen, ohne die Liebe zu uns selbst zu verlieren.

Unsere Genesung hängt in hohem Maße davon ab, dass wir in allen Bereichen unseres Lebens ein Gleichgewicht finden und aufrechterhalten. Wir müssen die Waagschalen im Auge behalten, damit die Gewichte, mit denen wir sie beladen, nicht zu stark voneinander abweichen, wenn wir unsere Verantwortlichkeiten gegenüber uns selbst und anderen abwägen. Wir müssen unsere emotionalen Bedürfnisse gegen unsere physischen, mentalen und spirituellen Bedürfnisse abwägen, müssen ein Gleichgewicht zwischen Geben und Nehmen herstellen, eine Trennlinie finden zwischen Loslassen und unseren Teil Beitragen. Wir müssen in gleichem Maße lernen, Probleme zu lösen und mit ungelösten Problemen zu leben. Ein Großteil unseres Leids rührt daher, dass wir mit dem Schmerz ungelöster Probleme und der Tatsache leben müssen, dass nicht alles so gelingt, wie wir erhofft oder erwartet haben. Wir müssen unsere Erwartungen loslassen, uns aber gleichzeitig daran erinnern, dass wir wichtige, wertvolle Menschen sind, die verdienen, ein menschenwürdiges Leben zu führen.

Anfangen

Ich werde oft gefragt: Wo und wie fange ich an? Wie soll ich denn nur mein Gleichgewicht finden?

Wir Co-Abhängigen empfinden es vielleicht als Überforderung, unser Gleichgewicht zu suchen. Wir haben das Gefühl, flach auf dem Boden eines dunklen Kellers zu liegen, aus dem wir unmöglich herauskriechen können. Doch das können wir. Die Anonymen Alkoholiker und Al-Anon bieten uns hierfür eine einfache, dreiteilige Formel: Ehrlichkeit, Offenheit und die Bereitschaft, es zu versuchen. Wandel beginnt mit Erkenntnis und Akzeptanz, gefolgt von entschlossenem Handeln.[2] Das bedeutet, Dinge anders zu machen. Werde ehrlich, bleib aufgeschlossen und entwickle die Bereitschaft, etwas anders zu machen – und du wirst dich ändern.

Wähle eine Verhaltensweise, an der du arbeiten möchtest, und gehe zur nächsten über, sobald du dich mit ihr wohlfühlst. Ich habe gehört, dass wir eine Handlung einundzwanzigmal wiederholen müssen, bis sie zur Gewohnheit wird. Diese Faustregel solltest du dir merken. Die Checkliste in Kapitel 4 enthält Hinweise darauf, wo du beginnen kannst. Und die Aufgaben am Ende eines jeden Kapitels bringen dich vielleicht auf Ideen. Werde dir klar darüber, wo du beginnen möchtest, und beginne dort. Wenn du nicht weißt, wo du loslegen sollst, starte damit, zu Meetings von Al-Anon oder einer anderen geeigneten Gruppe zu gehen. Wenn du dich im Keller befindest, fang an, aus ihm herauszukrabbeln.

Du wirst laufen lernen, wirst das Gleichgewicht wiedergewinnen, wenn du deinen Weg zum Wohlergehen findest und auf ihm bleibst.

Zu Beginn meiner Genesung von der Co-Abhängigkeit fühlte ich mich hoffnungslos in mir und meiner Ehe gefangen. Dunkelheit umgab mich, und die Depression schien mich für immer ans Bett zu fesseln. Eines Morgens schleppte ich mich ins Badezimmer, um mich anzuziehen. Plötzlich platzte mein Sohn herein und bestand darauf, dass ich sofort mitkomme. In meinem Schlafzimmer wütete ein Feuer. Es hatte auf die Vorhänge, die Zimmerdecke und den Teppich übergegriffen. Meine Tochter war in der Schule, mein Mann bei der Arbeit. Ich schnappte mir einen Feuerlöscher und richtete ihn auf die Flammen, bis er leer war. Zu wenig, zu spät. Das Feuer tobte weiter, als Shane und ich aus dem Haus rannten.

Als schließlich die Feuerwehr eintraf, war das Haus bereits völlig ausgebrannt. Es war zwei Wochen vor Weihnachten, und meine Kinder und ich mussten in eine kleine Wohnung ziehen. Wir hatten fast alles, was das Leben angenehm macht, und den größten Teil unserer Kleidung verloren. Mein Mann entschied, dass all das zu viel für ihn sei und er »die Stadt geschäftlich verlassen« müsse (Alkoholikerjargon für: »Ich werde auf Sauftour gehen«). In puncto Niedergeschlagenheit und Angst war ich am Tiefpunkt angelangt. Ich hatte bereits so viel verloren, einschließlich meiner selbst. Mein Zuhause war mein Nest gewesen, meine mir verbliebene Quelle der emotionalen Sicherheit, und jetzt hatte ich auch diese verloren. Ich hatte alles verloren.

In den Wochen darauf verlangte das Leben wieder mehr Initiative von mir. Eine Inventarliste für die Versicherung, Verhandlungen, Aufräumarbeiten und Wiederaufbaupläne erforderten meine Aufmerksamkeit. Ich war unsicher und hatte Angst, aber keine Wahl. Ich musste nachdenken, mich an die Arbeit machen, bestimmte Dinge erledigen. Sobald es mit dem Wiederaufbau losging, hatte ich sogar noch mehr zu tun. Ich entschied, wie Tausende von Dollar ausgegeben werden sollten. Ich arbeitete Hand in Hand mit den Handwerkern und half, so gut ich konnte, die Kosten zu senken und das Projekt voranzutreiben. Das schloss körperliche Aktivitäten mit ein, etwas, das es in meinem Leben nicht mehr gab. Je beschäftigter ich war, desto besser fühlte ich mich. Ich begann, meinen Entscheidungen zu vertrauen. Ich baute viel Wut und Angst ab. Als meine Familie und ich wieder in unser Haus zogen, hatte ich mein Gleichgewicht wiedergefunden. Ich hatte begonnen, mein eigenes Leben zu leben, und nicht vor, wieder damit aufzuhören. Es fühlte sich gut an!

Das Entscheidende ist, in die Gänge zu kommen. Mach dir Feuer unterm Hintern.

Sich weiterentwickeln

Sobald wir losgelegt haben, wird das Vorankommen zu einem natürlichen Prozess – solange wir nicht aufhören, uns zu bewegen. Manchmal werden wir ein paar Schritte rückwärtsgehen. Das ist in Ordnung. Manchmal ist das nötig und sogar Teil des Vorankommens.

Der ein oder andere sieht sich vielleicht schwierigen Entscheidungen gegenüber, zum Beispiel unglückliche, destruktive Beziehungen zu beenden. Wie Earnie Larsen zu sagen pflegte: Wenn eine Beziehung tot ist, dann begrabe sie. Wir können uns Zeit nehmen, an uns arbeiten und die richtige Entscheidung treffen, wenn die Zeit gekommen ist.

Andere versuchen vielleicht, eine gestörte, aber noch »lebendige« Beziehung wieder in Ordnung zu bringen. Sei geduldig. Liebe und Vertrauen sind zerbrechliche Gefühle. Sie erholen sich nicht auf Kommando, wenn sie verletzt worden sind. Sie kommen nicht automatisch wieder, wenn die andere Person trocken wird oder welches Problem auch immer löst.[3] Liebe und Vertrauen muss Raum gegeben werden, im eigenen Tempo zu heilen. Manchmal heilen sie, manchmal nicht.

Es ist in Ordnung, in einer Beziehung zu sein, aber auch in Ordnung, keine Liebesbeziehung zu haben. Finde Freundinnen/Freunde, die du liebst und von denen du geliebt wirst. Menschen, die dich für wertvoll halten. Liebe dich selbst, und wisse, dass du wertvoll bist. Nutze die Zeit, die du allein verbringst, als Atempause. Lass los. Lerne die Lektionen, die du lernen sollst. Wachse. Entwickle dich. Arbeite an dir, sodass die Liebe, wenn sie kommt, ein bereits erfülltes und interessantes Leben bereichert. Wir sollten den Fokus nicht ausschließlich auf die Liebe legen oder sie als eine Flucht aus einem unerfreulichen Leben nutzen. Wir werden in einer Beziehung nicht glücklicher sein, als wir es ohne sie waren.

Wie immer unsere Situation auch aussehen mag, wir können langsam vorangehen: Unser Herz führt uns vielleicht dorthin, wohin wir unserem Verstand zufolge nicht gehen sollten. Unser Verstand mag darauf bestehen, dass wir dorthin gehen, wohin unser Herz uns nicht folgen will. Manchmal führt uns die Anziehungskraft, die Frösche auf uns haben, dorthin, wo weder unser Herz noch unser Verstand sein möchte. Das ist in Ordnung. Es gibt keine Regeln, wen wir lieben oder nicht lieben und mit wem wir eine Beziehung haben sollten. Wir können lieben, wen immer wir lieben, wie immer wir wollen. Aber mach langsamer, und nimm dir die Zeit, es auf eine Weise zu tun, die dich nicht verletzt. Achte darauf, was geschieht. Lass deine Stärken und nicht deine Schwächen die Quelle deiner Liebe sein, und bitte andere darum, das Gleiche zu tun. Triff jeden Tag gute Entscheidungen, was du tun musst, um für dich selbst zu sorgen. Wenn du im Einklang mit deinem höheren Selbst bist, wirst du herausfinden, was du tun musst und wann. Ich hoffe, du findest Menschen, die zu lieben du genießen kannst – Menschen, die es genießen, dich zu lieben, und dich herausfordern, dich zu entwickeln.

Achtung: Von Zeit zu Zeit magst du dein Gleichgewicht verlieren. Du beginnst vielleicht zu laufen, zu hüpfen und zu springen und findest dich dann plötzlich auf dem Boden wieder. All die alten verrückten Gefühle können wieder auf dich einstürmen. Hab keine Angst. Das ist normal. Co-abhängige Verhaltensweisen, Denkweisen und Gefühle werden zu Gewohnheiten und können gelegentlich wieder auftauchen. Wandel (sogar guter Wandel), gewisse Umstände, die an die Alkoholsucht erinnern, und Stress können Co-Abhängigkeit provozieren. Manchmal kehrt die Verrücktheit auch ohne Grund zurück. Erkenne es. Schäme dich nicht und verstecke dich nicht. Du kannst dich wieder aufrappeln. Du wirst es durchstehen. Sprich mit Menschen, denen du vertraust. Sei geduldig und großzügig gegenüber dir selbst. Tu einfach weiter das, wovon du weißt, dass du es tun musst. Es wird besser werden. Hör nicht auf, für dich selbst zu sorgen, egal, was geschieht.

Unser Gleichgewicht wiederzugewinnen und zu behalten, sobald wir es gefunden haben – genau darum geht es bei der Genesung. Sollte das wie eine Mammutaufgabe klingen, mach dir keine Sorgen. Wir können es schaffen. Wir können lernen, wieder zu leben. Wir können lernen, wieder zu lieben. Wir können sogar lernen, Spaß dabei zu haben.

Danksagung

Mein Dank gilt all jenen, die mir dabei geholfen haben, dieses Buch Wirklichkeit werden zu lassen: Gott, meiner Mutter, David, Shane, Nichole, Scott Egleston und allen, die großzügig ihre Geschichten mit mir geteilt haben. Danken möchte ich auch Gary, der mich zurück ins Leben gestupst hat.

Bibliografie

1. Bücher

Al-Anon-Familiengruppen-Interessengemeinschaft e.V.: *Al-Anon stellt sich dem Alkoholismus,* Essen 1987.

---, Zwölf Schritte und zwölf Traditionen, Essen 1992.

---, Das Dilemma der Ehe mit einem Alkoholiker, Essen 1996.

---, Nur einen Tag nach dem anderen in Al-Anon, Haslach am Grüntensee 1979.

Al-Anon Family Groups: *Al-Anon: Is It for You?,* New York 1983.

Alcoholics Anonymous World Services, Inc. (Hrsg.): Anonyme Alkoholiker: ein Bericht über die Genesung alkoholkranker Männer und Frauen, 2. Auflage, Dingolfing 2022.

Anderson, Donald L.: *Better Than Blessed,* Wheaton, IL, 1981.

Anonyme Alkoholiker (Hrsg.): *Vierundzwanzig Stunden am Tag,* Marktoberdorf 1971.

Baer, Jean: How to Be an Assertive (Not Aggressive) Woman in Life, in Love, and on the Job, New York 1976.

Branden, Nathaniel: Honoring the Self: Personal Integrity and the Heroic Potentials of Human Nature, Boston 1983.

DeRosis, Helen A. und Victoria Y. Pellegrino: The Book of Hope: How Women Can Overcome Depression, New York 1976.

Dowling, Colette: *Der Cinderella-Komplex*, Frankfurt am Main 1984.

Drews, Toby Rice: *Getting Them Sober,* Bd. 1, 3. Auflage, Baltimore, MD, 1989.

---, *Getting Them Sober,* Bd. 2, South Plainfield, NJ. 1983.

---, Was tun, wenn der Partner trinkt? Ein Mutmachbuch für Frauen, Wuppertal 2008.

Dyer, Wayne W.: Der wunde Punkt. Die Kunst, nicht unglücklich zu sein, Reinbek bei Hamburg 1980.

Ellis, Albert und Robert A. Harper: *A New Guide to Rational Living,* Hollywood, CA, 1975.

Fort, Joel: The Addicted Society: Pleasure-Seeking and Punishment Revisited, New York 1981.

Hafen, Brent Q. mit Kathryn Frandsen: *The Crisis Intervention Handbook,* Englewood Cliffs, NJ, 1982.

Hazelden Mediation Series: *Day by Day,* San Francisco 1986.

Health Communications (Hrsg.): *Co-Dependency, An Emerging Issue.* Hollywood, FL, 1984.

Hollis, Judi: *Fat Is a Family Affair,* San Francisco 1986.

---. *Fat Is a Family Affair,* 2. Auflage, Center City, MN, 2003.

Hornik-Beer, Edith Lynn: A Teenager's Guide to Living with an Alcoholic Parent, Center City, MN, 1984.

Jewett Jarratt, Claudia: Trennung, Verlust und Trauer. Was wir unseren Kindern sagen – wie wir ihnen helfen, Weinheim 2006.

Johnson, Lois Walfrid, Either Way: *I Win: A Guide to Growth in the Power of Prayer*, Minneapolis 1979.

Kimball, Bonnie-Jean: The Alcoholic Woman's Mad, Mad World of Denial and Mind Games, Center City, MN 1978.

Kübler-Ross, Elisabeth: *Interviews mit Sterbenden,* Stuttgart 1971.

Landorf Heatherley, Joyce: *Irregular People*, Georgetown, TX, 2018.

Lee, Wayne: *Formulating and Reaching Goals,* Champaign, IL, 1978.

Maslow, Abraham H. (Hrsg.): *Motivation und Persönlichkeit,* Reinbek bei Hamburg 1999.

Maxwell, Ruth: *The Booze Battle,* New York 1976.

McCabe, Thomas R.: *Victims No More*, Center City, MN, 1978.

Peele, Stanton und Archie Brodsky: *Love and Addiction,* New York 1975.

Perls, Frederick S.: *Gestalt-Therapie in Aktion,* Stuttgart 2002.

Pickens, Roy W. und Dace S. Svikis: *Alcoholic Family Disorders: More Than Statistics*, Center City, MN, 1985.

Powell, John: *Why Am I Afraid to Tell You Who I Am?*, Grand Rapids, MI, 1999.

Restak, Richard M.: *The Self Seekers,* Garden City, NY, 1982.

Rosellini, Gayle und Mark Worden: *Of Course You're Angry*, San Francisco 1986.

Rubin, Theodore, Reconciliations: *Inner Peace in an Age of Anxiety*, New York 1980.

Rubin, Theodore, mit Eleanor Rubin: *Compassion and Self-Hate: An Alternative to Despair*, New York 1975.

Russianoff, Penelope: *Bin ich ohne Mann nichts wert?,* München 1992.

Schwartz, David: Die Wunderwirkung großzügigen Denkens. Wie Sie wagen können, »groß« zu denken und zu handeln, Genf 1983.

Steiner, Claude M.: *Games Alcoholics Play,* New York 1974.

---, *Healing Alcoholism*, New York 1979.

---, Wie man Lebenspläne verändert. Die Arbeit mit Scripts in der Transaktionsanalyse, Paderborn 2009.

---, What Do You Say After You Say Hello, New York 1972.

Vaillant, George E.: The Natural History of Alcoholism: Causes, Patterns, and Paths to Recovery, Cambridge, MA, 1983.

van der Kolk, Bessel: Verkörperter Schrecken. Traumaspuren in Gehirn, Geist und Körper und wie man sie heilen kann, Lichtenau, Westfalen 2019.

Vine, Phylli: Families in Pain: Children, Siblings, Spouses, and Parents of the Mentally Ill Speak Out, New York 1982.

Wallis, Charles L. (Hrsg.): *The Treasure Chest,* New York 1965.

Wholey, Dennis: *The Courage to Change,* Boston 1984.

Woititz, Janet Geringer: Um die Kindheit betrogen. Hoffnung und Heilung für erwachsene Kinder von Suchtkranken, München 2000.

---, *The Complete ACOA Sourcebook*, Deerfield Beach, FL, 2002.

---, Sehnsucht nach Liebe und Geborgenheit. Wie erwachsene Kinder von Suchtkranken Nähe zulassen können, München 2010.

---, Marriage on the Rocks: Learning to Live with Yourself and an Alcoholic, Deerfield Beach, FL, 1979.

Wolman, Benjamin (Hrsg.): International Encyclopedia of Psychiatry, Psychology, Psychoanalysis, & Neurology, Bd. 7, New York 1977.

York, Phyllis und David sowie Ted Wachtel: *Toughlove,* Garden City, NY, 1982.

2. Broschüren

Beattie, Melody: *Denial*, Center City, MN: Hazeldon, 1986.

Burgin, James E.: *Help for the Marriage Partner of an Alcoholic,* Center City, MN: Hazelden, 1976.

The Enormity of Emotional Illness: The Hope Emotions Anonymous Has to Offer, St. Paul, MN: Emotions Anonymous International Services, 1973.

H., Barbara: *Untying the Knots: One Parent's View*, Center City, MN: Hazelden,1984.

Harrison, Earl: *Boozlebane on Alcoholism and the Family,* Center City, MN: Hazelden, 1984.

Hazelden Educational Materials: *Learn about Families and Chemical Dependency*, Center City, MN: Hazelden, 1985.

---, *No Substitute for Love: Ideas for Family Living,* Center City, MN: Hazelden. Nachgedruckt mit Erlaubnis des Special Action Office for Drug Abuse Prevention, Executive Office of the President, Washington, D.C., aus Anlass der Drug Abuse Prevention Week 1973.

---, Step Four: Guide to Fourth Step Inventory for the Spouse, Center City, MN: Hazelden, 1976.

---, *Teen Drug Use: What Can Parents Do?,* Center City, MN: Hazelden. Nachgedruckt mit Erlaubnis des Department of Public Instruction, Bismarck, ND, Drug Abuse Education Act of 1970.

Kellerman, Joseph L., The Family and Alcoholism: A Move from Pathology to Process, Center City, MN: Hazelden, 1984.

---, *A Guide for the Family of the Alcoholic,* New York: Al-Anon Family Group Headquarters, 1984.

Nakken, Jane: Enabling Change: When Your Child Returns Home from Treatment, Center City, MN: Hazelden, 1985.

Schroeder, Melvin: *Hope for Relationships,* Center City, MN: Hazelden, 1980.

Scientific Affairs Committee of the Bay Area Physicians for Human Right: *Guidelines for AIDS Risk Reduction,* San Francisco: The San Francisco AIDS Foundation, 1984.

Swift, Harold A. und Terence Williams: *Free to Care: Recovery for the Whole Family,* Center City, MN: Hazelden, 1975.

Timmerman, Nancy G.: *Step One for Family and Friends,* Center City, MN: Hazelden, 1985.

---. *Step Two for Family and Friends,* Center City, MN: Hazelden, 1985.

W., Carolyn: *Detaching with Love,* Center City, MN: Hazelden, 1984.

Williams, Terence: Free to Care: Therapy for the Whole Family of Concerned Persons, Center City, MN: Hazelden, 1975.

3. Artikel

Anderson, Eileen: »When Therapists Are Hooked on Power«, in: *The Phoenix* 5, Nr. 7 (Juli 1985).

»Author's Study Says CoAs Can't Identify Their Needs«, in: *The Phoenix* 4, Nr. 11 (November 1984), veröffentlicht vom *U. S. Journal of Drug and Alcohol Dependence.*

Bartell, Jim: »Family Illness Needs Family Treatment, Experts Say«, in: *The Phoenix* 4, Nr. 11 (November 1984).

Black, Claudia: »Parental Alcoholism Leaves Most Kids Without Information, Feelings, Hope«, in: *The Phoenix* 4, Nr. 11 (November 1984).

Hamburg, Jay: »Student of Depression Sights a Silver Lining«, in: *St. Paul Pioneer Press and Dispatch* (*Orlando Sentinel*), 23. September 1985.

Jeffris, Maxine: »About the Word Co-Dependency«, in: *The Phoenix* 5, Nr. 7 (Juli 1985).

Kahn, Aron: »Indecision Decidedly in Vogue«, in: *St. Paul Pioneer Press and Dispatch*, 1. April 1986.

Kalbrener, John: »We Better Believe That Our Children Are People, Says Children Are People«, in: *The Phoenix* 4, Nr. 11 (November 1984).

LeShan, Eda: »Beware the Helpless«, in: *Woman's Day,* 26. April 1983.

Ross, Walter S.: »Stress: It's Not Worth Dying For«, in: *Reader's Digest,* Januar 1985.

Schumacher, Michael: »Sharing the Laughter with Garrison Keillor«, in: *Writer's Digest,* Januar 1986.

Strick, Lisa Wilson: »What's So Bad About Being So-So?«, in: *Reader's Digest*. August 1984. Nachdruck aus *Woman's Day*.

4. Verschiedenes

»Adult Children of Alcoholics«, Handout, Autor unbekannt.
»Detachment«, Handout anonymer Al-Anon-Mitglieder.
Jourard, Sidney mit Ardis Whitman: »The Fear That Cheats Us of Love«, Handout.
Larsen, Earnie, »Co-Dependency Seminar«, Stillwater, MN, 1985.
Wright, Thomas, »Profile of a Professional Caretaker«, Handout.

Anmerkungen

Einleitung

1 Janet Geringer Woititz, »Co-Dependency: The Insidious Invader of Intimacy«, in: *Co-Dependency, An Emerging Issue*, hrsg. von Health Communications, Hollywood, FL, 1984, S. 59.
2 Toby Rice Drews: *Getting Them Sober,* Bd. 1, South Plainfield, NJ, 1980, S. XV.

1 Meine Geschichte

1 Serge Daneault, »The Wounded Healer«, in: *Canadian Family Physician* 54, Nr. 9 (September 2008): https://www.ncbi.nlm.nih.gov/pmc/articles/PMC2553448/.

3 Co-Abhängigkeit

1 Paraphrase, basierend auf einem Zitat von Joan Wexler und John Steidl (Professoren für Sozialpsychiatrie an der Yale University) in: Colette Dowling: *Der Cinderella-Komplex*, Frankfurt am Main 1984, S. 147.
2 Robert Subby, »Inside the Chemically Dependent Marriage: Denial and Manipulation«, in: *Co-Dependency, An Emerging Issue,* hg. von Sharon Wegscheider-Cruse, Hollywood, FL, 1984, S. 26.
3 Alle Zitate und Ideen, die in diesem Buch Earnie Larsen zu-

geschrieben werden, stammen aus einem der vielen Informationsblätter und Vorträge, die er als Teil seiner Arbeit mit Genesenden in den 1970er- und 1980er-Jahren erstellte bzw. hielt. Obwohl Larsen nicht länger unter uns weilt, hatten seine Ideen einen bedeutenden Einfluss auf den Fachbereich Genesung.

4 Robert Subby und John Friel, »Co-Dependency: A Paradoxical Dependency«, in: *Co-Dependency, An Emerging Issue*, S. 31.

5 Al-Anon Family Groups: *Al-Anon Faces Alcoholism,* New York 1977.

6 Al-Anon schützt die Anonymität seiner Mitglieder und führt kein offizielles Mitgliederverzeichnis. Laut dem Minneapolis Intergroup Office ist diese Zahl jedoch vermutlich korrekt.

7 Terence T. Gorski und Merlene Miller, »Co-Alcoholic Relapse: Family Factors and Warning Signs«, in: *Co-Dependency, An Emerging Issue*, S. 78.

8 Subby, »Inside the Chemically Dependent Marriage«, S. 26.

9 Subby und Friel, »Co-Dependency«, S. 31.

10 Mehr über David Kessler und die von Elisabeth Kübler-Ross beschriebenen fünf Phasen der Trauer erfährst du auf der Website Grief.com, aufgerufen am 4. April 2022, https://grief.com/the-five-stages-of-grief/.

11 Charles L. Whitfield, »Co-Dependency: An Emerging Problem Among Professionals«, in: *Co-Dependency, An Emerging Issue*, S. 53; Joseph L. Kellerman, *The Family and Alcoholism: A Move from Pathology to Process,* Center City, MN, 1984.

12 Wayne W. Dyer: *Der wunde Punkt: Die Kunst, nicht unglücklich zu sein,* Reinbek bei Hamburg 1980; Theodore Rubin mit Eleanor Rubin: *Compassion and Self-Hate: An Alternative to Despair,* New York 1975.

4 Merkmale der Co-Abhängigkeit

1 Scott Egleston und ich organisierten in den 1970er- und 1980er-Jahren gemeinsam viele Co-Abhängigkeits-Gruppen, bevor die Welt auch nur das Wort *Co-Abhängigkeit* kannte. Wir berieten einander vor und nach den Sitzungen. Die Vorstellungen, die ihm in diesem Buch zugeschrieben werden, rühren von diesen Erfahrungen her. Egleston ist ein hervorragender Lehrer und Therapeut.

2 Nathaniel Branden: *Honoring the Self: Personal Integrity and the Heroic Potentials of Human Nature,* Boston 1983, S. 162.

3 Lydia Saad, »Substance Abuse Hits Home for Close to Half of Americans«, GALLUP, 14. Oktober 2019, https://news.gallup.com/poll/267416/substance-abuse-hits-home-close-half-americans.aspx.

4 Judi Hollis: *Fat Is a Family Affair,* San Francisco 1986, S. 55. Alle folgenden Zitate stammen, falls nicht anders angegeben, aus dieser Ausgabe.

5 Ebd., S. 53.

6 Subby und Friel, »Co-Dependency«, S. 32.

5 Loslassen

1 Dieses Zitat wird am häufigsten dem Philosophen William James zugeschrieben. Ich fand es ohne eine bestimmte Zuschreibung, in Dyer: *Der wunde Punkt,* S. 104.

2 Al-Anon Family Groups: *One Day at a Time in Al-Anon,* New York 1976.

3 Hollis: *Fat Is a Family Affair,* S. 47.

4 Terence Williams: *Free to Care: Therapy for the Whole Family of Concerned Persons,* Center City, MN, 1975.

5 Hollis: *Fat Is a Family Affair.*
6 Carolyn W.: *Detaching with Love*, Center City, MN, 1884, S. 5.

6 Sei kein Fähnchen im Wind

1 William Backus und Marie Chapian: *Befreiende Wahrheit: Lösen Sie sich von Lebenslügen und finden Sie zu innerer Freiheit,* Wiesbaden 1999.

7 Befreie dich

1 Eda LeShan, »Beware the Helpless«, in: *Woman's Day*, 26. April 1983, S. 50.

8 Gib die Opferrolle auf

1 Stephen B. Karpman, »Fairy Tales and Script Drama Analysis«, *Transactional Analysis Bulletin* 7, Nr. 26 (1968): https://karpmandramatriangle.com/pdf/DramaTriangle.pdf.

9 Unabhängigkeit

1 Rubin: *Compassion and Self-Hate*, S. 278.
2 Janet Geringer Woititz: *The Complete ACOA Sourcebook*, Deerfield Beach, FL, 2002, S. 163.
3 Rubin: *Compassion and Self-Hate*, S. 196.
4 Penelope Russianoff: *Bin ich ohne Mann nichts wert?*, München 1992.
5 Dowling: *Der Cinderella-Komplex.*

6 Ebd., S. 151.
7 Ebd.
8 Ebd., S. 30.
9 Kathy Capell-Sowder, »On Being Addicted to the Addict: Co-Dependent Relationships«, in: *Co-Dependency, An Emerging Issue*, S. 23. Mit Genehmigung abgedruckte Tabelle. Siehe auch Stanton Peele und Archie Brodsky: *Love and Addiction*, New York 1975.

10 Leb dein eigenes Leben

1 Branden: *Honoring the Self*, S. 53.
2 Rubin: *Compassion and Self-Hate*, S. 65.
3 Ebd.

11 Führ eine Liebesbeziehung mit dir selbst

1 Rubin: *Compassion and Self-Hate*, Branden: *Honoring the Self.*
2 Subby und Friel: »Co-Dependency«, S. 40.
3 Rubin: *Compassion and Self-Hate.*
4 Branden, *Honoring the Self*, S. 76.
5 Toby Rice Drews: *Getting Them Sober*, Bd. 1, 3. Auflage, Baltimore, MD, 1998, S. 4.
6 Branden: *Honoring the Self*, S. 1–4.

12 Erlerne die Kunst des Akzeptierens

1 Joseph L. Kellerman: *A Guide for the Family of the Alcoholic*, New York 1984, S. 8 f.
2 Janet G. Woititz: *Sehnsucht nach Liebe und Geborgenheit. Wie*

erwachsene Kinder von Suchtkranken Nähe zulassen können, München 2010, S. 15 f.

3 Ebd., S. 23.

4 Harold A. Swift und Terence Williams: *Free to Care: Recovery for the Whole Family,* Center City, MN, 1975.

5 Branden: *Honoring the Self,* S. 62–65.

6 Elisabeth Kübler-Ross: *Interviews mit Sterbenden,* Stuttgart 1971.

7 Die fünf Phasen der Trauer sind auf David Kesslers Website Grief.com aufgeführt.

8 Claudia Jewett Jarratt: *Trennung, Verlust und Trauer. Was wir unseren Kindern sagen – wie wir ihnen helfen*, Weinheim 2006, S. 74–77.

9 Ebd., S. 75.

10 John Powell: *Why Am I Afraid to Tell You Who I Am,* Grand Rapids, MI, 1999, S. 71.

11 Ebd., S. 71 f.

12 Kübler-Ross: *Interviews mit Sterbenden*, S. 99.

13 Donald L. Anderson: *Better Than Blessed,* Wheaton, IL., 1981, S. 11.

13 Spür deine Gefühle

1 Jael Greenleaf, »Co-Alcoholic/Para-Alcoholic: Who's Who and What's the Difference?«, in: *Co-Dependency, An Emerging Issue,* S. 9.

2 Branden: *Honoring the Self.*

3 Powel: *Why Am I Afraid?.*

14 Wut

1 Janet Geringer Woititz: *Marriage on the Rocks: Learning to Live with Yourself and an Alcoholic*, Deerfield Beach, FL, 1979, S. 50.
2 Gayle Rosellini und Mark Worden: *Of Course You're Angry*, San Francisco 1986.
3 Epheser, 4,26.
4 Drews: *Was tun, wenn der Partner trinkt?*; Rosellini und Worden: *Of Course You're Angry*, und Scott Egleston.
5 Frederick S. Perls: *Gestalt-Therapie in Aktion*, Stuttgart 1996.
6 Rosellini und Worden: *Of Course You're Angry*.
7 Woititz: *Marriage on the Rocks*, S. 29.

15 Ja, du kannst denken

1 Drews: *Was tun, wenn der Partner trinkt?*.

16 Setz dir Ziele

1 Schwartz, David J.: *Die Wunderwirkung großzügigen Denkens. Wie Sie wagen können, »groß« zu denken und zu handeln*, Genf 1983, S. 241.
2 Ebd., S. 243.
3 Ebd., S. 244.
4 Ebd.
5 Dennis Wholey: *The Courage to Change*, Boston 1984, S. 39.

17 Kommunikation

1 Drews: *Was tun, wenn der Partner trinkt?*, S. 59.
2 Ebd., S. 58.
3 Powell: *Why Am I Afraid?*, S. 12.
4 Ebd.

18 Praktiziere ein Zwölf-Schritte-Programm

1 Anmerkung des deutschen Verlags: O-Anon scheint es in Deutschland noch nicht zu geben. Die Organisation ANAD ist für Menschen, die von der Essstörung eines anderen beeinträchtigt werden, bietet allerdings kein Zwölf-Schritte-Programm an. Families Anonymous scheint es in Deutschland ebenfalls noch nicht zu geben.
2 Al-Anon Family Groups: *Al-Anon's Twelve Steps & Twelve Traditions,* New York 1981, S. 131.
3 Greenleaf, »Co-Alcoholic/Para-Alcoholic«, S. 15.
4 George E. Vaillant: *The Natural History of Alcoholism: Causes, Patterns, and Paths to Recovery*, Cambridge, MA, 1983.
5 Warren W. erzählte dieses Geschichte am 23. August 1985 in Minneapolis. Er hatte sie von Clancy Imislund übernommen, dem Sprecher und Leiter der Midnight Mission von Los Angeles.
6 Fragebogen übernommen von den Al-Anon Family Groups, *Al-Anon: Is It for You?* (New York: Al-Anon Family Group Headquarters, 1983). Nachgedruckt mit Erlaubnis der Al-Anon Family Group Headquarters. (Zur deutschen Übersetzung siehe: https://www.al-anon.ch/site/assets/files/3624/20_fragen_angehorige.pdf)
7 Tony A.: *25 Questions: Am I an Adult Child?* (Adult Children of Alcoholics®/Dysfunctional Families World Service Organiza-

tion, Inc., 2015), https://adultchildren.org/wp-content/uploads/Literature/25_Questions_EN-US_LTR.pdf. Fragen übernommen vom *ACA Fellowship Text (»The Big Red Book«)* (Lakewood, CA: ACA WSO, 2006), S. 18–22. (Zur deutschen Übersetzung siehe: https://erwachsenekinder.org/25-fragen-bin-ich-ein-erwachsenes-kind/)

8 Die zwölf Schritte wurden übernommen von den Anonymen Alkoholikern im deutschsprachigen Raum. Siehe: www.anonyme-alkoholiker.de.

19 Dies und das

1 Toby Rice Drews: *Getting Them Sober*, Bd. 2, South Plainfield, NJ, 1983, S. 52.

2 Russianoff: *Bin ich ohne Mann nichts wert?*.

3 Capell-Sowder, »On Being Addicted to the Addict«, S. 20 f.

4 Die in diesem Abschnitt vorgestellten Gedanken stammen aus mehreren Artikeln in *Co-Dependency, An Emerging Issue*: Janet Geringer Woititz: »The Co-Dependent Spouse: What Happens to You When Your Husband Is an Alcoholic«; Gerald Shulman: »Sexuality and Recovery: Impact on the Recovering Couple«; Marilyn Mason: »Bodies and Beings: Sexuality Issues During Recovery for the Dependent and Co-Dependent« und Janet Geringer Woititz: »Co-Dependency: The Insidious Invader of Intimacy«.

20 Beruhige dich selbst

1 *Lead Me Home*, Regie: Pedro Kos und Jon Shenk, ausgestrahlt am 3. September 2021 auf Netflix, 7:45, https://www.netflix.com/title/81240756.

2 Bessel van der Kolk: *Das Trauma in dir: Wie der Körper den Schrecken festhält und wie wir heilen können*, Berlin 2023.
3 »Anxiety Disorders«, National Alliance on Mental Health (NAMI), zuletzt aktualisiert im Dezember 2017, https://www.nami.org/About-Mental-Illness/Mental-Health-Conditions/Anxiety-Disorders.
4 Borwin Bandelow und Sophie Michaelis, »Epidemiology of Anxiety Disorders in the 21st Century«, in: *Dialogues in Clinical Neuroscience* 17, Nr. 3 (2015): https://doi.org/10.31887/DCNS.2015.17.3/bbandelow.
5 Ry Gavin: »From ›American Idol‹ to Queen, Adam Lambert Is Going All the Way«, in: *Hunger*, 11. Februar 2022, https://www.hungertv.com/editorial/from-american-idol-to-queen-adam-lambert-is-going-all-the-way/.

21 Lerne, wieder zu leben und zu lieben

1 Abraham H. Maslow (Hrsg.): *Motivation and Personality*, 2. Auflage, New York 1970; Benjamin Wolman (Hrsg.): *International Encyclopedia of Psychiatry, Psychology, Psychoanalysis, & Neurology*, Bd. 7, New York 1977, S. 32 f.
2 Branden: *Honoring the Self*, S. 162.
3 Woititz, »Co-Dependency: The Insidious Invader of Intimacy«, S. 59.